赵卫华　杨理明　邱瑜　黄晓元　主编

儿科远程会诊病案精选

学苑出版社

图书在版编目（CIP）数据

儿科远程会诊病案精选 / 赵卫华等主编. -- 北京：学苑出版社，2021.7
ISBN 978-7-5077-6191-7

Ⅰ．①儿… Ⅱ．①赵… Ⅲ．①小儿疾病－远程会诊－病案 Ⅳ．①R72

中国版本图书馆 CIP 数据核字(2021)第 115677 号

责任编辑：黄小龙
出版发行：学苑出版社
社　　址：北京市丰台区南方庄 2 号院 1 号楼
邮政编码：100079
网　　址：www.book001.com
电子邮箱：xueyuanpress@163.com
销售电话：010-67601101（销售部）67603091（总编室）
印 刷 厂：北京建宏印刷有限公司
开本尺寸：710mm×1000mm　1/16
印　　张：23.75
字　　数：300 千字
版　　次：2021 年 7 月第 1 版
印　　次：2021 年 7 月第 1 次印刷
定　　价：68.00 元

本书编写人员

主　审
王爱莲　李凤辉

主　编
赵卫华　杨理明　邱　瑜　黄晚元

副主编
龙美元　赵向荣

编　委
（按姓氏拼音排序）

陈　波	陈　璐	陈朝晖	陈杏芳	胡月圆
黄娇甜	黄瑞文	贾佩君	江　志	康庆云
李贵南	李志辉	刘　静	刘舒蕾	卢秀兰
罗欣友	罗艳红	彭小明	彭一洲	仇　君
汤建萍	唐静文	魏选东	吴水华	肖云彬
许　光	杨　慧	杨　敏	杨　舟	于四景
张本山	赵红梅	郑敏翠		

序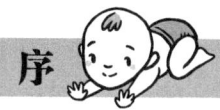

儿科学是针对儿童和青少年人群的综合性学科。随着社会经济和现代医学的发展，我国儿科学的发展十分迅速，服务的范围不断扩大，服务内涵更加丰富，儿科学也逐步进入"快车道"，形成了分支专业众多的学科体系。

2020年，我国面临了有史以来传播速度最快、感染范围最广、防控难度最大的重大突发公共卫生事件——新型冠状病毒肺炎疫情。这场前所未有的灾难，给儿科发展带来了巨大的考验和挑战。在分级诊疗体系建设和疫情防控新常态的新形势下，如何构建儿科医疗工作新模式，丰富和完善分级诊疗体系，是所有同仁面临的行业新命题。除此之外，优质儿科医生资源稀缺、行业案例共享程度不足、基层儿科医疗服务能力欠缺、基层医务人员综合素质水平偏低、综合医院儿科设置不足等固有的"疑难杂症"，也一直是儿科发展的桎梏与枷锁。与此同时，随着5G网络的到来，远程会诊成为行业新常态，运用新技术解决行业壁垒与难题，是业界同仁"心之所盼"。

立足新形势，解决旧难题，把握新常态，是解决供需矛盾、掌握制约瓶颈、摸清发展短板，以及实现儿童医疗服务高质量发展的重要路径。从这方面来说，本书的出版不仅"冲破围墙"，还极具时代性，算得上恰逢其时，且意义深远。

本书汇集了众多医务工作者的临床经验与典型案例，并广泛参考了近年国内外相关文献资料，遵循案例真实典型、重点突出、兼顾全面、简明实用的原则写成，系统介绍了新生儿临床疾病及小儿神经、呼吸、血液、消化感染、重症和小儿外科等领域远程会诊的内容，涵盖了新生儿遗传代谢病、病毒性脑炎、病毒性脑膜炎、自身免疫性脑炎、免疫性血小板减少症、脓毒症等小儿重大疾病的远程会诊救治案例。

  本书融知识性、针对性和可操作性于一体，立足临床，面向基层，富有较强的临床实用性、权威性和指导性。相信在教育、卫生系统和医院的通力合作下，在广大医疗工作者的大力支持和参与下，本书的出版将不负儿科服务能力建设的使命和重任，切实推动儿科医联体建设，促进分级诊疗和儿科医疗事业高质量发展。

赵卫华

（湖南省儿童医院院长）

2021年5月

前 言

2015年9月，国务院办公厅下发了《关于推进分级诊疗制度建设的指导意见》，其中提到"探索建立包括医疗联合体、对口支援在内的多种分工协作模式，完善管理运行机制"。2017年，国务院办公厅正式出台文件《关于推进医疗联合体建设和发展的指导意见》，建立和参与医疗联合体（以下简称"医联体"）成为推行分级诊疗的重要抓手，极大实现了医联体成员单位以强带弱、优势互补、资源共享，推动了区域内医疗资源的有效纵向流动。

湖南省儿童医院作为湖南儿科医联体的牵头单位，肩负着带动全省儿科医疗水平提升、推进儿科分级诊疗建设、完善儿童医疗服务体系建设的重要责任。医院特别制定《湖南儿科医联体"3515"建设发展三年行动方案》，与医联体成员单位实现"管理品牌、临床技术、科研平台、人才培养、国际交流"五大共享，具体落实"十五项举措"，在规范和提升基层儿科医疗服务水平及能力的同时，共同打造优质高效的儿科医疗服务体系，让更多有需要的儿童受益。

目前，医院在不断提升自身学科建设和医疗服务水平的基础上，努力通过各种形式和途径，集中儿科专业力量，利用互联网和湖南儿科医联体平台，在儿科领域开展更深层次、更广范围、更多形式的交流，对全省各级医院的儿科诊疗和儿科建设工作进行沟通指导、合作共赢，力求提升整体医疗服务能力，提高整体医疗技术水平，为病患儿童提供切实有效的帮助。

远程会诊便是其中一项重要举措。具体而言，就是通过电子信息技术和现代化通信工具，为患者搭建远距离会诊平台，完成远程病例分析、远程影像分析等，全面进行病情诊断，商定治疗方案和护理方案，是一种极其方便和可靠的新型医学会诊形式。医院远程医疗中心自2016年开通使用，共接受160多家医联体成员单位1000余例疑难复杂病例会诊，获得了良好的临床效果和同行好评，为基层医生解决了很多实际困难，特别是会诊专家在规范基层诊疗行为和启迪基层医生临床诊疗思维方面，起到了良好的推动与指引作用，受到一致欢迎。

培育和提高儿科医生队伍的临床诊疗服务能力，增强儿科医疗资源的可及性，夯实"行业地基"，是当前儿科医学发展的重中之重。案例学习作为医学教育的传统模式，也是行业内最具基础性、普适性、可及性的方法。儿科临床的一大特点是起病急、病情重、变化快，需要临床医师具备细致敏锐的病情观察与病情甄别判断能力。对于临床病例的学习是每个儿科医生成长的重要经历，从临床病例入手提高临床辨识能力，建立对危重疑难复杂罕见疾病的临床思维能力，掌握对疾病的应对技巧，对儿科医务工作者而言，是非常必要的。

本书收集了38个病案，每一病案以一个主诉开始，展开相关症状、体征及相关检查结果，再尝试以"远程会诊"这样一种新的方式呈现。每一病案的撰写从诊断思路、诊断及诊断依据、鉴别诊断、处理意见等逐一分析，步步完善，形成科学合理的诊治思维脉络，每个病例后都有相关疾病的临床诊疗指南，使读者能通过病例掌握疾病的诊治。

本书案例为医联体成员单位收集整理提供，案例均为临床典型病案，经湖南省儿童医院的专家们分别从各自专业角度提出相关诊治意见和建议方案。从明确诊断到治疗对策，再到医学前沿进展都有涉及，力求给同行们以参考，提供切实有用的帮助。再次对所有编撰者的辛勤劳动表示感谢。鉴于编写过程中病案均来自基层医院，在病历书写及检查方面如有瑕疵，敬请读者谅解。同时，本书虽编写过程力求完美，但难免存在纰漏及瑕疵，望各位同道不吝赐教，以便本书能不断完善。

编者

2021年5月

目　录

第一部分　新生儿疾病远程会诊·· 01

- 病案一　新生儿缺氧缺血性脑病 ·· 03
- 病案二　新生儿遗传代谢病 ·· 14
- 病案三　新生儿胎粪吸入综合征 ·· 21
- 病案四　新生儿细菌性脑膜炎 ··· 29
- 病案五　新生儿重度窒息 ··· 34
- 病案六　新生儿颅内出血 ··· 41
- 病案七　新生儿惊厥 ··· 47
- 病案八　新生儿窒息 ··· 56
- 病案九　新生儿高胆红素血症 ··· 63
- 病案十　新生儿低血糖 ·· 70
- 病案十一　早产儿生活能力低下 ·· 77
- 病案十二　新生儿前纵隔气肿 ··· 85

第二部分　神经系统疾病远程会诊·· 91

- 病案一　重症肌无力 ··· 93
- 病案二　癫痫 ·· 100
- 病案三　病毒性脑炎 ··· 108
- 病案四　颅内感染、病毒性脑膜炎 ··· 115
- 病案五　急性部分性横贯性脊髓炎 ·· 123

01

病案六　重症脑炎 ·· 133
　　病案七　自身免疫性脑炎 ·· 141

第三部分　呼吸系统疾病远程会诊 ·································· 155
　　病案一　川崎病 ·· 157
　　病案二　急性呼吸道感染、不完全川崎病 ·················· 168
　　病案三　重症肺炎 ··· 177
　　病案四　大叶性肺炎 ·· 191
　　病案五　发热查因、不完全川崎病 ··························· 198
　　病案六　婴幼儿支气管哮喘急性发作 ························ 205

第四部分　血液系统疾病远程会诊 ·································· 217
　　病案一　免疫性血小板减少症 ··································· 219
　　病案二　血友病 ·· 228

第五部分　消化系统疾病远程会诊 ·································· 235
　　病案一　胆汁反流性胃炎 ·· 237
　　病案二　慢性胃炎、消化性溃疡 ······························· 246

第六部分　感染性疾病远程会诊 ····································· 255
　　病案一　肺寄生虫病（肺吸虫病） ··························· 257
　　病案二　百日咳 ·· 264

第七部分　儿科重症远程会诊 ·· 275
　　病案一　免疫炎症性心肌炎 ······································ 277
　　病案二　严重脓毒症 ··· 287
　　病案三　颅内出血并颅高压综合征 ··························· 298

第八部分　外科疾病远程会诊 ·· 309

病案一　重型颅脑损伤 ··· 311

病案二　脑积水 ·· 324

病案三　阻塞性睡眠呼吸暂停低通气综合征 ·············· 333

病案四　葡萄球菌烫伤样皮肤综合征 ·························· 340

参考文献 ··· 347

第一部分　新生儿疾病远程会诊

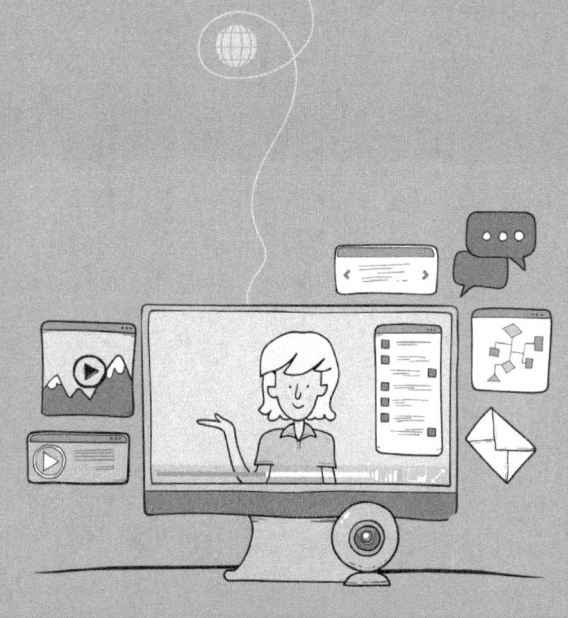

儿科远程会诊病案精选

病案一　新生儿缺氧缺血性脑病

出生后3小时男性新生儿，孕41^{+2}周顺产出生，羊水Ⅲ°污染，出生时轻度窒息，Apgar评分1分钟5分、5分钟8分，复苏后有气促、呻吟、反应差，发热，体温41℃，2小时内出现抽搐。出生后3小时血气分析显示中度代谢性酸中毒，血生化检查显示肝肾功能有损伤，脑脊液细胞数升高，胸片提示吸入性肺炎，头颅CT提示脑实质密度降低。先后予鼻塞式持续气道正压通气模式（NCPAP）辅助呼吸，维持血气、血糖正常，美罗培南等抗感染及对症支持治疗，复查脑脊液显示感染指标明显好转。由于患儿出生后抽搐原因不明，故请上级医院会诊以明确诊断，确定是否需要亚低温干预以及下一步治疗方案。

病例介绍

一般资料

蒋××，男，出生后3小时。因"窒息复苏后气促、呻吟、反应差3小时，加重伴抽搐1小时"于2017年7月26日22时45分入院。

现病史

家属代诉：患儿系第1胎第1产，孕41^{+2}周，于7月26日19时45分经阴道分娩出生，出生时羊水Ⅲ°污染，有窒息，具体复苏步骤不详。Apgar评分1分钟5分（心率2分,肤色2分,喉反射1分),5分钟8分（心率2分,肤色2分,喉反射2分,呼吸1分,肌张力1分),10分钟9分（心率2分,肤色2分,喉反射2分,呼吸1分,肌张力2分)。复苏后有气促、呻吟,无发绀,反应欠佳,并逐渐加重。1小时前呼吸增至70~80次/分,呻吟加重,口吐白沫痰。在医护人员护送下转往上级医院,转运途中(1小时前)出现抽搐1次,表现为双上肢划拳样动作,持续约30秒后自行缓解,鼻导管吸氧下SpO_2维持在90%左右。患儿尚未开奶,已排大便,小便未排。

▶ 既往史及个人史

患儿出生体重2.65 kg,脐带胎盘无异常。自然受孕,母亲孕期无感染性疾病;产前无发热,无毒物接触史,无其他疾病。

▶ 入院体查

体温41℃,脉搏150次/分,呼吸72次/分,血压101/87(92)mmHg,头围33 cm,体重2.61 kg。

患儿呻吟,反应差,重击足底5下后有哭泣样表情,无哭声,皮肤黏膜无皮疹,无出血点。头颅无血肿,前囟2.5 cm×2.5 cm,双眼距增宽,双眼球向上凝视,双瞳孔等大等圆,直径2.5 mm,对光反射欠灵敏。鼻翼无扇动,唇红,可见轻微三凹征。双肺呼吸音粗,可闻及湿啰音。心律齐,无杂音。腹平软,肝脾肋下未扪及,无胃肠型及蠕动波,肠鸣音正常。四肢无畸形,肌张力高,原始反射未引出,肢端温暖,毛细血管充盈时间(CRT)2秒。

▶ 辅助检查

(一)三大常规

1. 血常规检查结果:见表1-1。

表1-1 血常规检查结果

时间	WBC (×10^9/L)	RBC (×10^{12}/L)	N (%)	L (%)	HGB (g/L)	PLT (×10^9/L)	CRP (mg/L)
7月27日	21.17	4.96	74.00	18.60	178	174	—
7月28日	18.59	5.26	76.00	14.10	186	194	5.90

2. 大小便常规：无异常。

（二）实验室检查

1. 血气分析结果：见表1-2。

表1-2 血气分析结果

时间	pH	PCO₂（mmHg）	PO₂（mmHg）	HCO₃（mmHg）	BE（mmol/L）	FiO₂（%）
7月26日	7.22	35.8	80	14.1	−12.1	0.3

2. 血型：A型Rh阳性。

3. 凝血功能：PT 19.7秒，APTT 49.8秒，FIB 0.78 g/L。

4. 脑脊液常规检查：黄色，微浊，潘氏试验（++），白细胞 25×10^6/L，红细胞 3100×10^6/L，多核细胞占比50%。入院后次日复查：白细胞（手工）10×10^6/L，红细胞（手工）860×10^6/L。

5. 脑脊液生化检查：总蛋白162.00 mg/dL，氯离子115.04 mmol/L，葡萄糖2.89 mmol/L。入院2天后复查：总蛋白124.00 mg/dL，氯离子108.30 mmol/L，葡萄糖2.88 mmol/L。

6. 血生化及肝肾功能检查：K^+ 4.83 mmol/L，Na^+ 132.45 mmol/L，Cl^- 92.04 mmol/L，Ca^{2+} 1.78 mmol/L；BUN 11.02 mmol/L，Cr 172 μmol/L，UA 601 μmol/L。ALT 83 U/L，AST 300 U/L，TB 142.7 μmol/L，DB 11.2 μmol/L，ALB 39.4 g/L。

（三）影像学检查

1. 胸片：双肺透亮度减低，纹理增粗、模糊，双肺野可见多发小片状稍高密度影，提示吸入性肺炎，见图1-1。

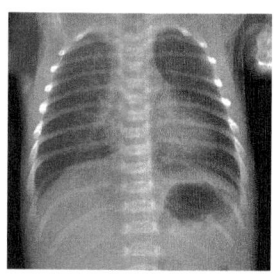

图1-1 男性新生儿胸片

2. 头颅CT：提示脑白质密度稍降低，蛛网膜下腔出血，考虑新生儿缺氧缺血性脑病，见图1-2。

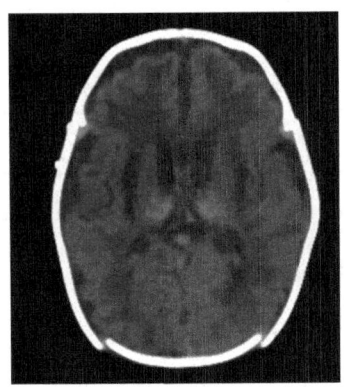

图1-2 男性新生儿头颅CT片

▶ **治疗**

入院后即告病危，监测生命体征，查血糖及血气分析。先后予CPAP辅助通气（7月26日至7月30日）、鼻导管吸氧（7月30日至8月2日）呼吸支持；予头孢噻肟钠（7月27日至7月29日）、美罗培南及青霉素（7月29日至8月3日）抗感染，呋塞米及甘露醇降颅压，肝素钠抗凝，维生素K_1及酚磺乙胺预防出血，磷酸肌酸钠护心，光疗退黄及补液等对症支持治疗。

▶ **初步诊断**

1. 抽搐查因：缺氧缺血性脑病；颅内感染？遗传代谢性疾病？
2. 胎粪吸入综合征。
3. 新生儿窒息。
4. 新生儿败血症？
5. 中度代谢性酸中毒。
6. 染色体病？

远程会诊

▶ 诊断与鉴别诊断

(一)诊断思路

1. 就主要症状与病程特点而言,患儿出生时有羊水污染,出现窒息,复苏后很快出现反应差、抽搐等神经系统症状,应首先考虑缺氧缺血性脑病(hypoxic-ischemic encephalopathy,HIE)。

2. 患儿系足月儿,出生时羊水有Ⅲ°污染,出生后很快出现气促、呻吟等呼吸系统症状,需要考虑胎粪吸入综合征。

(二)诊断及诊断依据

1. 诊断

新生儿缺氧缺血性脑病,胎粪吸入综合征。

2. 诊断依据

(1)新生儿缺氧缺血性脑病

① 41^{+2} 周足月儿。

②出生时羊水Ⅲ°污染,有窒息;Apgar评分5分、8分、9分,虽然评分没有达到HIE的诊断标准,但不能排除评分的误差。

③出生后很快出现反应差、抽搐等神经系统症状。

④查体:反应差,无哭声,双眼凝视,四肢肌张力高,原始反射未引出。

⑤辅助检查结果提示肝肾功能损伤。

⑥惊厥出现早,考虑与高热(体温41℃)有一定关系。

(2)胎粪吸入综合征

① 41^{+2} 周足月儿,出生时羊水Ⅲ°污染,有窒息。

②复苏后有气促、呻吟,并逐渐加重,口吐白沫。

③查体:体温41℃,呼吸72次/分,双肺呼吸音粗,有湿啰音。

④辅助检查:胸片提示吸入性肺炎。

（三）需鉴别诊断的疾病

1. 新生儿化脓性脑膜炎。

2. 新生儿颅内出血。

3. 新生儿电解质紊乱。

4. 遗传代谢性疾病。

▶ 处理建议

1. 维持血压、血气、血糖的稳定。

2. 适当限制液体入量，预防脑水肿。

3. 给予苯巴比妥控制惊厥。

4. 给予振幅整合脑电图（aEEG）监测和全身亚低温治疗。

临床诊疗指南

新生儿缺氧缺血性脑病是因围生期窒息导致的新生儿脑缺氧缺血性损害，临床上可出现一系列中枢神经系统功能异常的表现。

▶ 临床特点

1. 有导致胎儿宫内窘迫的异常产科病史，以及胎儿宫内窘迫的临床表现，或者分娩过程中有明显窒息。

2. 出生后有窒息，需要采取正压通气以上的复苏措施。

3. 出生后很快出现神经系统症状。

▶ 诊断要点

（一）临床表现

临床表现是诊断 HIE 的主要依据。同时具备以下 4 条者可确诊，第 4 条暂时不能确定者可作为疑诊病例。

1. 有明确的可导致胎儿宫内窘迫的异常产科病史，以及严重的胎儿宫内窘迫表现，如胎心 < 100 次/分，持续 5 分钟以上；和（或）羊水Ⅲ°污染；

或者分娩过程中有明显窒息。

2. 出生时有重度窒息，Apgar 评分 1 分钟 ≤ 3 分，延续至 5 分钟时仍 ≤ 5 分，和（或）出生时脐动脉血气 pH ≤ 7.0。

3. 出生后不久出现神经系统症状，并持续至出生后 24 小时以上。如：出现意识改变（过度兴奋、嗜睡、昏迷），肌张力改变（增高或减弱），原始反射异常（吸吮反射、拥抱反射减弱或消失）；严重时可有惊厥、脑干征（呼吸节律改变、瞳孔改变、对光反射迟钝或消失）和前囟张力增高。

4. 排除血电解质紊乱、颅内出血和产伤等引起的抽搐，以及宫内感染、遗传代谢性疾病和其他先天性疾病引起的脑损伤。

（二）辅助检查

1. 脑电图：于出生后 1 周内检查。表现为脑电活动延迟（落后于实际胎龄）、异常放电、缺乏变异、背景活动异常（以低电压和暴发抑制为主）等。有条件时，可在出生后早期进行振幅整合脑电图连续监测。

2. B 超：可在 HIE 病程早期（72 小时内）开始检查。B 超有助于了解脑水肿，脑室内出血，基底核、丘脑损伤以及脑动脉梗死等引起 HIE 的病变类型。脑水肿时可见脑实质有不同程度的回声增强、结构模糊、脑室变窄或消失，严重时脑动脉搏动减弱；基底核和丘脑损伤时表现为双侧对称性强回声；脑梗死早期表现为相应动脉供血区呈强回声，数周后梗死部位出现脑萎缩及低回声囊腔。

3. 磁共振成像（magnetic resonance imaging，MRI）：MRI 对矢状旁区和基底核损伤的诊断尤为敏感，有条件时可进行检查，常规采用 T1WI。脑水肿时可见脑实质呈弥漫性高信号伴脑室变窄；基底核和丘脑损伤时呈双侧对称性高信号；脑梗死时表现为相应动脉供血区呈低信号；矢状旁区损伤时皮质呈高信号，皮质下白质呈低信号。通常弥散成像所需时间短，对缺血脑组织的诊断更加敏感，病灶在出生后 1 天即可显示为高信号。

（三）临床分度

HIE 的神经症状在出生后是动态变化的，症状可逐渐加重，一般于起病 72 小时内达高峰，随后逐渐好转，严重时病情可恶化。临床应动态观察出生 3 天以内新生儿的神经系统症状，并予评估分度，见表 1-3。

表 1-3　HIE 临床分度

分度	意识	肌张力	拥抱反射	吸吮反射	惊厥	中枢性呼吸衰竭	瞳孔改变	EEG	病程及预后
轻度	兴奋、抑制交替	正常或稍增高	活跃	正常	可有肌阵挛	无	正常或扩大	正常	症状在 72 小时内消失，预后好
中度	嗜睡	减低	减弱	减弱	常有	有	常缩小	低电压，可有痫样放电	症状在 14 天内消失，可能有后遗症
重度	昏迷	松软，或间歇性伸肌张力增高	消失	消失	有，可呈持续状态	明显	不对称或扩大，对光反射迟钝	暴发抑制，等电位线	症状可持续数周，病死率高，存活者多有后遗症

▶ 治疗方案

（一）"三对症三维持"治疗：予降低颅压、控制惊厥和脑细胞代谢活动等对症支持治疗；维持血压、血气、血糖的稳定。

（二）适当限制液体入量，预防脑水肿；对有颅高压症状或者影像学检查提示脑水肿者，可适当使用脱水剂，如呋塞米、20% 甘露醇。

（三）亚低温治疗

1. 适应证

适应证：胎龄 ≥ 36 周和出生体重 ≥ 2500 g，且同时存在下列情况者：

（1）有胎儿宫内窘迫的证据。

胎儿宫内窘迫的证据至少包括以下 1 项：

①急性围生期事件，如胎盘早剥、脐带脱垂、严重胎心异常或迟发减速。

②脐血 pH < 7.0 或 BE > −16 mmol/L。

（2）有新生儿窒息的证据。

新生儿窒息的证据（满足以下3项中任意1项）：

①5分钟Apgar评分＜5分。

②脐带血或出生后1小时内动脉血气分析pH＜7.0或BE＞–16mmol/L。

③需正压通气至少10分钟。

（3）有新生儿HIE或aEEG脑功能监测异常的证据。

aEEG脑功能监测异常的证据（须至少描计20分钟并存在以下任意1项）：

①严重异常：上边界电压≤10μV。

②中度异常：上边界电压＞10μV和下边界电压＜5μV。

③惊厥。

2. 禁忌证

（1）出生12小时以后。

（2）初始振幅整合脑电图正常。

（3）存在严重的先天性畸形，特别是复杂青紫型先天性心脏病、复杂神经系统畸形，存在21、13或18–三体等染色体异常。

（4）颅脑创伤或中、重度颅内出血。

（5）全身性先天性病毒或细菌感染。

（6）临床有自发性出血倾向或者PLT＜50×10^9/L。

3. 亚低温方式

有选择性头部亚低温（冰帽系统）和全身亚低温（冰毯系统）两种方式。可根据临床应用经验来选择。目前没有证据表明哪种方式治疗新生儿HIE的临床效果更好。选择性头部亚低温方式应使鼻咽部温度维持在33.5℃～34℃（目标温度），可接受温度为33℃～34.5℃；同时，直肠温度维持在34.5℃～35℃。全身亚低温方式使直肠温度维持在33.5℃～34℃（目标温度），可接受温度为33℃～34.5℃。

▶ 疾病研究进展

（一）亚低温联合促红细胞生成素（erythropoietin，EPO）治疗

EPO 是一种有不同作用的多效性细胞因子，是神经保护领域新角色。其通过与红细胞膜上特异性促红细胞生成素受体（erythropoietin receptor，EPOR）结合而发挥促进红细胞增殖与分化的作用。EPO 在神经保护方面有相当重要的作用。EPO 的潜在作用及 EPOR 对中枢神经系统的保护作用已经明确。EPO/EPOR 不仅在大脑神经元胶质细胞和内皮细胞表达，还参与胚胎发育期神经的形成和血管生成，并能在脑损伤后下调。EPO 对神经组织和大脑毛细血管起重要作用，它的细胞保护功能在神经发育和脑损伤后的恢复中十分重要。但 EPO 用于足月儿的随机对照研究较少，进一步研究有可能对效应估计值的确信程度造成影响，尚不足以证实其神经保护作用，其广泛用于临床还有待设计良好的多中心、更大样本随机对照试验研究的结果来验证。

（二）神经干细胞治疗

造成 HIE 永久性脑损伤的原因是侧脑室的干细胞、前体细胞对缺血缺氧敏感，细胞数小时内坏死，继而凋亡，以致神经干细胞数量仅为正常的 1/4。神经干细胞作为新生神经细胞的"种子"，为中枢神经的治疗性再生和基因治疗提供了可能。干细胞移植技术治疗脑损伤已在动物实验中取得了令人鼓舞的进展，为新生儿脑损伤的治疗带来了新的希望。干细胞移植技术利用内、外源性干细胞的互动效应，最大限度地调动自身修复反应，发挥干细胞多潜能分化的特点，替补丢失的神经细胞，修补已造成的脑损伤，有望成为有效的治疗方法。但是，干细胞移植治疗缺血性脑损伤的研究尚处于探索阶段，仍有许多问题需要解决，其长期疗效还有待于进一步观察。

（三）高压氧治疗

高压氧治疗是通过加压给氧，使氧气弥散至血管及毛细血管之间，从而使新生儿各脏器、组织的缺氧状态得到改善。高压氧具有改善毛细血管及组织微循环的功能，可加大氧气的弥散半径，减轻血管内皮损害，有利于损伤组织的修复。高浓度氧气可使平滑肌收缩，降低毛细血管的通透性，保持血脑屏障的完整性，达到降低颅内压、减轻脑水肿的目的。但高压氧治疗足月儿HIE的安全性研究还十分薄弱，体现在安全性指标缺乏较为严格的观察设计上。有研究资料表明，我国开展的一项多中心、大样本的高压氧治疗足月儿HIE的随机对照试验研究在实施过程中因达不到设计要求而中止。高压氧治疗足月儿HIE的研究缺乏如亚低温治疗的多中心随机对照试验研究的可靠结论，有待设计良好的多中心、大样本随机对照试验研究，在证实其安全性的前提下再进一步观察其确切疗效。

病案二 新生儿遗传代谢病

出生后1小时男性新生儿,孕34⁻周早产,急性起病,出生后口吐泡沫。于基层医院予温箱保暖、无创呼吸机辅助通气等处理。但是体重增加缓慢,反复血气分析有酸中毒表现,予碳酸氢钠纠酸治疗效果不佳,考虑晚发性代谢性酸中毒,不排除先天性遗传代谢病。申请上级医院远程会诊安排下一步检测和治疗,以免延误诊治,并协助判断预后。

病例介绍

▶ 一般资料

沈××,男,出生后1小时。因"早产出生后口吐泡沫17分钟"于2018年12月13日16时32分入院。

▶ 现病史

家属代诉:患者系第1胎第1产,孕34⁻周。于12月13日15时50分因孕母"重度子痫前期"行剖宫产娩出。产前无胎膜早破,胎儿无宫内窘迫,产时羊水清亮,出生体重2.75kg,脐带坏死、扭转14圈,胎盘无异常。Apgar评分1分钟9分,5分钟10分。患儿早产出生后,口吐少许泡沫,无呕吐、腹胀、抽搐、气促等。尚未开奶,大小便未排。

▶ 既往史及个人史

尚未接种卡介苗及乙肝疫苗。母亲孕期有妊娠期高血压及贫血病史,产前已使用1个疗程地塞米松。患儿无输血史，无特殊疾病及用药史。

▶ **入院体查**

体温36℃，脉搏135次/分，呼吸45次/分，血压62/37mmHg，体重2.75kg，血氧饱和度92%，头围33cm，胸围32cm。

早产儿貌，反应一般，面色无发绀，弹足底3下有哭声，哭声好，全身皮肤无黄染。头颅外形无畸形，前囟平软，大小2.0cm×3.0cm，张力正常，颅缝未闭。双眼无凝视，双瞳孔等大等圆，约3.0mm大小，对光反应灵敏，双眼活动度可，无分泌物。耳郭无畸形，外耳道无分泌物，鼻翼无扇动，口唇及唇周无发绀，口吐少许泡沫，口腔黏膜光滑。颈无抵抗。胸廓外形无畸形，双肺叩诊清音，双肺呼吸音粗，可闻及少许湿性啰音。心尖搏动正常，无震颤，心音有力，心律齐，无杂音。腹稍隆，无胃肠型及蠕动波，无包块，脐部予无菌纱布覆盖，腹壁软，肝脾肋下未扪及，叩诊呈鼓音，肠鸣音正常。脊柱四肢无畸形，四肢肌张力正常。肛门正常，阴囊稍大，透光试验阳性，未扪及睾丸。新生儿拥抱反射可引出，吮吸反射、觅食反射引出不完全，围巾征正常。毛细血管充盈时间<3秒。胎龄评估34分。

▶ **辅助检查**

（一）实验室检查

1.血常规检查结果：见表1-4。

表1-4 血常规检查结果

日期	WBC ($\times 10^9$/L)	RBC ($\times 10^{12}$/L)	N (%)	L (%)	HGB (g/L)	PLT ($\times 10^9$/L)
12月13日	18.04	6.00	16.54	76.24	204	182
12月16日	6.66	4.18	42.70	38.10	162	117
12月22日	11.52	4.06	28.40	51.60	151	354
12月24日	12.72	3.96	39.14	—	137	330

2. 血气分析结果：见表 1-5。

表 1-5　血气分析结果

日期	pH	PCO₂ (mmHg)	PO₂ (mmHg)	HCO₃⁻ (mmol/L)	BE (mmol/L)	SO₂ (%)	Na⁺ (mmol/L)	K⁺ (mmol/L)	Ca²⁺ (mmol/L)	Cl⁻ (mmol/L)	Lac (mmol/L)
12月13日	7.31	46.5	58	21.1	-3.8	87	143	4.39	1.18	102	0.9
12月22日	7.25	32.3	84	14.9	-12.6	94.6	144	4.0	1.44	108	1.5
12月22日	7.37	25.9	74	14.5	-9.1	94.6	144	3.85	1.38	108	1.9
12月23日	7.35	24.4	67	13.1	-11.5	92.7	143	4.22	1.34	107	3.7
12月23日	7.38	34.3	83		-4.7		141	3.77	1.32	102	1.4
12月24日	7.38	29.1	74	16.7	-7.4	94.6	143	5.05	1.36	106	1.8
12月25日	7.32	35.5	94	18.0	-6.9	96.7	143	4.07	1.34	105	1.5

3. 血电解质、肾功能：未见明显异常。

4. 肝功能：ALT 8.17 U/L，AST 71.61 U/L，TBIL 179.40 μmol/L，DBIL 12.28 μmol/L，TBA 8.05 μmol/L。

5. 心肌酶谱：

（1）12月13日：LDH 771.03 U/L，CK 220.91 U/L，CK-MB 167.65 U/L。

（2）12月16日：LDH 846.84 U/L，CK 717.64 U/L，CK-MB 73.41 U/L，MYO 117.41 ng/mL。

（3）12月22日：未见明显异常。

6. 血糖：1.7 mmol/L，血型：O 型 Rh（+），二氧化碳结合率：16.00 mmol/L。

7. 血凝全套：PT 26.20 秒，APTT 64.30 秒，FIB 1.40 g/L，TT 24.50 秒，INR 2.36。

8. CRP、PCT 未见明显异常。

9. 血培养 5 天未见细菌生长。

10. 甲状腺功能未见异常。

（二）影像学检查

1. 头部+腹部+阴囊+心脏彩超：见阴囊壁水肿声像、右侧睾丸鞘膜积液声像。脑实质回声增强（PVE Ⅱ°），动脉导管未闭（4 mm），卵圆孔未闭（3.8 mm），三尖瓣轻度反流，左肾盂分离声像（4.2 mm）、肝胆脾胰未见明显异常。

2. 头部彩超：脑实质回声增强（PVE Ⅰ°）。

3. 肺部 CT：双肺纹理增多、紊乱、模糊，双肺未见明显异常密度影；纵隔未见明显淋巴结肿大影；心脏大小、形态正常，双侧胸腔未见明显积液征象。CT 诊断意见：双肺纹理增强。

4. 头部 MRI：脑干、双侧基底节、放射冠区见斑片状稍短 T1 稍短 T2 信号影。左侧基底节区见斑点片状长 T1 长 T2 信号影，FLAIR 呈低信号。脑室系统无明显增大，透明隔腔增宽，约 4 mm，脑沟裂、脑池稍增宽和加深，中线结构居中。MRI 诊断意见：①符合早产儿脑改变；②左侧基底节区异常信号灶，性质待定，考虑小软化灶；③透明隔腔增宽。

▶ 治疗

告病危，予重症监护，血氧饱和度测定，温箱保暖，心电监测，记 24 小时尿量，无创呼吸机辅助通气等处理。治疗上予维生素 K_1 防治出血，神经节苷酯护脑，静脉营养，护心，头孢噻肟抗感染，维持血糖及水电解质稳定，监测血糖等对症支持治疗。病情逐渐好转，12 月 20 日增加奶量至 50 mL，Q3h；12 月 21 日晚班奶量不能全部喝完，体重无明显增加（12 月 20 日、21 日、22 日、23 日、24 日体重分别为 2.42 kg、2.38 kg、2.32 kg、2.36 kg、2.37 kg）；血气分析有酸中毒表现，复查炎症相关指标未见明显异常，考虑动脉导管未闭、晚发代谢性酸中毒可能性大。治疗上给予碳酸氢钠纠酸，布洛芬关闭动脉导管，控制液体入量，利尿，防治心衰等对症支持治疗。

至 12 月 21 日未解大便，未见明显腹胀，予开塞露通便后见大量黄色稀便排出，未见黏液脓血便，予喂服益生菌和四磨汤后患者母乳 30 mL、Q3h 喂养能耐受，体重 2.505 kg，反应一般，呼吸 40~50 次/分，心率 136~158 次/分，血氧饱和度正常。现患者能自行排便，体重增加缓慢，血气分析仍有酸中毒表现。

初步诊断

1. 新生儿感染。

2. 早产儿脑病。

3. 新生儿硬肿症。

4. 新生儿心肌损害。

5. 新生儿低血糖。

6. 先天性心脏病：动脉导管未闭。

7. 晚发性代谢性酸中毒。

8. 早产儿、适于胎龄儿。

9. 先天性遗传代谢病？

10. 先天性巨结肠？

远程会诊

诊断与鉴别诊断

（一）诊断思路

1. 孕34周早产儿，母亲产前有子痫，出生时脐带坏死、扭转14圈，胎盘无异常，考虑存在感染性疾病以及宫内缺氧。

2. 反复酸中毒，体重增长不佳，考虑脑损伤及先天性遗传代谢病的可能。

（二）诊断及诊断依据

1. 诊断

（1）反复酸中毒、生长迟缓查因？

（2）新生儿感染：肺炎、败血症？

（3）先天性遗传代谢病？

2. 诊断依据

（1）孕34周早产儿，出生时脐带坏死、扭转14圈，胎盘无异常。母亲产前有子痫。

（2）体查：双肺呼吸音粗，可闻及少许湿性啰音。四肢肌张力正常。曾有硬肿症，治疗过程中曾有喂养不耐受、吃奶欠佳现象。无明显外观畸形。

（3）辅助检查：胸部CT提示肺间质改变，反复轻中度代谢性酸中毒，头颅MRI检查有异常改变。甲轴和血培养结果正常。

（三）需鉴别诊断的疾病

1. 枫糖尿症。

2. 甲状腺功能低下。

▶ **处理建议**

1. 完善胸片、血培养、痰培养、腹部彩超等检查，监测感染指标。如积极治疗后，酸中毒改善不明显，则建议收集血、尿标本做遗传代谢学检查和基因检测。

2. 暂时不加奶，液量不足时予静脉补充液体，建议后续稍缓加奶。

3. 观察大便性状及小便气味，注意有无神经系统异常的临床表现。

4. 予抗生素治疗。

临床诊疗指南

遗传代谢病是由遗传基因缺陷引起的生化代谢异常。其病因是基因突变，导致酶（蛋白质）的生物合成障碍、受体缺陷、细胞膜功能异常等，进而使机体代谢过程不能正常进行。在代谢受阻的情况下，底物及其衍生物在体内蓄积，产物缺乏，引起一系列代谢紊乱的临床症状。多数遗传代谢病的酶缺陷是单一的，也有少数存在多种酶缺陷。

▶ **临床特点**

1. 多数在1岁以内发病，有些出生后很快发生。

2. 家族史对诊断有帮助，如家族中是否有不明原因死亡或新生儿期死亡，不能解释的生长发育落后、惊厥等。除少数患者外，大多数患者母亲孕期正常。

3. 与其他先天性疾病不同，该病大多无特殊面容或可见畸形。

▶ 诊断要点

1. 出现以下情况应考虑本病：出生时正常，病情突然变化或恶化；不明原因同胞新生儿死亡；父母等近亲阳性家族史；进行性脑部症状；有严重代谢性酸中毒、高氨血症、特殊尿味等。

2. 血、尿遗传代谢检查及相关基因检测存在异常。

▶ 治疗方案

1. 诊断与治疗同时进行。

2. 严密监护。

3. 予抗感染、对症支持治疗。

4. 特殊饮食。

▶ 疾病研究进展

1. 羊水测定可直接诊断一部分遗传代谢病，如甲基丙二酸尿症等。

羊水细胞学检查可以做酶学分析，羊水或绒毛膜活检可做苯丙酮尿症的产前诊断。

2. 随着分子生物学检测技术的发展，目前可根据临床表现，于出生后收集血尿标本进行遗传代谢及基因方面的检测，以尽早明确诊断。

病案三 新生儿胎粪吸入综合征

出生后2小时男性新生儿，孕41周顺产出生，出生时羊水Ⅲ°污染，出生后Apgar评分正常，7分钟后自主呼吸停止，心率下降，经复苏至D过程后患儿心率恢复，鼻导管吸氧下仍有气促、发绀。转新生儿科治疗，血气分析为呼吸性酸中毒合并代谢性酸中毒，感染指标大致正常，胸片提示有明显胎粪吸入痕迹，予氧疗、抗感染等对症支持治疗。由于患儿出生时情况良好，出生后数分钟内病情变化需要高级复苏，复苏后仍有呼吸困难现象，在基层医院引发医患矛盾。故而请上级医院远程会诊，明确疾病诊断，以及是否需要使用肺表面活性物质和选择呼吸支持治疗方式，减少神经系统不良结局的发生，避免医疗纠纷发生。

病例介绍

▶一般资料

周××，男，出生后2小时。因"复苏后气促、发绀2小时"于2018年12月16日入院。

▶现病史

家属代诉：患儿系第1胎第1产，孕41周。出生时羊水Ⅲ°污染，无窒息。Apgar评分1分钟10分，5分钟10分。患儿出生后7分钟出现全身发绀，四肢松弛，心率20次/分，予清理呼吸道吸出黄绿色胎粪，正压通气30秒，心率上升至30次/分，四肢仍松弛，经皮血氧饱和度测不出；予气管插管，气管内吸出胎粪，继续予复苏囊加压给氧，45秒钟后心率上升至40次/分，呈喘息样呼吸，予1∶10000肾上腺素1 mL气管内给药，继续复苏囊正压通气；45秒钟后心率90次/分，停止胸外心脏按压，继续正压通气，患儿肤色转红润，心率上升至120次/分，四肢肌张力好转，遂逐渐停止复苏囊正压通气，拔出导管，改鼻导管常压给氧。Apgar评分10分钟4分，15分钟8分（肌张力及反应各扣1分），20分钟9分（肌张力扣1分）。鼻导管给氧下，呼吸浅快，有三凹征，无明显呻吟、气促，经皮血氧饱和度维持在90%左右。尚未开奶，大便已排，未排小便。以"新生儿窒息复苏后"转入新生儿科住院治疗。

▶ 既往史及个人史

患儿于2018年12月16日19时18分顺产出生，出生体重3.3 kg，无胎儿宫内窘迫。已接种乙肝疫苗。母亲孕期无感染性疾病史，产前无发热，无毒物接触史。有妊娠期高血压，孕期血压控制情况不详，无水肿及蛋白尿。

▶ 入院体查

体温36.3 ℃，脉搏120次/分，呼吸65次/分，血压65/39 mmHg，血氧饱和度92%，体重3.3 kg。

患儿反应欠佳，弹足底3下有单声哭声，足月儿貌，皮肤红润，指（趾）甲、皮肤、脐带有明显胎粪污染痕迹。前囟平软，鼻翼轻度扇动，口唇无发绀，颈软，有吸气性三凹征，双肺呼吸音粗，可闻及湿性啰音。心律齐，心音可，未闻及杂音。腹软，肝脾未扪及明显增大，肠鸣音可，脐部结扎好，无渗血。四肢肌张力偏高，原始反射未引出。

▶ 辅助检查

(一) 三大常规

1. 血常规检查结果：见表1-6。

表 1-6 血常规检查结果

日期	WBC ($\times 10^6$/L)	N (%)	L (%)	RBC ($\times 10^{12}$/L)	HGB (g/L)	PLT ($\times 10^9$/L)	CRP (mg/L)
12月16日	19.37	67.4	24.7	4.66	148	242	—
12月18日	14.33	63.2	25.7	4.09	150	228	6.18

2. 大小便常规：未见异常。

（二）实验室检查

1. 血气分析结果：见表 1-7。

表 1-7 血气分析结果

日期	pH	FiO$_2$ (%)	SpO$_2$ (%)	PaCO$_2$ (mmHg)	BE (mmol/L)	K (mmol/L)	Na (mmol/L)
12月16日	7.156	—	—	51.5	−10	—	—
12月17日	7.32	23	94.5	44.8	−27	3.94	144
12月18日	7.47	23	97.2	32.8	0.4	3.25	137
12月19日	7.47	23	99.1	36.7	3.1	3.40	141

2. 血电解质检查结果：见表 1-8。

表 1-8 血电解质检查结果

日期	K (mmol/L)	Na (mmol/L)	Cl (mmol/L)	Ca (mmol/L)
12月18日	3.02	132.4	99.1	—
12月18日	3.53	132.9	97.9	2.26

3. 肝肾功能与心肌酶检查结果：见表 1-9。

表 1-9 肝肾功能与心肌酶检查结果

日期	TB (μmmol/L)	IB (μmmol/L)	DB (μmmol/L)	TP (g/L)	CK (U/L)	CK-MB (IU/L)	LDH (IU/L)
12月18日	63.2	50.3	12.9	51.8	1335.4	44.6	483

（三）影像学检查

1. 12月17日胸片提示双肺透亮度减低，纹理增粗、模糊，双肺野见

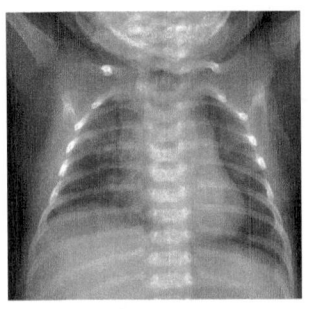
图1-3 男性新生儿胸片提示多发絮状、小片状高密度影

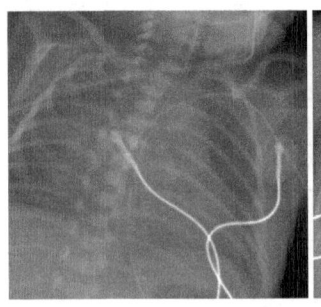
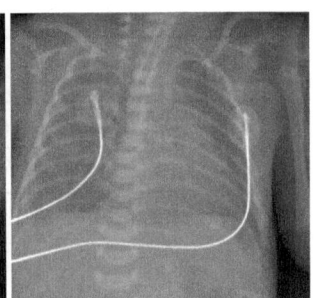
图1-4 男性新生儿胸片提示双肺野片状影较前稍吸收、减少

多发絮状、小片状稍高密度影（图1-3）；12月18日胸片提示双肺野片状影较前稍吸收，减少（图1-4）。

2. 心脏彩超：房间隔声像，考虑卵圆孔未闭、三尖瓣轻度反流；肺动脉压力正常。

▶ 治疗

入院后予监测生命体征和血氧饱和度，头孢噻肟钠抗感染，维生素 K_1 防治出血，氨溴索化痰、禁食、胃肠减压、补液等对症支持治疗。

▶ 初步诊断

1. 胎粪吸入综合征。
2. 新生儿复苏后。
3. 新生儿脑损伤？
4. 新生儿呼吸性酸中毒合并代谢性酸中毒（失代偿性）。

远程会诊

▶ 诊断与鉴别诊断

（一）诊断思路

1. 围生期病史：患儿孕41周，产时羊水Ⅲ°污染，没有明确的缺氧病史，母亲有妊娠高血压。

2. 有羊水胎粪污染的证据,如羊水中混有胎粪,胎盘及患儿指(趾)甲、皮肤、脐带被粪污染及口、鼻腔吸引物中含有胎粪;气管插管时声门处或气管内吸引物含胎粪。

3. 出生后早期出现呼吸困难,并需要复苏处理,有典型胸部 X 线表现。

(二)诊断及诊断依据

1. 诊断

胎粪吸入综合征。

2. 诊断依据

(1)患儿系第 1 胎第 1 产,41 周,出生时羊水Ⅲ°污染;目前有妊娠期高血压,未见明显胎儿宫内窘迫。

(2)出生后有呼吸急促,发绀,出现倒评分,需要新生儿复苏术支持;Apgar 评分 1 分钟 10 分,5 分钟 10 分,10 分钟 4 分,15 分钟 8 分,20 分钟 9 分。

(3)体查:呼吸 65 次/分,浅快,有鼻翼扇动及吸气性三凹征,双肺呼吸音粗,闻及湿啰音,四肢肌张力偏高。

(4)血气分析:pH 7.156,$PaCO_2$ 51.5 mmHg,PaO_2 147.3 mmHg,HCO_3^- 18.4 mmol/L,BE −10 mmol/L。

(5)胸片提示双肺多发渗出灶。

(三)需鉴别诊断的疾病

1. 新生儿呼吸窘迫综合征。

2. 新生儿湿肺。

3. 新生儿气胸。

▶ **处理建议**

1. 观察呼吸变化,警惕气胸和肺实变。若患儿气促加重或血氧饱和度下降,应及时复查胸片,注意肺部继发感染的发生。

2. 监测右上肢和下肢血氧饱和度,若出生后 24 小时内出现病情加重,血氧饱和度下降明显，右上肢和下肢血氧饱和度监测结果有差异，且差值＞10%，则应警惕肺动脉高压的发生。

3.注意神经系统症状，警惕复苏后并发症，必要时转上级医院治疗。

临床诊疗指南

新生儿胎粪吸入综合征（meconium aspiration syndrome，MAS）系胎儿在宫内或产时吸入混有胎粪的羊水，导致呼吸道和肺泡机械性阻塞、肺泡表面活性物质失去活性和肺组织化学性炎症，出生后出现以呼吸窘迫为主、同时伴有其他脏器受损的一组综合征。

▶ 临床特点

临床症状的轻重与吸入羊水的性质（稀薄或黏稠）和量有关。临床上可出现轻微呼吸困难或严重呼吸窘迫。新生儿复苏后即可出现呼吸浅快（＞60次/分钟）、鼻扇、三凹征、呻吟和发绀，严重者可出现呼吸衰竭。胸廓隆起呈桶状，早期两肺有粗湿啰音，后出现细湿啰音。上述症状和体征于患者出生后12～24小时更为明显。患者并发气胸或纵隔气肿时，呼吸困难突然加重，呼吸音明显降低；并发持续肺动脉高压时，表现为持续严重发绀，对一般氧疗无反应；并发心功能不全时，心率增快，肝脏增大，患儿呼吸困难常持续至出生后数天至数周。

▶ 诊断要点

1.多发生于足月儿或者过期产儿，患者常有明确的缺氧病史，如胎儿宫内窘迫，表现为胎动异常和（或）胎心异常；产时窒息；或有慢性宫内缺氧病史。

2.有羊水胎粪污染的证据。

3.出生后早期出现呼吸困难，呼吸浅快。胸片有不规则斑片状渗出性改变、局灶性或弥漫性充气过度、阶段性或大叶性肺不张。临床上根据需要将吸入氧气浓度分为三类。轻度：吸氧浓度＜40%，时间＜48小时；中度：吸氧浓度＞40%，时间＞48小时，不伴有气漏；重度：需要辅助人工通气48小时以上，伴有新生儿持续性肺动脉高压。

4. 如胎龄＜34周或羊水清亮，则胎粪吸入的可能性不大。

▶ **治疗方案**

对已发生胎粪吸入者，须密切观察患儿呼吸窘迫情况和生命体征变化，胸片可了解病情程度，血气分析有助于指导治疗方式的选择。

1. 注意保暖，对躁动患儿适当镇静，维持循环功能正常，纠正代谢性酸中毒，限制液体入量，保持血糖、血钙的稳定。体位引流、胸部物理治疗和定时吸痰有助于胎粪和气道分泌物的排出。

2. 氧疗：氧气吸入要经过加温和湿化，避免干冷气体加重气道黏膜的损伤。

3. CPAP：当需要FiO_2＞0.4时，考虑给予鼻塞CPAP（4～7 cmH_2O），但压力选择宜因人而异。如胸片显示以肺过度通气为主，则不宜给予过高压力，以防气漏发生。

4. 机械通气：对于有窒息和呼吸暂停或在FiO_2 1.0的情况下PaO_2＜50 mmHg、$PaCO_2$＞60 mmHg的患儿，应予机械通气辅助呼吸。MAS患儿往往易激惹，容易出现人机对抗，常需使用镇静剂，甚至肌松剂。MAS以阻塞性病变为主，要注意给予适当的吸气时间，如$PaCO_2$不是很高，初调时可设置Ti 0.4～0.5秒，RR 20～25次/分。有些患儿对较快的呼吸频率反应好，则Ti可缩短至0.2秒。PIP和PEEP也要视病情而定。对常频无效或已并发气漏的患儿，可改用高频振荡通气方式，可获得满意的疗效。

5. 药物

（1）抗生素：有关MAS常规使用抗生素的观点，目前尚存在争议。MAS治疗时抗生素的使用指征包括：①胎粪吸入引起的肺不张与细菌性肺炎很难区别时；②估计是细菌性感染引起的胎粪污染；③有病原学证据支持。

（2）肺表面活性物质：近年来研究发现，胎粪可使Ⅱ型肺泡上皮细胞受损，使肺表面活性物质失活。已有临床报道，肺表面活性物质替代疗法可显著改善重症 MAS 患儿的氧合功能，减少气漏，并缩短住院时间。

▶ 疾病研究进展

重症 MAS 病人常规治疗无效时，可以考虑体外膜肺氧合（extra corporeal membrane oxygenation，ECMO）治疗。体外膜肺氧合是生命支持技术中挽救肺功能丧失的主要手段。它通过颈外静脉引流出血液，经膜氧合器完成气血交换、加温、抗凝等步骤后，再将含氧血经颈总动脉输回体内，供应全身脏器。此时肺处于休息和修复状态，经 ECMO 治疗数天至数周后，如果肺得到修复，可以恢复肺功能，则将体外循环关闭，使体内肺循环重新恢复工作。MAS 是新生儿中 ECMO 治疗的主要对象，占 40%～50%。目前，由于高频通气和吸入一氧化氮（NO）的开展，新生儿中依赖 ECMO 治疗的病人数显著下降至以往的 20% 左右。

病案四　新生儿细菌性脑膜炎

12日龄足月出生新生儿，急性起病，出生后3天起出现皮肤黄染，继而发热，基层医院脑脊液检查提示白细胞增高，考虑新生儿颅内感染，经抗感染治疗发热及黄疸情况无改善。故而申请上级医院远程会诊以明确诊断和商讨下一步检查与治疗方案，以免延误诊治，并尽可能减少神经系统功能的损害，改善预后。

病例介绍

一般资料

黄××，男，12日龄。因"出生后3天起出现皮肤黄疸，继而发热"于2018年6月12日入院。

现病史

家属代诉：患者系第2胎第1产，孕41周，于2018年6月8日17时31分经阴道分娩，出生体重3.6kg。出生时Apgar评分1分钟10分。羊水清亮，胎盘胎膜娩出完整，脐带绕颈1周。出生后母乳喂养，吃奶可，无发热、呕吐及腹胀。6月10日起出现腹泻，大便为黄色水样便，次数不详，予枯草杆菌肠球菌二联活菌、蒙脱石散、双歧杆菌四联活菌片口服治疗，腹泻较前好转。6月11日出现皮肤黄疸，予监测黄疸。患者无嗜睡、抽搐，无明显惊跳，无异常哭吵。6月12日黄疸较前一日明显加重，产科经皮胆红素测定 TCB 20.0 mg/dL，儿科会诊时经皮胆红素测定 TCB 23.0 mg/dL。肝功能检查结果：总胆红素 291.60 μmol/L、间接胆红素 285.40 μmol/L。患者自出生以来，精神食纳好，大便稀，小便正常。

▶ 既往史及个人史

见现病史。

▶ 入院体查

体温 36.5 ℃，脉搏 140 次/分，呼吸 40 次/分，头围 34 cm，体重 3.405 kg。急性病容，神志清楚，新生儿貌，颜面部及胸部皮肤明显黄染，前囟 1.5 cm×1.5 cm，张力不高，颈软，无抵抗，双肺呼吸音清晰，未闻及啰音，心率 140 次/分，律齐，未闻及杂音，脐部干燥，脐带未脱落，未见渗血，肝右肋下 1.0 cm，质地软，脾未触及。四肢肌力、肌张力正常。吸吮、握持反射存在。

▶ 辅助检查

1. 血常规

（1）6 月 12 日：白细胞 $8.27×10^9$/L，中性粒细胞占比 46.60%，淋巴细胞占比 36.40%，红细胞 $5.11×10^{12}$/L，血红蛋白 180.00 g/L，血小板 $221.00×10^9$/L。

（2）6 月 20 日复查血常规：白细胞 $10.53×10^9$/L，淋巴细胞 $4.22×10^9$/L，单核细胞 $1.15×10^9$/L，嗜酸性粒细胞 $0.06×10^9$/L，血红蛋白 199.00 g/L，血小板 $404.00×10^9$/L。

2. 多次行降钙素原及 CRP 检测，均在正常范围内。

3. 血培养：无菌生长。

4. G6PD 酶活性：0.4。

5. 脑脊液常规：颜色淡黄、清亮，潘氏试验（+），淋巴细胞 45%，白细胞 $323×10^6$/L，红细胞 $43×10^6$/L，中性粒细胞 55%。

6. 脑脊液生化：总蛋白 0.55 g/L，腺苷脱氨酶 1.20 U/L，氯 112.90 mmol/L。

▶ 治疗

予头孢曲松抗感染、补液、蓝光照射退黄等对症支持治疗后，黄疸降至正常，但有发热，体温在 37.5 ℃～ 38.9 ℃波动。

▶ 初步诊断

1. 新生儿细菌性脑膜炎。
2. 新生儿高胆红素血症。
3. G6PD 酶缺乏。

远程会诊

▶ 诊断与鉴别诊断

（一）诊断思路

从主要症状及疾病特点出发，新生儿以黄疸为主要表现，初期感染指标不高，在入院后第 5 天（出生后第 8 天）出现发热，经抗感染治疗后，体温下降不明显。腰椎穿刺脑脊液检查结果符合新生儿细菌性脑膜炎。

（二）诊断及诊断依据

1. 诊断

新生儿细菌性脑膜炎。

2. 诊断依据

（1）日龄 4 天，皮肤黄染 2 天，入院时感染指标不高，入院第 5 天出现发热，体温在 37.5 ℃～ 38.9 ℃波动。

（2）全身皮肤明显黄染，无其他阳性体征。

（3）脑脊液常规检查结果支持脑膜炎诊断。

（三）需鉴别诊断的疾病

1. 新生儿结核性脑膜脑炎。
2. 新生儿真菌性脑膜炎。

▶ 处理建议

1. 继续使用头孢曲松和哌拉西林钠他唑巴坦钠，改用化脑治疗剂量（即头孢曲松每日 100 mg/kg，Q12h，最大剂量 4 g/d）。

2. 监测肛温，密切关注患者体温变化趋势。

3. 完善血气、胸片、肝肾功能、心肌酶等检查，了解器官功能受损情况；发热时再次做血培养以明确病原菌。

4. 应用头孢曲松 3 天后，行腰椎穿刺复查脑脊液，了解治疗效果。

5. 完善免疫功能检查，了解有无免疫功能异常的情况。

6. 病情稳定后，完善头颅 MRI 平扫 + 增强、NBNA、BAEP 等检查。

7. 患者预后须根据后续病情变化及相关检查结果而定。

临床诊疗指南

新生儿细菌性脑膜炎是新生儿最常见的中枢神经系统感染性疾病。新生儿免疫力低下，白细胞趋化、黏附和移动功能不完善，补体活性低，体内特异性和非特异性抗体浓度低，是细菌性脑膜炎的高危人群。其病死率高，严重者可有神经系统后遗症。

▶ 临床表现

（一）一般表现

一般表现：反应低下，精神、面色欠佳，哭声微弱，吮乳减少，体温异常。

（二）特殊表现

特殊表现：呕吐、前囟隆起或饱满等颅内压增高表现出现较晚或不明显，颈项强直少见。

1. 神志异常：嗜睡、易激惹、惊跳、突然尖叫、感觉过敏。

2. 眼部异常：眼球可上翻或向下呈落日状，可有眼球震颤或斜视，对光反应迟钝或两侧瞳孔大小不等。

3. 颅内压增高综合征：前囟紧张、饱满、隆起，骨缝进行性增宽。

4. 惊厥。

5. 可同时出现黄疸、肝大、皮肤淤点、腹胀、休克等。

▶ 诊断要点

1. 存在上述临床表现。

2. 脑脊液常规、生化检查以及培养结果支持诊断。

3. 头颅影像学检查，可协助判断是否合并脑室管膜炎、脑沟积脓、脑脓肿、脑积水等。

▶ 治疗方案

1. 抗生素治疗：选用可透过血脑屏障的抗生素。抗生素的使用宜早期、联合、足量、足疗程，在个体化治疗药敏试验结果未出来前，先予经验性用药；待药敏试验结果出来后改用敏感抗生素。

2. 对症支持治疗：纠正凝血功能障碍、贫血，使用 IVIG 等。目前关于糖皮质激素的使用尚存在争议。

3. 并发症的治疗：对于脑室管膜炎不建议脑室内注药，对硬膜下积液可反复穿刺放液。如发生梗阻性脑积水可行连续腰椎穿刺放液及 Ommaya 囊引流或 V-P 分流术。

▶ 疾病研究进展

目前脑脊液培养阳性率不高，不利于指导临床抗生素的选择。近年来国内外已开始应用已知的抗体检测脑脊液中的相应细菌抗原，并用分子生物学技术等协助更快速、更灵敏地寻找脑脊液中的病原。

病案五　新生儿重度窒息

出生后30分钟的女性新生儿，足月出生，重度窒息经复苏后仍然反应差，出现肺出血、抽泣样呼吸，基层医院予呼吸机辅助通气、蛇毒血凝酶止血、冷沉淀补充凝血因子、扩容纠酸等对症支持治疗，病情无改善，深昏迷状，抽泣样呼吸，双瞳孔散大，对光反射消失。脑功能检查显示无睡眠觉醒周期，有暴发抑制及低电压图形，有惊厥波。诊断新生儿缺氧缺血性脑病（重度），脑损伤严重，伴多器官功能损伤，病情危重。故而申请上级医院远程会诊明确下一步检查和治疗方案，以提高救治存活率，并协助判断预后。

病例介绍

▶ 一般资料

肖××，女，出生后30分钟。因"窒息复苏后反应差30分钟"于2017年10月28日入院。

▶ 现病史

患儿系第5胎第2产，胎龄40^{+5}周。因母亲羊水栓塞、弥散性血管内凝血（disseminated intravascular coagulation，DIC）、心肺复苏术后行紧急剖宫产出生。出生时羊水呈洗肉水样，无自主呼吸，四肢松软，全身皮肤青紫。立即置辐射台，给予气管插管正压人工通气（氧浓度100%，氧流量达10升/分）及胸外心脏按压，1∶10000肾上腺素1 mL快速脐静脉推注，2分钟后心率50次/分，无自主呼吸，肤色青紫，血氧饱和度未显示；继续给予气管插管下正压人工通气及胸外心脏按压，1分钟后心率无明显上升，再次给予1∶10000肾上腺素1 mL脐静脉推注，30秒后心率上升至120次/分，肤色稍红润，血氧饱和度70%，无自主呼吸；停止胸外心脏按压，继续给予气管插管下正压人工通气。因母亲有羊水栓塞史，复苏效果欠佳，予生理盐水25 mL加5%碳酸氢钠10 mL缓慢静脉推注，5分钟后患儿心率上升至140次/分，肤色欠红润，四肢青紫，无自主呼吸，血氧饱和度80%；继续气管插管下正压人工通气，患儿肤色转红润，仍无自主呼吸，逐渐调低氧浓度至40%，继续气管插管下正压人工通气。患儿一直无自主呼吸，肌张力低下，无反应；Apgar评分1分钟1分，5分钟3分（心率2分，肤色1分），10分钟4分（心率2分，肤色2分），20分钟4分（心率2分，肤色2分）。在气管插管正压人工通气下转入新生儿科。起病以来，患儿无抽搐及脑性尖叫，大便已排，小便未排。

▶ 既往史及个人史

详见现病史。

▶ 入院体查

体温36.0 ℃，自主呼吸0次/分，心率125次/分，血压73/49（57）mmHg，体重3.6 kg。

深昏迷状态，弹足底5次无反应，压眶无反应，气管插管复苏囊加压给氧下面色红润，头部无血肿，前囟平软，大小1.5 cm×1.5 cm，张力不高，瞳孔左侧2.0 mm、右侧2.0 mm，对光反射迟钝，眼球凝视，唇红润，无三凹征，气管插管下两侧呼吸音对称，未闻及干、湿啰音。心律齐，心音有力。腹部软，肝肋下未扪及，肠鸣音减弱。四肢无自主活动，肌张力低，肢端温暖，毛细血管充盈时间3秒。拥抱反射、握持反射、吸吮反射及觅食反射未引出。

▶ 辅助检查

1. 血常规检查结果：见表1-10。

表1-10 血常规检查结果

日期	WBC ($\times 10^9$/L)	RBC ($\times 10^{12}$/L)	N (%)	L (%)	HGB (g/L)	PLT ($\times 10^9$/L)	CRP (mg/L)	PCT (ng/mL)
10月28日	21.55	4.77	69.6	24.5	174.0	305.0	4.77	0.01
10月30日	42.83	5.36	52.9	17.3	198.0	265.0	3.08	—

2. 血气分析结果：见表1-11。

表1-11 血气分析结果

日期	pH	PCO_2 (mmHg)	PO_2 (mmHg)	HCO_3^- (mmol/L)
10月28日	7.1	32	125	9.6
10月28日	7.35	28.6	68	15.2
10月31日	7.62	35.7	86	37.3

3. 凝血功能检查结果：见表1-12。

表1-12 凝血功能检查结果

日期	PT (s)	PT-INR	APTT (s)	TT (s)	FIB (g/L)	D-二聚体 (μg/mL)
10月28日	22.30	1.850	45.40	22.80	0.920	4.75
10月30日	18.90	1.550	32.10	20.90	0.610	5.41

4. 血电解质检查结果：见表1-13。

表1-13 血电解质检查结果

日期	K (mmol/L)	Na (mmol/L)	Cl (mmol/L)	Ca (mmol/L)
10月29日	4.25	135.17	193.34	1.83
10月30日	4.00	126.52	179.75	1.49

5. 肝功能：ALT 22 U/L，AST 115 U/L，TbiL 63.1 μmol/L，DbiL 21.8 μmol/L，ALB 35.5 g/L。

6. 肾功能：BUN 5.72 mmol/L，Cr 131 μmol/L，UA 546 μmol/L。

7. 心肌酶：LDH 1068 U/L，CK 2126 U/L，CK-MB 54.50 U/L。

8. CRP 4.77 mg/L。TORCH 全套检查结果正常，输血前全套检查结果正常。

9. 胸部 X 线：双肺透亮度明显减低，双肺见大片状模糊状密度增高影，心缘及膈面模糊，肺门增浓，见支气管充气征（图1-5）。10月30日复查胸部 X 线片，见双肺透亮度较前增高，大片状阴影较前吸收。

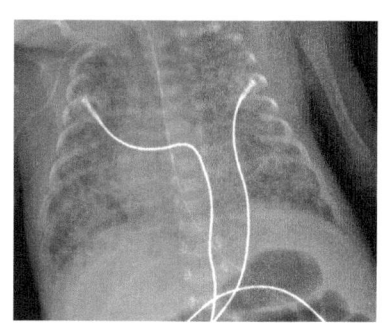

图1-5　女性新生儿胸片

10. 头颅彩超：脑实质回声稍增强。

11. 脑功能：无睡眠觉醒周期，有暴发抑制及低电压图形，有惊厥波。

▶ 治疗

入院后患儿逐渐出现抽泣样呼吸，气管导管内涌出鲜血，予呼吸机辅助通气、禁食、蛇毒血凝酶止血、冷沉淀补充凝血因子、头孢他啶抗感染、"三维持三对症"治疗（三维持：维持血气、血糖、血压在正常范围；三对症：控制惊厥、降颅压、消除脑干症状）、扩容纠酸、改善微循环及维生素 K_1 止血、二丁酰环磷腺苷钙护心等对症支持治疗。病情无改善，仍处于深昏迷状态，压眶无反应，呈抽泣样呼吸，心率185次/分，双瞳孔散大，对光反射消失。

▶ 初步诊断

1. 缺氧缺血性脑病（重度）。

2. 新生儿重度窒息。

3. 新生儿重症肺炎并肺出血。

4. 多器官功能损伤。

5. 重度代谢性酸中毒。

6. 应激性高血糖。

远程会诊

诊断与鉴别诊断

（一）诊断思路

1. 母亲有羊水栓塞、DIC、接受过心肺复苏术等，存在导致胎儿缺氧缺血的病因。

2. 患儿出生时无自主呼吸，四肢松软，全身皮肤青紫，经抢救后 Apgar 评分仍然很低，窒息病因明确。

（二）诊断及诊断依据

1. 诊断

新生儿缺氧缺血性脑病（重度）。

2. 诊断依据

（1）母亲羊水栓塞、DIC、行心肺复苏术，导致胎儿宫内缺氧。

（2）患儿出生时无自主呼吸，四肢松软，全身皮肤青紫，经气管插管正压给氧、胸外心脏按压及静脉用药后，Apgar 评分 1 分钟 1 分，5 分钟 3 分，10 分钟 4 分，20 分钟 4 分。

（3）昏迷状态，气管插管机械通气下面色红润，前囟平软，瞳孔左右对称，直径 2.0 mm，对光反射迟钝，四肢肌张力低，原始反射未引出。

（4）辅助检查结果提示凝血功能异常、消化道出血、肺出血、血 Cr 增高、心肌酶及胸部 X 线片有异常改变。头颅彩超提示脑实质回声稍增强。脑功能检查提示无睡眠觉醒周期，有暴发抑制及低电压图形，有惊厥波。

（5）无电解质异常，无明显颅内出血和脑发育畸形等。

（三）需鉴别诊断的疾病

1. 电解质紊乱。

2. 颅内出血和产伤。

3. 遗传代谢性疾病。

4. 其他先天性疾病，如巨脑回、灰质异位等。

▶ 处理建议

1. 继续气管插管机械通气，根据血气结果及肺出血情况调整参数。

2. 建议用氨茶碱（或咖啡因）和纳洛酮兴奋自主呼吸和促进苏醒。

3. 停用苯巴比妥，继续用呋塞米脱水治疗，但需注意监测血电解质，根据头颅影像学检查结果酌情使用甘露醇。

4. 复查胸片、血常规及CRP、PCT、心肝肾功能等，予头颅彩超或头颅CT检查。

5. 持续脑功能监测。

6. 继续"三维持三对症"治疗，输入液量控制在每日60～70 mL/kg。

7. 患儿重度窒息，合并重度HIE及多器官功能损伤，预后不佳，应加强与家长的沟通。

临床诊疗指南

新生儿窒息是由于产前、产时或产后各种病因导致新生儿出生后不能建立正常呼吸，引起缺氧并导致全身多器官功能受损，是新生儿死亡和伤残的主要原因之一，可致中重度缺血缺氧性脑病而遗留后遗症。

▶ 临床特点

1. 有围生期窒息缺氧病史，出生时不能建立正常呼吸，Apgar评分异常。

2. 意识障碍。

3. 肌张力异常，原始反射异常。

4. 颅内压增高。

5. 有脑干受损的临床症状。

▶ 诊断要点

1. 有明确导致胎儿宫内窘迫的异常产科病史，有严重的胎儿宫内窘迫表现，或在分娩过程中有明显窒息史。

2. 出生时有重度窒息史，和（或）出生时脐动脉血气 $pH \leq 7.0$。

3. 出生后不久出现神经系统症状，并持续 24 小时以上。

4. 排除电解质紊乱、颅内出血和产伤等原因引起的抽搐以及宫内感染、遗传代谢性疾病或其他先天性疾病引起的脑损伤。

5. 根据临床情况，如意识、肌张力、原始反射、惊厥、中枢性呼吸衰竭、瞳孔改变、脑电图结果、病程及预后等判断临床分度。

▶ 治疗方案

1. "三维持三对症"治疗。

2. 必要时给予亚低温治疗。

3. 其他对症支持治疗。

▶ 疾病研究进展

已有研究证实，神经干细胞广泛存在于人胚胎及成人神经系统内，并能在体内或体外分裂、繁殖、成熟、分化，形成神经元、星形胶质细胞和少突胶质细胞，对损伤的脑组织表现出较大的修复作用。目前已有报道将神经干细胞移植用于缺氧缺血性脑病的治疗，但仍需要解决很多问题及通过多中心、大样本的临床研究来证实。

病案六 新生儿颅内出血

2日龄女性足月出生新生儿，急性起病，反复出现全身青紫，基层医院头颅CT提示左颞枕部硬膜下血肿，小脑幕区硬膜下血肿；左侧颞顶枕叶脑内出血。诊断新生儿颅内出血，经神经外科医师会诊后认为有手术指征，但家长不同意转院，遂予利尿、头部制动、止血、苯巴比妥镇静等治疗，病情无改善，因基层医院不能行外科手术，治疗陷入困境。故而申请上级医院远程会诊明确下一步检查与治疗方案，以免延误诊治，并减少神经系统功能的进一步损害，促进神经系统功能恢复，改善预后。

病例介绍

▶ 一般资料

龙××，女，2日龄。因"反复出现全身青紫1天"于2017年7月10日入院。

▶ 现病史

家属代诉：患者1天前无明显诱因反复出现全身皮肤青紫，共计5次，持续数十秒后可自行缓解，面色转红润；进食后时有呕吐，无发热，无呼吸困难，无抽搐等，未予特殊处理。门诊以"青紫查因"收入院。

▶ 既往史及个人史

患者系第1胎第1产，孕40^{+1}周，于2017年7月8日15时18分经会阴侧切术自阴道娩出，体重 3.2 kg。出生时羊水清亮。Apgar 评分 1 分钟 10 分、5 分钟 10 分。出生后混合喂养为主。出生 24 小时内即排大小便。母亲孕期无特殊病史，母亲血型为 A 型 Rh 阳性。

▶ 入院体查

体温 36.6 ℃，脉搏 120 次/分，呼吸 44 次/分，体重 3.09 kg。

神志清楚，反应尚可，皮肤轻度黄染，见少许皮疹，压之褪色。前囟稍膨隆，张力不高。双肺呼吸音稍粗，未闻及明显啰音。心率 120 次/分，心律齐，心音可，未闻及明显杂音。腹稍胀，未见胃肠型及蠕动波，无腹壁静脉曲张。腹壁软，未触及明显包块，肝脾肋下未触及，肠鸣音可闻及。四肢肌张力正常。原始反射不完全。

▶ 辅助检查

（一）三大常规

1. 血常规检查结果：见表 1–14。

表 1–14 血常规检查结果

日期	WBC ($\times 10^9$/L)	RBC ($\times 10^{12}$/L)	N (%)	L (%)	HGB (g/L)	PLT ($\times 10^9$/L)	CRP (mg/L)
7 月 10 日	14.20	4.23	65.60	21.80	154.00	219.00	8
7 月 11 日	9.98	4.71	63.80	21.00	163.00	220.00	8.6
7 月 12 日	8.09	4.43	45.50	35.80	154.00	216.00	4.1

2. 大小便常规：未见异常。

（二）实验室检查

1. ABO 血型：O 型 Rh 阳性。

2. 凝血功能：凝血酶原时间 13.30 秒，国际标准化比值 1.03，活化部分凝血活酶时间 44.4 秒，凝血酶时间 19.8 秒，纤维蛋白原 3.19 g/L。

3. 血电解质：钾 4.69 mmol/L，钠 139.2 mmol/L，氯 100.0 mmol/L，钙 2.48 mmol/L，二氧化碳 21.1 mmol/L。

4. 肾功能：尿素氮 3.5 mmol/L，肌酐 77.00 μmol/L，尿酸 254 μmol/L。

5. 肝功能：谷丙转氨酶 17 U/L，谷草转氨酶 40 U/L，r-谷氨酰转肽酶 22 U/L，胆碱酯酶 4212 U/L，碱性磷酸酶 142 U/L，总蛋白 47.0 g/L，白蛋白 26.0 g/L，总胆红素 186.0 μmol/L，结合胆红素 0.0 μmol/L，未结合胆红素 186.0 μmol/L。

6. 心肌酶：乳酸脱氢酶 508 U/L，肌酸激酶 379 U/L，肌酸激酶同工酶 22 U/L，肌钙蛋白 I 阴性。

7. 降钙素原：4.90 ng/mL。

8. 血气分析：pH（已校正）值为 7.446，二氧化碳分压（已校正）28.1 mmHg，氧分压（已校正）58.0 mmHg，实际碳酸氢根 19.0 mmol/L，剩余碱 -3.7 mmol/L。

（三）影像学检查

1. 胸片：未见明显异常 X 线征象。

2. 头颅 CT：左颞枕部硬膜下血肿，小脑幕区硬膜下血肿；左侧颞顶枕叶脑内出血（图 1-6）。

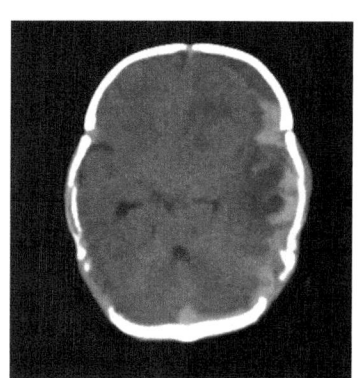

图 1-6　女性新生儿头颅 CT 片

3. 头颅 MRI：左颞枕部硬膜下血肿，小脑幕区硬膜下血肿；左侧颞顶枕叶脑内出血范围大致同前相仿，左侧颞顶枕叶脑出血周围水肿带形成（图 1-7）。

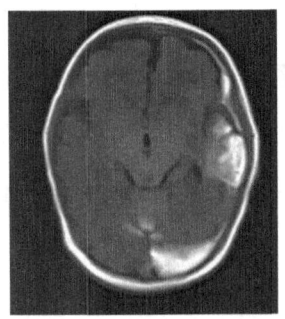 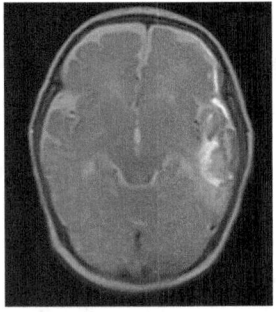

图 1-7 女性新生儿头颅 MRI 片

▶ **治疗**

患者经神经外科医师会诊认为有手术指征,建议转上级医院治疗。因家长不同意转院,故继续留院治疗。予告病危,吸氧,利尿,头部制动,冰枕,酚磺乙胺、维生素 K_1 止血,苯巴比妥镇静,单唾液酸四己糖神经节苷脂护脑,维持水电解质及酸碱平衡,维持血糖稳定及多巴胺+多巴酚丁胺强心等对症支持治疗。

目前患者精神反应欠佳,奶量完成可,前囟平软,双瞳孔等大等圆、对光反射灵敏,呼吸浅慢、不规则,四肢肌张力稍低,可自主活动,吸吮、觅食反射可引出,握持反射、拥抱反射未引出。

▶ **初步诊断**

新生儿颅内出血。

远程会诊

▶ **诊断与鉴别诊断**

(一)诊断思路

1. 2 日龄患者,反复发绀 1 天,发病早,首先应考虑肺炎、先天性心脏病及颅内病变。该患者无气促,无三凹征等,不支持肺部问题;发绀可自行缓解、喂养哭吵时无发绀,不支持先天性心脏病;吃奶后有呕吐,考虑颅内问题可能性大。

2. 患儿无窒息缺氧史，四肢肌张力稍低，不考虑缺氧缺血性脑病，应考虑是否存在颅内出血。

（二）诊断及诊断依据

1. 诊断

新生儿颅内出血，左侧枕部硬膜下血肿，小脑幕区血肿；左侧颞顶枕叶脑出血，蛛网膜下腔出血。

2. 诊断依据

（1）2日龄女性患者，反复出现全身青紫1天，共计5次，持续数十秒后自行缓解，面色转红润，进食后时有呕吐。

（2）无窒息缺氧史，四肢肌张力稍低。

（3）头颅CT提示左颞枕部硬膜下血肿，小脑幕区硬膜下血肿。

（三）需鉴别诊断的疾病

1. 新生儿缺氧缺血性脑病。

2. 先天性遗传代谢性疾病。

▶ **处理建议**

1. 完善腰椎穿刺脑脊液检查、头颅MRI+MRA+SWI检查，以进一步排除血管畸形可能，必要时行股脑动脉DSA造影。

2. 予护脑、止血治疗，必要时可考虑行血肿清除术，做好康复评估以及康复治疗。

3. 预后方面，患儿存在脑白质软化、脑穿通畸形、癫痫、智力障碍、语言障碍、运动障碍的可能，需要长期随访。

临床诊疗指南

新生儿颅内出血是新生儿期常见病，与新生儿生理解剖特点以及围产因素有关，严重者可遗留神经系统后遗症。

▶ 临床特点

1. 出血部位不同、出血量不同，临床表现不同。

2. 病情轻者可无明显临床表现，部分病例临床表现有进展，部分病例病情急剧恶化。

3. 易激惹、嗜睡、昏迷、惊厥、肌张力高，原始反射异常。

4. 中枢性呼吸衰竭，双眼凝视、斜视，眼球震颤，瞳孔大小、反射异常。

▶ 诊断要点

1. 围生期异常病史，如产伤、窒息缺氧、胎位不正、凝血功能异常等。

2. 不同程度的神经系统功能异常表现。

3. 头颅影像学检查如 MRI 或 CT、彩超等提示异常。

▶ 治疗方案

1. 一般治疗：予维生素 K_1、矛头腹蛇血凝酶等止血，抗惊厥，纠正缺氧和酸中毒，维持机体代谢平衡等治疗，避免脑血流波动。

2. 外科治疗：对于危及生命的较严重出血，需神经外科紧急处理。

3. 对于出血后梗阻性脑积水，可行连续腰椎穿刺、脑室外引流、侧脑室 – 腹腔分流等。

▶ 疾病研究进展

1. Ommaya 储液囊的使用，可较长时间持续外引流。但国内较少有医院应用于新生儿。

2. 神经内镜技术的应用，可使许多手术在微创条件下直视进行，操作时对脑组织损伤极小，显示出良好的发展前景。

病案七 新生儿惊厥

出生后20分钟新生儿，男性，孕36^{+2}周，因"宫内窘迫"急诊行剖宫产出生，出生时无窒息，羊水清亮，出生后3天内出现惊厥，出生后感染指标、电解质、血糖、血尿遗传代谢筛查和脑脊液均正常，头颅MRI提示早产儿脑改变，脑电图见频繁颞区放电，多棘波，睡眠觉醒周期可见。经维生素B_6营养神经、苯巴比妥抗惊厥治疗后脑电图仍有异常，特申请上级医院远程会诊，以明确新生儿惊厥的原因和需要进一步完善的辅助检查，讨论对于临床上惊厥症状控制后脑电图仍有异常的病例，是否需要维持药物治疗和如何判断预后。

病例介绍

一般资料

唐××，男，出生后20分钟。因"孕36^{+2}周宫内窘迫出生20分钟"于2018年3月18日入院。住院3天开始出现四肢抖动，双眼凝视，持续约20秒后自行缓解，反复发作，苯巴比妥治疗后临床未见明显惊厥发作。

现病史

家属代诉：患儿系第2胎第1产，胎龄36^{+2}周，因"宫内窘迫"急诊行剖宫产出生。羊水颜色清亮，Apgar评分1分钟9分，5分钟10分，出生后予吸痰等对症支持治疗，急诊以"早产儿、新生儿吸入性肺炎"转入新生儿科进一步诊治。患儿出生后无发热、抽搐、发绀，尚未开奶，大小便未排。

▶ 既往史及个人史

母亲孕期无感染性疾病史，产前无发热，无毒物接触史，患有 β - 地中海贫血。孕期有胎心心动过缓史。

患儿系第 2 胎第 1 产，胎龄 36^{+2} 周，出生体重 2.8 kg。有胎儿宫内窘迫，羊水量不详，羊水颜色清亮；无胎膜早破，脐带、胎盘正常。

▶ 入院体查

体温 36 ℃，脉搏 115 次 / 分，呼吸 40 次 / 分，血压 73/45 mmHg，体重 2.8 kg，身长 47 cm，头围 31.5 cm。

早产儿貌，反应可，神志清楚，有自发性哭闹。全身皮肤红润，无皮疹和青紫淤斑。前囟平软，大小 2 cm×2 cm，无头颅血肿，头皮无破损，双侧瞳孔等大等圆，直径 2.5 mm，对光反射灵敏。唇红润，无口吐白沫，呼吸欠规则，无吸气性三凹征，双肺呼吸音粗，可闻及少许痰鸣音。心律齐，心音有力，无杂音。腹平软，脐窝湿，肝右肋下约 1.0 cm，质地软，脾左肋下未扪及，肠鸣音正常。脊柱、四肢无畸形，四肢肌张力正常。吸吮反射、觅食反射均可引出，肛门无畸形，外生殖器外观未见明显畸形。

胎龄评估：乳头可见稍淡乳晕，指甲部分突出指尖，皮肤薄而光滑，足底纹理约占 3/5，胎龄评估约 36 周。

▶ 辅助检查

（一）三大常规

1. 血常规：白细胞 7.6×10^9/L，红细胞 4.45×10^{12}/L，血红蛋白 165 g/L，血小板 277×10^9/L，C- 反应蛋白 < 0.8 mg/L，血小板比容 4.12 ng/mL。

2. 大小便常规：结果正常。

（二）实验室检查

1. 血电解质及肝肾功能检查结果：见表 1–15、表 1–16。

表 1-15 血电解质检查结果

日期	K(mmol/L)	Na(mmol/L)	Cl(mmol/L)	P(mmol/L)	Ca(mmol/L)	Mg(mmol/L)
3月18日	4.23	148.5	108.3	2.23	2.65	1.14
3月24日	3.88	144.5	105.9	—	2.37	—

表 1-16 肝肾功能检查结果

日期	TB(μmmol/L)	IB(μmmol/L)	ALT(U/L)	ALB(g/L)	CREA(μmol/L)	UA(mmol/L)	NH₃(μmol/L)
3月18日	65.4	54	60	30	45	4.9	483

2. 血气分析：pH 7.36；$PaCO_2$ 43.0 mmHg；PaO_2 75 mmHg；HCO_3^- 23.6；BE −1.5 mmol/L。

3. TORCH-IgM 阴性，TORCH-IgG 提示 HSV-I、CMV、RV 阳性，其余阴性。

4. 输血前检查：乙肝病毒表面抗原（HbsAg）、梅毒螺旋体抗体（ATP）、艾滋病病毒抗体（HIV）、丙型肝炎病毒抗体（BCV）均为阴性。血型：B 型 Rh（D）阳性。G6PD 酶正常。

5. 甲状腺功能检查：促甲状腺激素（TSH）、三碘甲状原氨酸（TT3）、甲状腺素（TT4）、游离 T3（FT3）、游离甲状腺素（FT4）指标均在正常范围。血串联质谱结果正常。

6. 脑脊液常规与生化检查：乳酸脱氢酶 47 U/L，氯 118.3 mmol/L，葡萄糖 2.3 mmol/L；脑脊液为淡黄色，透明度高，潘氏试验阴性，无白细胞；脑脊液培养结果为阴性。

7. 血痰等体液培养：血培养 120 小时无需氧菌生长。痰培养提示正常咽喉杂菌生长。

（三）影像学检查

1. X 线：胸腹平片未见明显异常。

2. 头颅 MRI：双侧大脑半球皮层下见斑片状长 T1、长 T2 信号，T1W1

序列提示双侧基底节区较对称斑片状高信号，边缘模糊不清，各脑室池形态、大小正常，幕下小脑、脑干未见异常信号影，早产儿脑改变。

3. 头颅彩超：大脑前动脉 Vmax 64 cm/s，RI：0.67，提示脑室回声增强（PVE Ⅰ°）。

4. 心脏彩超：卵圆孔未闭。

5. 腹部彩超：左肾集合系统分离。

6. 脑电图：见频繁颞区放电，多棘波，睡眠觉醒周期可见。

▶ 治疗

予维生素 B_6、单唾液酸四己糖神经节苷脂营养神经，苯巴比妥抗惊厥等治疗后惊厥停止，但脑电图仍有异常。

▶ 初步诊断

1. 新生儿惊厥。

2. 早产儿脑损伤。

3. 遗传代谢性脑病？

远程会诊

▶ 诊断与鉴别诊断

（一）诊断思路

1. 从主要症状及疾病特点出发，新生儿早期出现伴脑电异常发放的四肢抖动，首先应考虑新生儿惊厥，并查原因。一般情况下，新生儿惊跳引起的四肢抖动不会伴有其他自主神经功能异常的症状和脑电图异常。

2. 从病因诊断角度考虑则较为复杂，该例为晚期早产儿，出生时无窒息，出生早期出现惊厥，而查体无特殊阳性体征，结合辅助检查结果可排除新生儿缺氧缺血性脑病、颅内出血、颅内感染、常见代谢性疾病（如血电解质紊乱、低血糖、胆红素脑病、高氨血症）、脑梗死。

（二）诊断及诊断依据

1. 诊断

新生儿惊厥。

2. 诊断依据

（1）出生后早期出现刻板的、阵发性发作的四肢抖动。

（2）伴频繁眨眼的自主神经功能改变。

（3）同时伴有异常同步大脑皮质放电现象。

（4）苯巴比妥抗惊厥治疗有效。

（三）需鉴别诊断的疾病

1. 颅内出血。

2. 新生儿缺氧缺血性脑病。

3. 新生儿脑梗死。

4. 新生儿常见代谢性疾病。

▶ 处理建议

（一）实验室检查

完成24小时录像脑电图监测，复查头颅MRI，完善新生儿惊厥罕见病因的实验室检查，如维生素B_6依赖症、维生素H缺乏症等，可以做新生儿惊厥相关基因检查以明确病因。

（二）治疗

根据录像脑电图监测和基因检查结果及患儿的临床表现，明确是否需要长期口服抗惊厥药物治疗。

临床诊疗指南

新生儿惊厥是指出生后28天内的足月儿或纠正胎龄44周内的早产儿出现刻板的、阵发性发作的神经功能（行为、运动和/或自主神经功能）

改变,伴或不伴异常,同步大脑皮质放电。新生儿 EEG 惊厥为一种突发的、重复的、进行性的和刻板的异常表现,EEG 振幅变化至少 $2\mu V$,最短持续 10 秒。

▶ 临床特点

（一）微小型惊厥

微小型惊厥是新生儿惊厥最常见的表现形式,多为一些过度的自主运动,可表现为眼部运动（阵发性斜视、眼球震颤、突然凝视、眨眼等）、口-颊-舌运动（咀嚼、吸吮和咂嘴、吐舌等）,连续肢体动作（踏步样、骑车样、拳击样、划船样或游泳样动作）或复杂的无目的性运动,交感神经功能异常（心率/呼吸大幅度有节律波动、呼吸暂停、血压增高、阵发性面红或苍白等）。

（二）局灶性或多灶性阵挛型惊厥

阵挛型惊厥是指重复有节律的四肢、面部或躯干肌肉的快速收缩和缓慢放松运动,可为局灶性或多灶性表现,但一般无意识丧失。

（三）局灶性或全身性强直型惊厥

强直型惊厥表现为持续肌肉收缩（数秒）,单侧肢体持续姿势异常或躯干持续非对称性姿势异常。强直型惊厥常伴有强直性斜视、阵挛性动作、窒息和昏睡,可为局灶性或全身性。全身性强直型惊厥类似去大脑或去皮质姿势,最常见于弥漫性中枢神经系统功能不良或脑室内出血的早产儿。EEG 背景多为多灶或广泛电压抑制,在某些病例可有明显异常的暴发抑制。该型通常预后较差,而部分窒息后或缺氧后强直型发作患儿预后较好。

（四）局灶性、多灶性、全身性肌阵挛型惊厥

肌阵挛型惊厥是无节律且单一的四肢、面部或躯干肌肉的快速收缩,可无重复发作。肌阵挛型惊厥可为局灶性、多灶性或全身性。局灶性和多灶性肌阵挛型惊厥常伴随 EEG 高尖波。全身性肌阵挛型惊厥患儿 EEG 可表现为暴发抑制。典型肌阵挛型惊厥常伴有弥漫性中枢神经系统病理改变,

多提示严重脑功能损伤。常见原因包括围生期窒息、先天性代谢异常、大脑发育不全或严重脑创伤，提示远期预后不良。

（五）痉挛肌痉挛型惊厥

痉挛肌痉挛型惊厥是全身屈肌和（或）伸肌持续1～2秒的快速肌肉收缩。肌痉挛型惊厥比强直发作持续时间短。EEG可见一个单一的、短暂的全身放电表现。

▶ 诊断要点

（一）临床表现

表现为刻板的、阵发性发作的神经功能改变，包括行为、运动和（或）自主神经功能异常。

（二）电生理表现

EEG显示重复放电，包括频率、幅度和地形图表现，持续时间≥10秒。

（三）影像学表现

目前头颅超声是新生儿惊厥首选的影像学检查，可床旁进行，可作为筛查性检查。除非有强烈指征需要神经外科介入治疗，如颅内出血等，否则很少选择头颅CT检查。头颅MRI被认为是最好的显像模式，对于评估新生儿脑病更有价值。影像学检查可以辅助诊断新生儿惊厥的病因，对于预后的判断也很重要。因此，目前神经影像学检查对于公认的新生儿惊厥病因，如缺氧缺血性脑病、先天性代谢性疾病、脑发育异常、脑卒中等，有一定的诊断价值和临床意义。

▶ 治疗方案

（一）去除引起惊厥的可能病因

新生儿临床上判断惊厥后应立即排查相关病因，纠正低血糖和电解质紊乱，尽早完善磁共振和影像学相关检查，颅内出血有手术指征者应考虑手术干预治疗，改善预后。

（二）抗惊厥药物的分级使用

目前临床上抗惊厥药物的使用仍普遍存在争议，甚至某些抗惊厥药物的适用人群不包括新生儿，在新生儿中应用属于超说明书使用，需要获得伦理的审核，并向患儿家长交代由此带来的利益和风险，在权衡利弊的情况下使用，并密切观察使用期间的不良事件。具体流程如下：

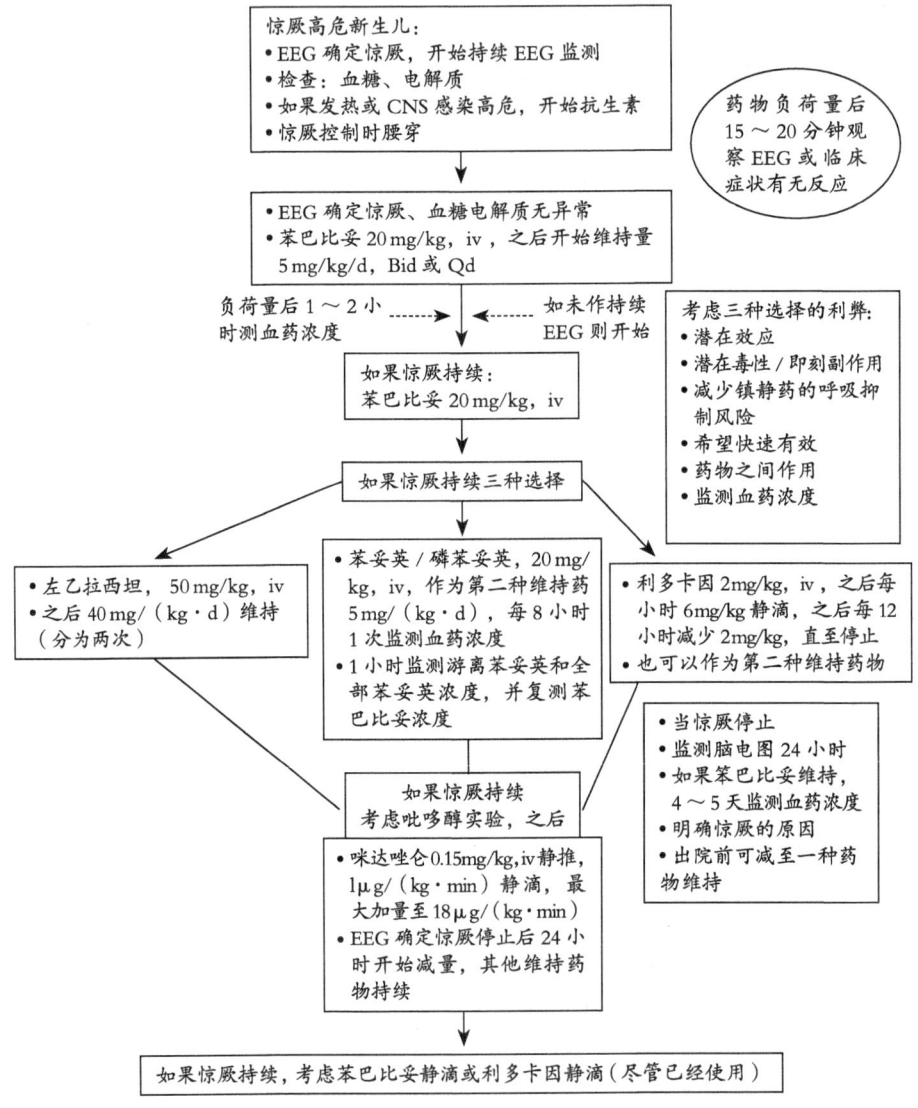

图 1-8　新生儿抗惊厥药物使用流程图

▶ 疾病研究进展

新生儿惊厥原因很多，不明原因的惊厥中，遗传相关性约占半数，且多在出生后1周内发病，其中约半数在出生后1天内发病，其中以KCNQ2基因突变最为常见。在遗传相关的新生儿惊厥中，表型和基因型的关联性是非常复杂的，新生儿惊厥也是一类异质性较高的遗传相关疾病。随着分子遗传学认识的不断深入，希望能以一个新的视角，为临床上不明原因惊厥的患儿提供诊断思路。但是不得不指出的是，在新生儿期，惊厥发作缺乏具有诊断意义的特征性表现，且其他神经系统功能多不能评价；与此同时，惊厥或癫痫的相关基因数量达数百个，所以新生儿惊厥仅从临床表型进行诊断是非常困难的。如果能形成相关基因检测的panel，可以对不明原因惊厥患儿进行快速、准确的候选基因检测，相信可以为临床上新生儿不明原因惊厥的诊断提供非常有力的帮助。

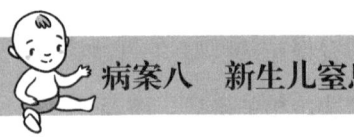
病案八 新生儿窒息

出生后45分钟男婴，因出生后1分钟Apgar评分1分，立即按新生儿窒息复苏流程予复苏处理，进行到D步骤后，Apgar评分5分钟4分，10分钟6分，15分钟8分。血气分析提示极重度代谢性酸中毒，立即予纠酸处理。考虑为新生儿窒息，在复苏囊人工正压通气下由产科病房转入新生儿病房。入新生儿病房后不久出现反应差及肌张力增高等神经系统异常表现，未见明显抽搐，呼吸增快（68次/分），双肺可闻及湿啰音。头颅MRI提示双侧顶叶及左侧额叶多发斑片状异常信号影，考虑新生儿缺氧缺血性脑病及左侧顶部皮下血肿。为评估脑功能和患儿预后以及指导进一步治疗，而申请上级医院远程会诊。

病例介绍

▶ 一般资料

曹××，男，出生后45分钟。因"窒息复苏后发绀、气促、精神反应差45分钟"于2018年8月15日入院。

▶ 现病史

患儿出生后全身皮肤发绀，无哭声，四肢松软，立即置辐射台保暖，予初步复苏，心率<100次/分，无自主呼吸，予有效复苏囊面罩正压人工通气30秒后，心率50次/分，全身皮肤发绀，仍无自主呼吸，四肢松

软，Apgar评分1分钟1分（心率扣1分，皮肤颜色、对刺激的反应、肌张力及呼吸各扣2分）；改气管插管接复苏囊正压人工通气，配合胸外心脏按压60秒，心率＞60次/分，仍无自主呼吸，四肢松软，全身皮肤发绀，对刺激无反应，停止胸外心脏按压，继续气管导管接复苏囊正压人工通气30秒后，患儿出现自主呼吸，但呼吸不规则，伴有气促，肌张力仍低，精神反应差，四肢末端凉，CRT大于4秒，考虑血容量不足，予生理盐水静脉泵入（120 mL/h），Apgar评分5分钟4分（皮肤颜色及呼吸各扣1分，肌张力和对刺激无反应各扣2分），10分钟6分（皮肤颜色、呼吸、肌张力和对刺激的反应各扣1分），15分钟8分（皮肤颜色、肌张力各扣1分），20分钟9分（皮肤颜色扣1分）。血气分析结果提示极重度失代偿性代谢性酸中毒，予5%葡萄糖注射液+5%碳酸氢钠溶液静脉泵入，并在气管导管接复苏囊正压人工通气下护送入新生儿科，以"新生儿窒息"收住院，出生后精神反应差，大小便已排。

▶ 既往史及个人史

患儿系第3胎第3产，胎龄37周，剖宫产出生，出生体重3.4 kg，有胎儿宫内窘迫（胎心减慢）。羊水量400 mL，呈血性，无胎膜早破。Apgar评分见现病史。无脐带绕颈，胎盘不完整（子宫胎盘卒中）。

▶ 入院体查

体温不升，脉搏140次/分，呼吸68次/分，体重3.4 kg，血压61/28 mmHg，头围34 cm。

患儿精神反应差，弹足底3～4下哭声短促，皮肤发绀，前囟平软，张力不高，双瞳孔等大等圆，约2.5 mm，对光反射灵敏。口唇无发绀，咽部充血，呼吸急促，可见三凹征，双肺呼吸音粗，可闻及湿性啰音。心率140次/分，律齐，心音可，无病理性杂音。腹软，肝脾未扪及，脐部敷料干洁，无渗出，肠鸣音正常。四肢末端凉，毛细血管充盈时间2～3秒，四肢肌张力高，原始反射未引出。

辅助检查

(一) 三大常规

1. 血常规:白细胞 16.83×10^9/L,红细胞 4.17×10^{12}/L,血红蛋白 148 g/L,血小板 181×10^9/L。

2. 大小便常规:无异常。

(二) 实验室检查

1. 血气分析结果:见表 1-17。

表 1-17 血气分析结果

日期	pH	PCO_2 (mmHg)	PO_2 (mmHg)	HCO_3^- (mmol/L)	BE (mmol/L)	SaO_2 (%)
8月15日△	6.972	21.6	96.2	6.9	−25.5	96.8
8月15日*	7.420	27.2	137.9	17.2	−25.6	100
8月16日*	7.622	20.6	117.2	25.7	1.3	99.7

注:△吸氧浓度100%;* NCPAP 模式:氧流量 3 L/min,PEEP 4 cmH_2O,氧浓度 41%。

2. 血电解质:K^+ 4.57 mmol/L,Na^+ 132.2 mmol/L,Cl^- 93.0 mmol/L,n-Ca 0.71 mmol/L,T-Ca 1.50 mmol/L,TCO_2 24.0 mmol/L,AG 15.2 mmol/L,Urea 7.46 mmol/L。

3. 肝功能:TBIL 68.4 μmol/L,DBIL 5.4 μmol/L,IDBIL 63.0 μmol/L,ALT 20 U/L,AST 75 U/L,ALP 265 U/L,GGT 283 U/L,P 41.0 g/L,ALB 29.1 g/L,GLO 11.9 g/L,A/G 2.45,TBA 4.3 μmol/L。

4. 肾功能:Urea 7.38 mmol/L,CRE 95 mmol/L,UA 636 μmol/L,$β_2$-MG 5.94 mg/L,CYSC 2.0 mg/L。

5. 心肌酶谱测定:CK 1402 U/L,CK-MB 20 U/L,Mb 426 μg/L,LDH 796 U/L。

(三) 影像学检查

1. 头颅 MRI:双侧顶叶及左侧额叶多发斑片状异常信号影,考虑新生儿缺氧缺血性脑病及左侧顶部皮下血肿。

2. 腹部彩超:肝、脾、双肾未见明显异常。

3. 心脏彩超：三尖瓣反流（轻度），建议复查。

4. 胸腹 X 线片：胸部 X 线片提示肺部感染，卧位腹平片未见明显异常。

▶ 治疗

无创呼吸机辅助通气 NCPAP 模式（氧流量 3 L/min，PEEP 4 cmH$_2$O，氧浓度 41%）。予哌拉西林、他唑巴坦抗感染，补充维生素 K$_1$，予氨溴索改善呼吸，保护脏器等对症支持治疗。

▶ 初步诊断

1. 新生儿窒息（重度）。

2. 发绀、气促查因：新生儿呼吸窘迫综合征？新生儿肺炎？先天性心脏病？

3. 新生儿缺氧缺血性脑病。

4. 新生儿颅内出血？

5. 失代偿性代谢性酸中毒（极重度）。

6. 应激性高血糖。

远程会诊

▶ **诊断与鉴别诊断**

（一）诊断思路

患儿足月剖宫产出生，出生时有窒息史，1 分钟、5 分钟、10 分钟 Apgar 评分分别为 1 分、4 分、6 分。血气分析提示重度酸中毒。出生后不久出现神志改变、肌张力异常、原始反射消失等神经系统症状。头部 MRI 提示新生儿缺氧缺血性脑病改变，因此首先考虑为重度 HIE。

（二）诊断及诊断依据

1. 诊断

新生儿窒息（重度）、新生儿缺氧缺血性脑病（重度）、重度代谢性酸中毒、应激性高血糖。

2. 诊断依据

（1）孕37周，有胎膜早剥、宫内窘迫（胎心减慢），有窒息史，Apgar评分1分钟1分，5分钟4分，10分钟6分，15分钟8分，20分钟9分。

（2）出生后发绀、气促。

（3）体查：体温不升，呼吸68次/分，精神反应差，皮肤发绀，咽部充血，双肺呼吸音粗，可闻及湿性啰音，四肢末端凉，毛细血管充盈时间2～3秒，原始反射未引出。

（4）血气分析提示重度代谢性酸中毒，头部MRI有缺氧缺血性脑病的改变。

（三）鉴别诊断

1. 胎粪吸入综合征。

2. 失血性休克。

▶ **处理建议**

1. 检查：出生满3天后复查头部MRI，了解颅内情况；严密监测血气分析指标，及时复查血生化、凝血功能、心肌酶等，完善脑电图检查，必要时查泌尿系MRI。

2. 继续维持有效通气，维持血压、血气、血糖的稳定，保护心、脑、肝、肾等重要脏器功能。予20%甘露醇脱水降颅压（注意逐渐减量），止惊［苯巴比妥和（或）水合氯醛］。在全面评估后，有条件者可酌情行亚低温治疗。

3. 3天后加用护脑药物（单唾液四己糖神经节苷脂），予维持水电解质平衡等对症支持治疗。

4. 微量喂养（2mL/次，Q3h），注意喂养耐受情况；将可能出现的后遗症情况告知患儿家属；密切观察病情变化。

临床诊疗指南

▶ 临床特点

（一）神经系统异常

根据病情轻重，患者症状存在差异，中重度HIE患儿于出生后24小时内出现意识改变，表现为兴奋或抑制，肌张力异常，原始反射消失，甚至出现颅内压增高、惊厥，最严重时可出现脑干症状，如中枢性呼吸衰竭等。

（二）其他

哭声弱、喂养困难、心动过缓、少尿等。

▶ 诊断要点

1. 出生时有窒息史：胎心低于100次/分，且持续5分钟以上，羊水Ⅲ°污染。Apgar评分5分钟、10分钟均低于5分，脐动脉血气分析pH低于7.0或BE＞12mmol/L。

2. 临床表现：意识改变，肌张力异常，原始反射消失，出现惊厥、颅高压及脑干症状等。

3. 头部MRI检查：提示HIE改变。

4. HIE的临床分度：见表1-18。

表1-18 HIE的临床分度

分度		轻		中		重	
意识		兴奋为主，交替出现抑制		抑制为主，可出现嗜睡		昏迷	
肌张力		正常或稍高，自发动作多		降低		松软，可间歇性增高	
原始反射	拥抱吸吮	活跃	正常	减弱或不完全	减弱或吸吮乏力	消失	消失
惊厥		无，但偶可有肌阵挛		常有		常频发，可呈持续状态	
中枢性呼吸衰竭		无		有		明显	
瞳孔		正常或扩大		常缩小		不对称或扩大，光反射迟钝	

（续表）

分度	轻	中	重
EEG	正常	低电压，可有痫样放电	暴发抑制、等电位线等
病程与预后	72小时内消失，预后良好	14天内消失，可有后遗症	症状可持续数周，病死率高，存活者多有后遗症

▶ 治疗方案

1. 72小时内，以维持支持治疗为主，维持良好的通气换气功能以及各脏器血流灌注。保证血气、血糖、血压在正常范围，控制脑水肿和惊厥，保护重要脏器功能，包括心、肝、肾、脑等。限制液体入量。

2. 亚低温疗法：仅用于重度HIE。

▶ 疾病研究进展

目前在临床应用中，振幅整合脑电图如出现低电压或暴发抑制时提示中重度HIE。目前HIE的诊断与治疗进展主要在于亚低温疗法，但仅用于重度HIE，要求在出生后6小时内开始实施。

病案九 新生儿高胆红素血症

13日龄男婴，于出生后24～48小时出现皮肤黄染，实验室检查提示血清总胆红素峰值为225.14 μmol/L，峰值日龄为3天，以间接胆红素增高为主，G6PD酶活性下降（0.12 U/L），不伴贫血，基层医院诊断为"新生儿高胆红素血症，G6PD酶缺乏"，经予光疗等综合治疗1周后好转出院。但出院后3天出现明显反弹而再次入院。患儿足月顺产出生，出生时无窒息等异常，母乳喂养，吃奶好，大便颜色黄染，小便淡黄色，量正常，无遗传病家族史，其母亲血型为B型Rh阳性。因患儿病情无明显改善、治疗效果不佳，故而申请上级医院远程会诊以指导下一步的诊断和治疗。

病例介绍

一般资料

吴××，男，13日龄。因"皮肤黄染11天"于2018年7月23日入院。

现病史

家属代诉：患儿出生后24～48小时内开始出现皮肤黄染，无呕吐、腹泻，无气促，无双眼凝视，无易惊、易激惹、抽搐等。现患儿皮肤黄疸加重，TCB 295 μmol/L，门诊以"新生儿高胆红素血症"收入院。病程中患儿精神、吃奶等一般情况可，大小便正常。

▶ 既往史及个人史

患儿系第 4 胎第 2 产,孕 39^{+6} 周剖宫产娩出。产前无胎膜早破,无胎儿宫内窘迫,羊水正常,脐带及胎盘未见明显异常,出生体重 3.7 kg,无出生窒息。于 7 月 13 日至 20 日因新生儿高胆红素血症、G6PD 酶缺乏,予蓝光照射、药物退黄等处理,好转后出院。无药物过敏史,无手术及输血史。已接种卡介苗及乙肝疫苗。

▶ 入院体查

体温 36.5 ℃,脉搏 135 次 / 分,呼吸 40 次 / 分,血压 78/44 mmHg,体重 3.77 kg。

患儿外观发育正常,营养可,神志清楚,反应好。头围 34 cm,前囟平软,张力不高,颈软,无发绀,SPO_2 90%。全身皮肤弹性差,皮肤、巩膜中度黄染(TCB:295 μmol/L),浅表淋巴结无肿大。双肺呼吸音粗,未闻及明显干、湿啰音。心率 135 次 / 分,律齐,无杂音。腹软,脐部干洁,肝脾未扪及,肠鸣音正常。四肢肌张力正常,新生儿原始反射可引出。

▶ 辅助检查

(一)三大常规

1. 血常规检查结果:见表 1–19。

表 1–19 血常规检查结果

日期	WBC($\times 10^9$/L)	RBC($\times 10^{12}$/L)	N(%)	L(%)	HGB(g/L)	PLT($\times 10^9$/L)
7 月 12 日	11.13	5.59	66.7	19.2	178	202
7 月 22 日	11.58	3.84	37.5	49	120	438

2. 大小便常规:结果正常。

(二)实验室检查

1. 血型

B 型 Rh 阳性。其母血型为 B 型 Rh 阳性。

2. 肝功能

（1）7月12日：TBIL 184.66 μmol/L，IBIL 178.61 μmol/L。

（2）7月18日：TBIL 179.17 μmol/L，DBIL 17.25 μmol/L，IBIL 161.92 μmol/L。

（3）7月23日：ALP 303.22 U/L，GGT 193.52 U/L，TP 50.09 g/L，ALB 33.91 g/L，TBIL 251.01 μmol/L，DBIL 22.06 μmol/L，TBA 0.16 μmol/L。

3. 总胆红素：225.14 μmol/L（7月13日）。

4. CRP、PCT、电解质、肾功能、心肌酶、总胆汁酸、凝血功能指标均正常，G6PD酶 0.12U/L。

（三）影像学检查

1. 心脏彩超：卵圆孔未闭（2.4mm），左心室强光点（2mm×2mm），左心功能测值正常。

2. 腹部彩超：见肝内管状暗区，考虑为脐静脉（3.2mm）；餐后胆囊声像；右肾强光点，疑小结晶（2mm×2mm）。

3. 阴囊彩超：右睾丸在阴囊与腹股沟之间移动，考虑右侧睾丸鞘膜积液声像。

4. 颅脑彩超：脑实质回声增强（PVE I°，7月14日）。

5. 血培养：连续培养5天未见细菌生长。

▶ **治疗**

予蓝光照射、口服酪酸梭菌活菌散及肝酶诱导剂、补液、合理喂养等治疗。

▶ **初步诊断**

新生儿高胆红素血症；G6PD酶缺乏症；其他？

远程会诊

诊断与鉴别诊断

(一)诊断思路

1. 从主要症状及疾病特点出发,该患儿黄疸发生于出生后24～48小时,在及时、间断光疗下,峰值为225.14 μmol/L,于日龄10天时出院,出院后3天黄疸明显反弹,达251.01 μmol/L,均以间接胆红素为主,不伴其他异常,尿液颜色无异常。先后两次G6PD活性检测均有降低,母子血型均为B型,且一直没有明显贫血,网织红细胞数无增高,肝功能正常,其他各项检查也未见异常,新生儿高胆红素血症诊断明确。

2. 病因诊断:根据患儿母子血型均为B型,无贫血及网织红细胞数增多,且第2次入院时日龄已14天,可排除母子血型不合溶血病。因患儿感染指标不高,无其他不适,体重增长正常,不支持败血症,同时也不支持先天性甲状腺功能低下。患儿多次肝功能检查结果均正常,胆汁酸不高,排除胆汁淤积性肝炎。因此,考虑为G6PD缺乏。

(二)诊断及诊断依据

1. 诊断

新生儿高胆红素血症,G6PD缺乏。

2. 诊断依据

(1)男性患儿。

(2)出生后第2天出现皮肤黄染,且反复迁延。

(3)查体除皮肤黄染外,无其他异常体征。

(4)2次G6PD活性定性检测均异常。

根据以上依据,上述诊断成立。但患儿没有明确家族史(母系家族),无明显贫血,故不支持G6PD缺乏。建议必要时行G6PD基因检测以进一步确诊。

（三）需鉴别诊断的疾病

1. 葡萄糖醛酸转移酶活性低下。

2. 母乳性黄疸。

3. 胆道疾病。

▶ 处理建议

（一）实验室检查

完善谷氨酰转肽酶检测，必要时行 G6PD 基因和 UGT1A1 基因检测。

（二）治疗

1. 严密监测黄疸反弹情况和外周血中血红蛋白的动态变化。

2. 可试用苯巴比妥治疗，首剂 5 mg/（kg·d），分两次口服，观察 5～7 天，效果不佳时，可增加剂量，但不得超过 10 mg/（kg·d）。

3. 如果 TSB 超过 15 mg/dL，可适时光疗。

临床诊疗指南

新生儿高胆红素血症可以由多种病因导致。针对黄疸的处理，目前我国遵循的指南是 2014 年"新生儿黄疸的诊断与治疗专家共识"。

▶ 临床特点

1. 新生儿期高胆红素血症的临床表现为皮肤黄染，其他临床表现因病因不同而不同。

2. G6PD 缺乏在没有导致急性溶血的诱因下，临床表现仅有黄疸。在特殊诱因下可发生急性溶血而出现茶色尿、急性贫血、黄疸急剧加重，发生极重度甚至危险水平的高胆红素血症、胆红素脑病。

▶ 诊断要点

1. 有皮肤黄染的临床表现。

2. 实验室检查。

血清胆红素检测是诊断新生儿高胆红素血症的金标准。而 G6PD 活性检测是 G6PD 缺乏的常规诊断方法，但急性溶血期或女性杂合子可以出现假阴性，因此必要时应做基因检测。

▶ 治疗方案

1. 根据血清胆红素水平选择干预方法。在未达到光疗应用指征时，应在足量喂养的同时，适当喂水以加速胆红素的排泄。

2. 终身规避诱发急性溶血症的诱因。

3. 禁用或慎用药物：见表 1-20。

表 1-20　新生儿高胆红素血症禁用或慎用药物

类别	肯定	可能	可疑
抗疟类	伯安奎宁、帕马奎宁、喷他奎宁	氯硅宁	阿的平、奎宁
氨磺酰类	磺胺、乙酰磺胺、磺胺吡啶 SMZ	磺胺甲氧嗪、索发克松、磺胺二甲嘧啶、新诺明	磺胺嘧啶、磺胺甲基嘧啶
砜类	噻唑砜、氨苯砜	-	-
呋喃类	呋喃类	-	-
退热镇痛类	乙酰苯胺	非那西丁	阿司匹林、氨基比林、扑热息痛、对氨水杨酸
中药	川连（四川产的黄连）	-	金银花、薄荷、牛黄
其他	萘、萘啶酸、萘肼、硝咪唑、甲苯胺蓝、美蓝、安替比林吡啶	氯霉素、维生素 K 类似物（K_4）	α-多巴、二硫基丙醇、羧苯磺胺、三硝基甲苯

▶ 疾病研究进展

G6PD 酶缺乏是 X 染色体连锁的遗传性疾病，发病率男高于女，由于女性 X 染色体在受精卵早期有丝分裂中会随机失活一条 X 染色体，因此，女性杂合子也有 14% 左右的概率在其他诱因下发生溶血，但较男性轻。同时它是新生儿期黄疸迁延难退的独立高危因素。

G6PD 基因是典型的看家基因，其突变位点有地域和种族差异性，又有同源性。其突变以点突变为主，小片段的缺失和重复罕见，至今未在出生后的人类中发现框移突变，仅在1例死胎中发现过。我国常见突变位点有G1376T、G1388A、A95G，占75%以上；其次为G392T、C592T、C1024T。与该酶缺乏相关的疾病除新生儿高胆红素血症、蚕豆病（急性溶血）外，当该酶活性接近0时，可发生非球形红细胞性慢性溶血、粒细胞功能失调而导致反复感染、慢性肉芽肿。

目前该病没有特效治疗方法，主要以规避诱发溶血的诱因，防止发生急性溶血病为主。对新生儿期黄疸迁延不退者以对症治疗为主。

G6PD酶缺乏的诊断标准如下：①一项筛查试验提示G6PD活性严重缺乏；②一项G6PD活性定量测定提示较正常降低40%以上；③两项筛查试验提示G6PD活性均为中间值；④一项筛查试验提示G6PD活性均为中间值，伴有明显家族史；⑤一项筛查试验提示中间值，伴有Heinz小体生成试验阳性（40%的红细胞有Heinz小体，且每个红细胞含有>5个Heinz小体，并排除血红蛋白病）。另外，凡存在不明原因溶血时，应做基因诊断。

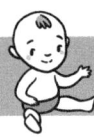 **病案十　新生儿低血糖**

患儿，男，日龄 2 天，胎龄 38 周，出生体重 3.2 kg，无出生窒息史，急性起病，表现为反复低血糖，血糖＜ 2.2 mmoL/L，予喂奶及糖水均不能纠正，后 24 小时持续输入 10% 葡萄糖液维持治疗，血糖仍不稳定，病程中无抽搐、意识障碍等低血糖临床表现，无明显外观异常。基层医院血液化验结果提示胰岛素 10.6 μIU/mL，C- 肽 1.3 ng/mL；甲状腺激素正常。头部 CT 考虑新生儿缺氧缺血性脑病，少量蛛网膜下腔出血。新生儿低血糖诊断明确，但低血糖原因不清楚，予输糖治疗效果不理想，糖皮质激素使用经验不足，病因诊断及治疗有困难。故申请上级医院远程会诊，以指导进一步的检查和是否使用氢化可的松，以避免反复低血糖造成不可逆性脑损伤。

病例介绍

▶ 一般资料

谢××，男，日龄 2 天。因"反复低血糖 2 天，气促、鼻塞 1 天"于 2018 年 6 月 20 日入院。

▶ 现病史

患儿系第 3 胎第 3 产，胎龄 38 周，剖宫产娩出，出生体重 3.2 kg，有羊水污染，胎盘、脐带正常。无产伤及窒息史，出生时 Apgar 评分 1 分钟

9分，5分钟10分。出生后反复出现低血糖（血糖<2.2 mmol/L），予喂奶及糖水均不能纠正。出生后第2天出现气促、鼻塞，无咳嗽、发绀及抽搐，无呕吐及腹泻，大小便已排。

▶ 既往史及个人史

患儿出生后已接种卡介苗、乙肝疫苗。其母亲38岁，无糖尿病、高血压病史，血型O型Rh（+），平素体健。其父亲45岁，血型不详，平素体健。父母亲非近亲结婚。

▶ 入院体查

体温37.0 ℃，心率137次/分，呼吸66次/分，血压98/62 mmHg，体重2.985 kg，头围32 cm。

患儿哭声洪亮，前囟平软，颈软，呼吸急促，有鼻翼扇动，可见吸气性三凹征，无发绀，血氧饱和度91%。全身皮肤、巩膜无明显黄染，胸部可见片状出血点，双侧胸廓对称，无畸形，双肺呼吸音粗，可闻及较多痰鸣音。心率137次/分，心律齐，未闻及心脏杂音。腹稍隆，未见胃肠型及蠕动波，腹软，肝脾肋下未扪及，腹部移动性浊音阴性，肠鸣音正常，脐部干燥，无分泌物。肛门外生殖器正常。脊柱、四肢无畸形，四肢肌力、肌张力正常。觅食反射、握持反射、拥抱反射、吸吮反射可引出。

▶ 辅助检查

（一）三大常规

1. 血常规：白细胞$14.2×10^9$/L，中性粒细胞占比76.1%，淋巴细胞占比15.1%，血红蛋白143 g/L，血小板$193×10^9$/L。

2. 大小便常规：无异常。

（二）实验室检查

1. 血气分析、血电解质及肝肾功能正常，血糖2.5 mmol/L。

2. 心肌酶：肌酸激酶1542.1 U/L，肌酸激酶同工酶42.7 U/L，乳酸脱氢酶623.8 U/L，α-羟丁酸酶369.9 U/L。

3. C- 反应蛋白 28.1 mg/L，降钙素原 0.78 ng/mL。

4. 凝血功能、甲状腺功能正常。胰岛素 10.6 μIU/mL，C- 肽 1.3 ng/mL。

5. 乙肝两对半检查：乙肝病毒表面抗原阴性（-），乙肝病毒表面抗体阳性（+），乙肝病毒 E 抗原阴性（-），乙肝病毒 E 抗体阳性（+），乙肝病毒核心抗体阳性（+）。

6. 6月23日复查 C- 反应蛋白 9.4 mg/L，PCT 正常，血电解质无明显异常。

（三）影像学检查

1. 胸片：提示两肺纹理稍增粗。

2. 头部 CT：考虑新生儿缺氧缺血脑病，少量蛛网膜下腔出血。

3. 胸部 CT：考虑新生儿肺炎，右侧胸膜稍增厚。

▶ 治疗

予头孢哌酮钠舒巴坦钠注射剂 0.14 g 静脉输入，Q12h，连续 3 天。6月23日改舒普深注射剂 0.14 g 静脉输入，Q12 h，并予静脉输入葡萄糖液纠正低血糖；监测血糖变化，予维持水电解质平衡及对症支持治疗。

患儿目前血糖仍不稳定，需持续输入 10％葡萄糖液维持治疗。

▶ 初步诊断

1. 新生儿低血糖。

2. 新生儿肺炎。

3. 脑损伤？

4. 蛛网膜下腔出血。

远程会诊

▶ 诊断与鉴别诊断

（一）诊断思路

根据该患儿多次血糖＜2.2 mmoL/L，新生儿低血糖诊断明确。低血糖病因分析：反复低血糖且胰岛素＞10 μIU/mL，主要考虑高胰岛素血症所致低血糖；其次，需排除遗传代谢性疾病及内分泌疾病。

（二）诊断及诊断依据

1. 诊断

新生儿低血糖（无症状型）。

2. 诊断依据

（1）新生儿反复血糖降低。

（2）临床无低血糖症状。

（3）血胰岛素 10.6 μIU/mL。

（4）持续输注 10% 葡萄糖液，仍有反复低血糖。

（三）需鉴别诊断的疾病

1. Beckwith-Weidemann 综合征。

2. 肾上腺脑白质病。

3. 胰升糖素缺乏。

▶ **处理建议**

1. 患儿反复低血糖，考虑高胰岛素血症的可能性大，建议复查血胰岛素、C 肽和静脉血糖。若治疗后仍有反复低血糖，需排除遗传代谢病及内分泌疾病，建议完善垂体、胰腺 MRI、肾上腺彩超、血尿遗传代谢病检查和皮质醇水平。

2. 调整喂养方式。可增加喂奶频率，改 Q3 h 为 Q2 h。

3. 监测喂奶前微量血糖，若血糖低于 2.6 mmoL/L，应立即喂奶，输注葡萄糖液，30 分钟后复查血糖，直至血糖 ≥ 2.6 mmoL/L。

4. 继续 24 小时葡萄糖液维持，根据所监测的血糖值调整输入葡萄糖速度，必要时选择中心静脉置管输液。若血糖稳定，可逐步放慢输入速度；同时根据血糖情况缩短输液时间。

5. 如静脉输注葡萄糖 12 mg/（kg·min），仍有低血糖，则建议静脉用氢化可的松 5～10 mg/（kg·min），直至血糖正常后 48 小时。

6. 避免快速静脉注射高浓度葡萄糖，导致血糖过高，胰岛素分泌增加，从而加重低血糖。

7. 警惕低血糖性脑损伤，完善头颅 MRI + 磁共振脑功能成像，注意避免不可逆脑损伤而导致后遗症。

临床诊疗指南

▶ 临床特点

1. 多数患儿缺乏症状。

2. 易因临床表现缺乏特异性，或伴其他疾病而被掩盖。

3. 主要表现为意识改变，严重者有反应差、喂养困难、惊厥、阵发性发绀、呼吸暂停、多汗、苍白、震颤、肌张力降低。

▶ 诊断要点

1. 病史：母亲有糖尿病或高血压病史；患儿有围生期窒息、感染、硬肿症、新生儿呼吸窘迫综合征（neonatal respiratory distress syndrome，NRDS）、红细胞增多症、ABO/Rh 溶血病、早产儿、小于胎龄儿（small for gestational age infant，SGA）、开奶晚、摄入不足等情况。

2. 临床表现：表现为不能解释的神经系统症状。

3. 血糖及其他血液学检查：全血血糖＜2.2 mmoL/L；血浆糖＜2.5 mmoL/L，为临床需要处理的界限值。

4. 神经影像学检查：对症状性低血糖行头颅 MRI + 磁共振脑功能成像检查。

▶ 治疗方案

1. 及早定期监测高危新生儿的血糖，如有异常，则每 30 分钟至 1 小时监测血糖，至血糖正常。

2. 对无症状性低血糖，首选肠道喂养，1小时后血糖仍异常者，静脉输注葡萄糖液 6~8 mg/（kg·min）。

3. 对有症状的低血糖患儿，立即静脉推注 10% 葡萄糖液 2 mL/kg，速度 1 mL/min；随后静脉输注葡萄糖液 6~8 mg/（kg·min），并根据血糖水平调节输糖速度。

4. 外周静脉输糖浓度大于 12.5% 时，建议采取中心静脉置管加快输糖速度。

5. 如静脉输注葡萄糖 12 mg/（kg·min），仍有低血糖，建议静脉使用氢化可的松，每次 2.5 mg/kg，Q12h，至血糖正常后 48 小时。

6. 予胰高血糖素 0.025~0.2 mg/kg，肌肉、皮下或静脉注射。

7. 伴高胰岛素血症者，予二氮嗪[5~20 mg/（kg·d），分 3 次口服]、生长抑素[奥曲肽 5~25 μg/（kg·d），持续静脉滴注 6~8h]治疗。

8. 对胰岛细胞增多导致持续不能控制的低血糖者，可考虑手术切除部分胰腺。

9. 积极治疗原发病，保持一定的环境温度，以减少身体耗能。

10. 预后：短暂的低血糖预后良好，持续及反复发生的低血糖可致低血糖性脑损伤，导致脑瘫、学习障碍、智力减退等。

▶ 疾病研究进展

高胰岛素血症性低血糖是新生儿低血糖的常见原因之一，近年来逐渐为人们所认识和重视。基因突变是高胰岛素血症的主要原因。参与胰岛素分泌的重要蛋白编码基因突变是高胰岛素血症的最常见原因。编码胰岛 β 细胞钾离子通道蛋白磺酰脲受体蛋白 SUR1 的 ABCC8、编码钾内流离子通道蛋白 KIR6.2 的 KCNJ11，是常见的致病基因，均定位于 11p15.1 上。

目前已发现 ABCC8 基因上超过 100 个位点突变可导致高胰岛素血症，且已知致病基因并不局限于一种遗传方式。如 ABCC8 基因突变有常染色体显性遗传或常染色体隐性遗传，KCNJ11基因突变为常染色体隐性遗传，而GLUD1基因突变可为常染色体显性遗传或新发突变所致。

对于成胰岛细胞增生症，有报告指出用生长抑素及其类似物能抑制胰岛素的释放，纠正低血糖。

病案十一　早产儿生活能力低下

出生后5分钟男婴，孕29^{+6}周早产，出生体重1.49 kg，因出生后出现呼吸困难，基层医院予鼻塞式持续气道正压通气等治疗，面色、口唇仍稍发绀，呼吸稍促，可见轻度吸气性三凹征，偶有呻吟，双肺呼吸音稍弱、对称，无啰音。患者系极低出生体重早产儿，病情危重，变化快，基层医院治疗经验不足，故而申请上级医院远程会诊，以明确下一步检查和治疗方案，提高救治成功率，并改善早产儿生长及神经系统发育，降低残疾发生率。

病例介绍

▶ 一般资料

张××，男，出生后5分钟，因"孕29^{+6}周早产，出生后5分钟"于2019年7月8日入院。

▶ 现病史

家属代诉：患者系第2胎第2产，孕29^{+6}周，因"瘢痕子宫、难娩早产"予剖宫产出生，早产原因不详。患儿出生前其母亲无明显感染性疾病史，有1次倍他米松12 mg使用史。脐带、胎盘无异常，出生体重1.49 kg。Apgar评分1分钟9分，5分钟9分。

▶ 既往史及个人史

见现病史。

▶ 入院体查

患儿面色、口唇稍发绀，呼吸稍促，可见轻度吸气性三凹征，无鼻翼扇动，偶有呻吟，双肺呼吸音稍弱、对称，无啰音。

▶ 辅助检查

1. 未吸氧状态下血气分析结果：pH 7.211，PCO_2 31.1 mmHg，PO_2 37.7 mmHg，HCO_3^- 12.5 mmol/L，ABE −13.8 mmol/L。

2. 在 FiO_2 0.3、PEEP 5 cmH_2O、氧流量 6 L/min 给氧下血气分析结果：pH 7.258，PCO_2 39.4 mmHg，PO_2 72.6 mmHg，HCO_3^- 17.6 mmol/L，Lac 3.4 mmol/L，ABE −8.7 mmol/L。

▶ 治疗

予鼻塞式持续气道正压通气模式（NCPAP）给氧、美洛西林钠舒巴坦钠防治感染等治疗。

▶ 初步诊断

1. 孕 29^{+6} 周早产儿生活能力低下。
2. 新生儿呼吸窘迫综合征。
3. 极低出生体重儿。

远程会诊

▶ 诊断与鉴别诊断

（一）诊断思路

1. 从主要症状及疾病特点来看，患儿出生胎龄 29^{+6} 周，出生体重 1.49 kg，入院日龄 5 分钟，现日龄 21 小时。入院时有呼吸困难，考虑为孕 29^{+6} 周极低出生体重早产儿生活能力低下；面临呼吸困难，喂养不耐受，黄疸出现早、进展快，容易出现感染、脑损伤、颅内出血、坏死性小肠结肠炎等多种问题；后期还可能出现脑室周白质软化、视网膜病变、支气管肺发育不良、代谢性骨病等并发症。

2. 根据早产、出生体重极低、出生后不久即出现呼吸困难，考虑新生儿呼吸窘迫综合征，因其日龄小，呼吸困难有可能进行性加重。

（二）诊断及诊断依据

1. 诊断

孕 29^{+6} 周极低出生体重早产儿生活能力低下，新生儿呼吸窘迫综合征。

2. 诊断依据

（1）孕 29^{+6} 周早产，出生 5 分钟男性新生儿。

（2）出生体重 1.49 kg。

（3）早产儿貌，面色口唇稍紫绀，呼吸稍促，轻度吸气三凹征，偶有呻吟，双肺呼吸音稍弱。

（4）血气分析：pH 7.211，PCO_2 31.1 mmHg，PO_2 37.7 mmHg，HCO_3^- 12.5 mmol/L，ABE −13.8 mmol/L。

（三）需鉴别诊断的疾病

1. 正常足月新生儿。

2. 足月小样儿。

▶ **处理建议**

（一）完善实验室检查

完善血生化、血磷、骨碱性磷酸酶、新生儿疾病筛查、甲状腺功能、胸片、头颅彩超等检查，病情允许时完善听力检查、眼底广域视网膜镜、头颅 MRI 等检查。必要时行痰培养、血培养等。注意监测血糖、血气分析、血常规、C-反应蛋白（C-reactive protein，CRP）等。

（二）治疗

1. 继续无创呼吸机呼吸支持治疗，严密观察呼吸情况，根据血气分析结果酌情调整呼吸机参数，病情允许时尽早撤离呼吸机，监测经皮血氧饱和度。

2. 因患儿日龄小，体重极低，胎龄小，须警惕呼吸困难加重后使用肺表面活性物质或气管插管呼吸机治疗的可能。

3. 继续使用美洛西林钠舒巴坦钠防治感染，追查痰培养和血培养结果，2天内复查血常规+CRP，根据病情、血培养、痰培养、血常规+CRP等结果及时停用抗生素或调整抗生素用量。

4. 喂养方面，若无喂养禁忌，建议尽早母乳微量喂养，根据喂养耐受情况调整奶量和喂养次数，尽早全胃肠道喂养，注意添加母乳强化剂。喂养过程中注意观察腹部、大便情况，警惕坏死性小肠结肠炎的发生。

5. 患者出生胎龄小，体重极低，建议予经外周置入中心静脉导管（peripherally inserted central catheter，PICC），根据日龄、病情给予相应液体量和热卡，注意监测头围、体重等。

6. 注意监测黄疸的发生和进展，必要时予退黄治疗。

7. 患者出生胎龄小，体重极低，脑发育不成熟，合并呼吸困难、代谢性酸中毒等，易发生脑损伤，须警惕颅内出血、脑室周白质软化的发生。注意控制感染，输液速度均匀，避免血压波动，维持血糖正常和内环境的稳定。

8. 警惕后期并发症的发生，如脑软化、视网膜病变、支气管肺发育不良、代谢性骨病等。

9. 患儿病情危重，病情变化快，有生命危险，若家长同意，建议转上级医院治疗。

临床诊疗指南

早产儿（premature infant）是指孕37周前（≤259天）出生的新生儿。根据出生体重可分为低出生体重儿（体重<2500 g）、极低出生体重儿（体重<1500 g）、超低出生体重儿（体重<1000 g）。根据出生胎龄又可分为晚期早产儿（34～36^{+6}周）、中期早产儿（32～33^{+6}周）、极早产儿（28～31^{+6}周）、超早产儿（<28周）。据不完全统计，全世界早产儿

发生率为 11% 左右（欧洲 5% 左右，非洲 18% 左右）。

▶ **临床表现**

1. 出生胎龄小于 37 周。

2. 早产儿器官发育不成熟，并出现相关症状及体征。

3. 早产儿因胎龄、体重、母孕期并发症、日龄分期等不同，导致临床表现多样，病程长短不一。其死亡率与出生体重和胎龄呈负相关，2013 年中国早产儿死亡率为 214.6/10 万，其中 60% 为 < 32 周的早产儿。部分存活下来的早产儿遗留神经系统后遗症。

▶ **诊断要点**

出生胎龄小于 37 周，早产儿貌，存在器官发育不成熟相应的临床表现，如呼吸系统和呼吸中枢发育不成熟，出现呼吸暂停、呼吸衰竭等；消化系统发育不成熟，出现应激性溃疡、腹胀、胃潴留、便血等；脑发育不成熟，出现颅内出血、脑室周白质软化、脑损伤等；免疫系统发育不成熟，出现败血症、肺炎等。

▶ **治疗方案**

根据早产儿日龄采取分期综合管理方案，分期为早期（日龄 ≤ 1 周）、中期（日龄 8～21 天）、晚期（≥ 22 天），各期问题点及管理要点见表 1-21。禁用或慎用药物有：头孢曲松（特别是出现黄疸的早产儿以及早产儿校正胎龄 41 周前）。

（一）早期管理要点

1. 整体化

在处理早产儿临床问题时，要从整体上关注疾病的发生发展以及可能继发的相关临床问题。

2. 个体化

每个早产儿胎龄、体重及母孕期并发症不同，导致临床问题不同，需采取个体化管理措施。

3. 系统化

早产儿早期问题多且互相关联，需从系统层面进行管理，详见表1-21。

表1-21 不同时期早产儿的系统管理

分期	置管	体温	水电解质平衡	感染	神经系统	呼吸系统	循环系统	消化系统	血液系统	泌尿系统	骨骼系统	筛查
早期	置管管理	低体温	维持出入量、水电解质平衡	早发性败血症	颅内出血	呼吸窘迫综合征、呼吸暂停、呼吸支持	低血压、动脉导管未闭	早期肠道喂养、肠外营养	血小板减少、贫血、高胆红素血症	尿量、肾功能	—	—
中期	置管管理	—	—	晚发性败血症	—	呼吸支持、呼吸暂停	动脉导管未闭	肠外营养、识别坏死性小肠结肠炎	高胆红素血症	—	—	新生儿疾病筛查
晚期	—	—	—	晚发性败血症	脑室周白质软化	支气管肺发育不良、肺炎	—	胆汁淤积综合征、胃食管反流	贫血	—	代谢性骨病	早产儿视网膜病和听力筛查

（二）中期管理要点

1. 建立肠内营养，早期识别坏死性小肠结肠炎，并及时处理。

2. 预防院内感染，早期诊断早期治疗。

（三）晚期管理要点

1. 监测喂养和生长发育情况。

2. 及时完善早产儿视网膜病及听力筛查。

3. 注意有无脑室周白质软化、支气管肺发育不良、胆汁淤积综合征、代谢性骨病、早产儿贫血、胃食管反流等。

4. 补充各种维生素、钙及铁剂。

5. 进行出院前宣教和培训，有条件者可实施家庭参与式护理。

▶ **疾病研究进展**

（一）该病主要涉及的危险因素

1. 母亲因素，包括母亲年龄，既往有早产史，有感染、高血压、心肺疾病或糖尿病等，有吸烟、压力大等不良生活方式，宫颈、子宫或胎盘异常等。

2. 胎儿因素，如多胎、先天发育异常、胎儿感染、胎儿窘迫等。

3.产科干预因素，如羊水穿刺操作不当等。该病部分可以预防，应重视产前检查。

（二）治疗

1.呼吸窘迫综合征的治疗管理

（1）产前管理：①妊娠 < 28～30 周、存在早产风险的孕妇，均应转诊到具有呼吸窘迫综合征诊治经验的围产医学中心；②对极早产孕妇，应考虑短期应用保胎药治疗，以便有时间完成 1 个疗程产前激素治疗和（或）将孕妇转运至围产中心。

（2）产时管理：①尽可能延迟脐带结扎至少 60 秒，以促进胎盘胎儿输血；②存在自主呼吸新生儿，可使用面罩或鼻塞持续气道正压（continuous positive airway pressure，CPAP）给氧，压力至少 6 cmH$_2$O；③复苏时应用空氧混合仪控制 FiO$_2$，出生后初始 FiO$_2$ 如下：出生胎龄 < 28 周早产儿为 0.30，出生胎龄 28～31 周为 0.21～0.30，出生胎龄 ≥ 32 周早产儿为 0.21；根据脉搏血氧饱和度（SpO$_2$）调整 FiO$_2$，确保胎龄 < 32 周早产儿出生后 5 分钟内 SpO$_2$ ≥ 80%（心率 > 100 次/分钟）即可。

（3）气管插管，产时仅用于经面罩或鼻塞正压通气无效者。产房复苏稳定后，其他呼吸支持均失败的呼吸窘迫综合征（respiratory distress syndrome，RDS）患儿使用机械通气，尽量缩短机械通气时间。

（4）肺表面活性物质应用：①出生后需气管插管维持稳定的新生儿可在产房应用肺表面活性物质；②呼吸窘迫综合征患者尽早使用肺表面活性物质，方案为 CPAP 通气，压力至少为 6 cmH$_2$O，FiO$_2$ > 0.30，病情仍加重者应给予肺表面活性物质。

（5）进行氧疗的早产儿目标血氧饱和度为 90%～94%。

（6）咖啡因可用于促进撤机。

（7）机械通气 1～2 周后仍不能拔管撤机患者，可应用短疗程、低剂量或极低剂量，并逐渐减量的地塞米松治疗，以促进拔管。

（8）存在支气管肺发育不良极高风险的患者可予布地奈德吸入治疗。

2. 肠道营养管理

（1）母乳强化剂使用指征：①出生体重＜1800 g的早产儿应常规使用；②宫外生长发育迟缓早产儿、未完成追赶生长的早产儿、受疾病限制液体入量的早产儿、出院后早期生长落后的早产儿，须进行体格生长或生化指标评估，在医务人员指导和监测下使用母乳强化剂。

（2）目前关于开始使用母乳强化剂的时机仍有争议：①有母乳强化剂使用指征的早产儿，部分专家建议母乳喂养量达50～80 mL/（kg·d）时开始使用母乳强化剂，也有专家建议母乳喂养量达100 mL/（kg·d）时开始使用母乳强化剂，应注意个体差异；②出生早期不具备母乳强化剂使用指征的早产儿，如后期生长发育落后，或因疾病限制液体入量而又需要相对高能量密度喂养物时，可在医生指导下使用母乳强化剂。

病案十二 新生儿前纵隔气肿

出生后10分钟男婴,急性起病,出生后气促、呻吟,无发绀及抽搐,双肺可闻及少量湿啰音。基层医院胸片提示双侧上肺野实变,疑肺发育异常;双肺多发渗出,考虑新生儿肺炎;肺部CT提示前纵隔积气,双上肺实变、肺不张,考虑肺、纵隔发育异常。诊断为"新生儿肺炎和肺发育异常?"予头孢哌酮钠舒巴坦钠注射剂抗感染、低流量氧气吸入等治疗,病情平稳,不能明确前纵隔积气的病因,不能行上消化道造影等检查,以便与食管裂孔疝和胸骨后疝等消化道畸形相鉴别。此外,若合并消化道畸形或肺部畸形等,基层医院不能开展手术,治疗上遇到困难。因而申请上级医院远程会诊,明确前纵隔积气的病因和是否合并肺部或消化道畸形,以免延误诊治,提高救治成功率。

病例介绍

▶ 一般资料

陈××,男,出生后10分钟。因"出生后气促、呻吟10分钟"于2018年4月1日急诊入院。

▶ 现病史

患儿系第6胎第2产,胎龄40^{+4}周足月儿,于2018年4月1日下午4时30分经阴道娩出,出生体重3kg,无产伤及窒息史。出生时Apgar评分

1分钟9分（呼吸扣1分），经清理呼吸道及保温处理后，Apgar评分5分钟9分。羊水过少，清亮。患儿出生后呻吟不止，稍有气促，无发绀及抽搐，以"新生儿肺炎"收入院。入院时尚未排大小便。

▶ 既往史及个人史

患儿出生后尚未接种卡介苗和乙肝疫苗。其母亲为43岁高龄产妇，有妊娠期糖尿病史，未服用降糖药，通过饮食控制后血糖保持在正常水平，孕晚期有上呼吸道感染史；其父亲有高血压病史，规律口服氨氯地平、辛伐他汀片治疗。父母非近亲结婚，家族中无特殊遗传病史。

▶ 入院体查

体温35.2 ℃，脉搏148次/分，呼吸63次/分，血压86/56 mmHg，体重3.03 kg，头围33 cm。

患儿全身皮肤、巩膜无黄染，头颅大小形状正常，前囟1.5 cm×1.5 cm，平软。双瞳孔等大等圆，对光反射灵敏。耳郭无畸形，外耳道无溢脓。呼吸稍促，鼻腔未见分泌物，可见轻微鼻翼扇动。口唇无发绀，咽无充血。颈软，气管居中。胸廓对称无畸形，双肺叩诊呈清音，双肺呼吸音粗，可闻及少量湿啰音。心前区无异常隆起，心尖搏动点位于左侧第四肋间锁骨中线外侧0.5 cm处，心前区无抬举性搏动，心脏浊音界无扩大，心率148次/分，心律齐，未闻及病理性杂音。腹部平坦，未见胃肠型与蠕动波，脐轮红，未见脓性分泌物，腹部平软，未扪及包块，肝脾肋下未触及，腹部移动性浊音阴性，肠鸣音正常。肛门外生殖器正常。四肢脊柱无畸形，双下肢无水肿，四肢肌力、肌张力正常。原始反射可引出。

▶ 辅助检查

（一）三大常规

1. 血常规：白细胞10.4×10^9/L，中性粒细胞占比70.3 %，淋巴细胞占比20.0 %，血红蛋白164.0 g/L，红细胞5.1×10^{12}/L，血小板183.0×10^9/L。

2. 大小便常规：尚未排大小便。

(二)实验室检查

1. 血生化检查:CRP、电解质、PCT未见异常。

2. ABO血型O型,Rh血型阳性。

(三)影像学检查

1. 胸片:提示双侧上肺野实变,疑肺发育异常;双肺多发渗出,考虑新生儿肺炎,见图1-9。

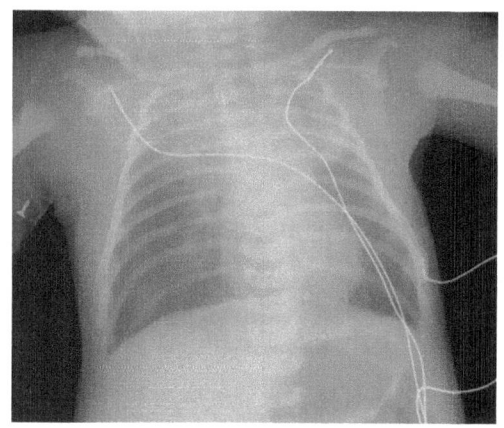

图1-9 男性新生儿胸片

2. 肺部CT:提示前纵隔积气,双上肺实变、肺不张,考虑肺、纵隔发育异常,见图1-10。

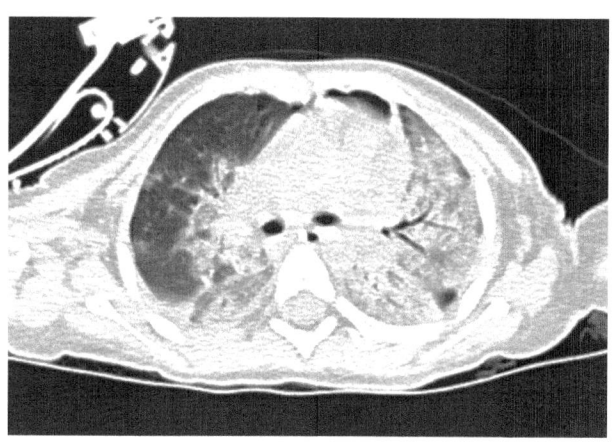

图1-10 男性新生儿肺部CT片

▶ 治疗

予头孢哌酮钠舒巴坦钠注射剂抗感染，低流量（0.5～1 L/min）氧气吸入，维持血糖及水电解质平衡等治疗。

▶ 初步诊断

1. 新生儿肺炎。

2. 肺发育异常？

远程会诊

▶ 诊断与鉴别诊断

（一）诊断思路

从主要症状及疾病特点出发，患儿男，出生10分钟，呻吟，稍气促，肺部CT提示前纵隔积气，故首先考虑前纵隔气肿。纵隔气肿病因有多种，可以是自发性的，也可以是由于胸部创伤、食管穿孔、医源性因素等引起。结合该患儿病史特点，考虑自发性纵隔气肿可能性大。

（二）诊断及诊断依据

1. 诊断

前纵隔气肿。

2. 诊断依据

（1）患儿男，出生10分钟，呻吟，稍气促，无发绀及抽搐。

（2）查体：双肺呼吸音粗，可闻及少量湿性啰音。心尖搏动点位于左侧第四肋间锁骨中线外侧0.5 cm处，心脏浊音界无扩大，腹部平坦，未见胃肠型与蠕动波，腹软，未扪及包块，肝脾肋下未触及，移动性浊音阴性，肠鸣音正常。

（3）肺部CT提示前纵隔积气。

（三）需鉴别诊断的疾病

1. 胸骨后疝。

2. 肺大泡。

3. 食管裂孔疝。

▶ **处理建议**

若家长同意，可转上级医院进一步检查，必要时手术治疗。

临床诊疗指南

纵隔气肿是指因各种原因导致空气进入纵隔胸膜内结缔组织间隙之间，可由自发性、食管穿孔、胸部创伤以及医源性因素等引起。

▶ **临床特点**

（一）病史与症状

少量纵隔积气可无症状，也可有气促。如突然发生纵隔中等至大量积气，并发张力性气胸，则常出现呼吸困难、心率增快；合并感染时可出现寒战、高热，甚至发生休克。严重纵隔气肿压迫胸内大血管时，可影响回心血量，导致循环障碍。

（二）体征

当颈部、胸骨上窝出现皮下气肿时，可有皮下捻发感。胸骨后过清音，心浊音界缩小或消失，心前区可听到与心脏搏动一致的特殊摩擦音（"卡嗒"声）。严重者出现胸、颈部静脉回流障碍，低血压。合并气胸者叩诊呈鼓音，呼吸音消失。

▶ **诊断要点**

1. 临床症状：有气促、呼吸困难和面部青紫等表现。

2. 胸片：后前位胸片见纵隔胸膜被气体向两侧推移，纵隔两旁可见带状透亮阴影，左心缘外明显；侧位胸片见胸骨后间隙透亮度增大。有皮下气肿者见颈、胸部皮下有气带、积气征象。

3. 胸部 CT：胸部 CT 因不受器官重叠的影响，对纵隔气肿的显示较为清楚，尤其当纵隔内积气量较少时，后前位胸部 CT 片易于识别。

▶ 治疗方案

1. 一般治疗：轻症纵隔气肿，大多数经休息，予抗生素、吸氧等一般处理，1 周左右气体吸收痊愈。少数患者需禁食，给予肠道外营养。

2. 排气治疗：对纵隔积气较多，有压迫症状，经一般处理未见好转者，可行胸腔穿刺排气减压。有皮下气肿者可行上胸部皮肤切开，挤压排气。

3. 原发病治疗：因外伤、张力性气胸所致者采取闭式引流术；对断裂的气管、漏气的食管等进行修补缝合；对原发肿瘤采用综合治疗。

▶ 疾病研究进展

自发性纵隔气肿是由于胸肺疾患并发的一种临床表现，常见发病机制是 Macklin 效应，常由于各种诱因出现肺泡压力突然升高，致使局部肺泡破裂，游离气体进入肺间质。在呼吸动作中，游离气体沿血管周围间隙经肺门逐渐渗入纵隔；亦可随着压力的增高，脏层胸膜破裂进入胸膜腔形成气胸。

自发性纵隔气肿在治疗期间，需要警惕由于胸腔积液、发热等情况加重病情。同时，在治疗中需要针对患者原发病给予吸氧、抗感染及祛痰止咳治疗，定期复查胸部 CT，以掌握气肿的进展情况，避免忽视了病情而延误治疗。

第二部分　神经系统疾病远程会诊

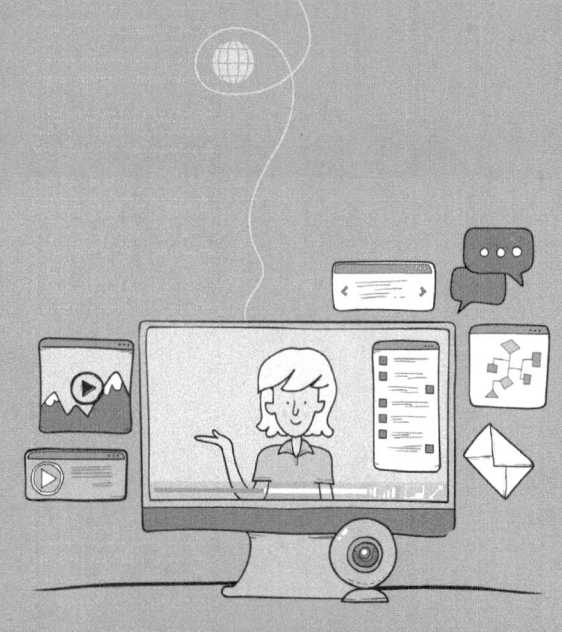

儿科远程会诊病案精选

病案一 重症肌无力

3岁男童，亚急性起病，主要表现为双眼睑下垂，有晨轻暮重波动现象，与疲劳有明显相关性，无全身无力及吞咽、语言障碍，在当地医院行头颅CT及肌电图检查未见异常，基层医院考虑为重症肌无力（眼肌型），尝试给予小剂量泼尼松1mg/kg、溴吡斯的明片治疗，1周后患者双眼睑下垂稍好转，右侧眼球外展受限改善，提示治疗有效。基层医务人员考虑到儿童重症肌无力治疗时间长，容易复发，因没有进行新斯的明试验，对泼尼松的治疗疗程及不良反应存在担忧，故而申请上级医院远程会诊，旨在对儿童重症肌无力进行规范化诊治和长程管理，明确在儿童重症肌无力一线药物泼尼松治疗后复发或病情不能缓解时如何使用免疫抑制剂二线治疗以及随访有无胸腺肿瘤发生，并进一步完善重症肌无力相关抗体检测，以明确诊断、指导治疗和判断预后。

病例介绍

▶ 一般资料

周××，男，3岁。因"双眼睑下垂9天"于2018年9月3日入院。

▶ 现病史

家属代诉：患者近9天来无明显诱因出现双侧上眼睑下垂，初为右侧眼睑明显下垂，继而累及左侧眼睑。症状晨轻暮重，休息后可稍缓解，伴斜视及眼球转动不灵活，无视物模糊或视物旋转，无吞咽困难或呛咳，无声音嘶哑、呼吸困难或发音异常，无发热、咳嗽、腹泻、呕吐或持物不稳等症状。起病以来四肢活动正常，未予特殊检查及治疗。医院门诊以"重症肌无力（眼肌型）"收住院。病程中精神欠佳，饮食可，无盗汗，大便稍稀，小便无异常。

▶ 既往史及个人史

患者系第1胎第1产，足月顺产，出生时体重3.25 kg，无窒息抢救史；有生理性黄疸，自然消退。有水痘病史（2岁时）。既往诊断"右侧腹股沟斜疝、睾丸鞘膜积液"，未予治疗。无食物及药物过敏史，无手术或外伤、输血史，无肝炎、结核等传染病史，按计划免疫程序实施预防接种。出生后生长发育与同龄儿童无差异。

▶ 入院体查

体温36.2 ℃，脉搏104次/分，呼吸22次/分，血压98/62 mmHg，体重13 kg。

神志清楚，精神欠佳，头颅五官无畸形，双眼睑下垂，左侧眼睑为甚，平视前方右眼睑遮盖瞳孔上缘，左眼睑遮盖瞳孔水平为"9点至3点"，左眼球外展受限，双侧瞳孔等大等圆，直径约2.5 mm，对光反射灵敏。颈部可触及数枚黄豆大小淋巴结，无明显压痛，活动度可。咽部无充血，双肺呼吸音粗，未闻及干、湿啰音。右侧腹股沟处可扪及2.0 cm×2.0 cm大小包块，质软，可回纳入腹腔，右侧阴囊稍肿胀，透光实验阳性，左侧阴囊未见异常。四肢肌肉无萎缩，双侧腓肠肌未见明显肥大，四肢肌力及肌张力正常，双下肢无水肿，各关节无畸形、无红肿，活动自如。

▶ 辅助检查

（一）三大常规

1. 血常规：白细胞$10.9×10^9$/L，中性粒细胞占比27.8%，淋巴细胞占比62.4%，血红蛋白139 g/L，血小板$335×10^9$/L。

2. 大小便常规：未见异常。

（二）实验室检查

1. 血生化未见异常。

2. 肥达实验和外斐实验、EB 病毒抗体谱、免疫五项（IgA、IgG、IgM、补体 C3、C4）、甲状腺功能、微量元素检查均未见异常。

3. ASO 16.4 U/mL，PCT 0.218 ng/mL，胆碱酯酶 9425 U/L，血氨 22.0 μmol/L。

4. TORCH 全套检查：巨细胞病毒 IgM 31.619 AU/mL，IgG 243.143 AU/mL。

（三）影像学检查

1. 头颅 CT 未见脑实质异常改变。

2. 阴囊超声提示右侧睾丸鞘膜积液。

3. 四肢肌电图未见四肢肌源性或神经源性损害的表现。

4. 胸部正位 X 线片提示双肺纹理增粗。

▶ 治疗

给予泼尼松片（每日 1 次，每次 1 mg/kg）、溴吡斯的明片（每日 3 次，每次 1 mg/kg）口服。治疗 1 周后患者双眼睑下垂稍好转，右侧眼球外展受限改善，治疗有效。

▶ 初步诊断

1. 重症肌无力（眼肌型）。

2. 右侧睾丸鞘膜积液。

远程会诊

▶ 诊断与鉴别诊断

（一）诊断思路

1. 从患者主要症状及临床特点来看，双侧眼睑下垂，眼球活动受限，症状具有波动性，有晨轻暮重、肌肉疲劳性特点。因此，首先考虑重症肌无力（眼肌型）可能性大。

2. 从定位诊断考虑，3岁男童，双眼睑下垂，需要排除周围神经、脑干等病变，排除眼眶周围占位性病变以及临床少见的线粒体脑肌病。鉴于患者无意识障碍，无瘫痪，基本可排除大脑、脑干、锥体束等病变；有斜视、上睑下垂，需排除动眼神经病变及眼眶占位性病变，可进一步行头颅及眼眶磁共振检查排除。患儿症状有波动性以及眼肌疲劳后症状加重，倾向于重症肌无力，需进一步行新斯的明试验及重症肌无力相关抗体检测。

（二）诊断及诊断依据

1. 诊断

重症肌无力（眼肌型）。

2. 诊断依据

（1）主诉：3岁男童，眼睑下垂9天，晨轻暮重，休息后症状稍缓解，伴有眼球活动受限。

（2）神经系统体格检查：双眼睑下垂，左侧为甚，平视前方右眼睑遮盖瞳孔上缘，左眼睑遮盖瞳孔水平为"9点至3点"位置，左眼球外展受限。

（3）头颅CT：颅内无脑实质异常改变。

（4）前期泼尼松片、溴吡斯的明片治疗有效。

（三）需鉴别诊断的疾病

1. 先天性眼睑下垂。

2. Miller-Fisher综合征。

3. 眼眶占位性病变。

4. 线粒体脑肌病（慢性进行性眼外肌麻痹）。

5. 脑干占位性病变。

6. Graves眼病。

▶ 处理建议

1. 完善检查，如免疫全套、新斯的明试验、重复低频电刺激试验、神经肌肉疾病抗体检测、胸部 CT 等。

2. 继续予溴吡斯的明口服，根据病情改善情况调整剂量。如双眼睑下垂无改善或病情反复，则予泼尼松每日 1.5～2 mg/kg 治疗，疗程根据病情决定，总疗程 1～2 年。必要时联合使用免疫抑制剂治疗。

临床诊疗指南

重症肌无力（myasthenia gravis，MG）是一种主要由乙酰胆碱受体抗体介导、细胞免疫依赖、补体参与的累及神经肌肉接头后膜，引起神经肌肉接头传递障碍，出现骨骼肌无力的获得性自身免疫性疾病。目前其病因及发病机制尚不十分清楚。主要表现为局部或全身骨骼肌无力，症状具有波动性，运动后加剧，休息后减轻，晨轻暮重；部分患者出现重症肌无力危象而危及生命。发病高峰年龄为 2～4 岁，最小 6 个月，女多于男。

▶ 临床表现

1. 受累骨骼肌病态疲劳，具有波动性和晨轻暮重现象。
2. 肌群分布特征：儿童以眼肌受累较多，也可累及呼吸肌及全身骨骼肌。
3. 肌无力危象特点：口咽肌、呼吸肌无力，出现周围性呼吸衰竭。
4. 抗胆碱酯酶药物治疗有效。
5. 病程特点：病程迁延，有 20%～30% 的病例疗效差，病程持续至成年。

▶ 诊断要点

1. 临床表现：受累骨骼肌病态疲劳，具有波动性和晨轻暮重现象。
2. 药理学特征：新斯的明或腾喜龙试验阳性（儿童一般只做新斯的明试验）。
3. RNS、SFEMG 改变：有波幅降低或肌肉震颤改变。
4. 抗体：抗 AChR 抗体阳性或肌肉特异性酪氨酸激酶（MuSK）等抗体阳性，儿童重症肌无力相关抗体亦可为阴性。

在具有典型 MG 临床特征的基础上，具备药理学特征和（或）神经电生理学特征，即可诊断为 MG。

▶ 治疗方案

1. 胸腺处理：对于胸腺瘤患者，需考虑手术治疗。

2. 药物治疗：使用胆碱酯酶抑制剂，婴幼儿每次 10～15 mg，年长儿每次 20～30 mg。糖皮质激素泼尼松每日 1.5～2 mg/kg，病情改善后减量至每日 1 mg/kg 维持治疗（一般总疗程为 2 年）。

3. 静脉注射用人免疫球蛋白（intravenous immunoglobulin，IVIG）：适用于重症或肌无力危象患者。

4. 血浆置换：多用于全身型重症肌无力或重症肌无力抗体阳性患者，不宜与 IVIG 联合使用。

5. 免疫抑制治疗：使用环磷酰胺、硫唑嘌呤、环孢菌素 A、利妥昔单抗等药物治疗。

6. 禁用或慎用药物

（1）氨基糖苷类抗生素、新霉素、多粘菌素、巴龙霉素、青霉胺。

（2）奎宁、奎尼丁。

（3）吗啡、地西泮、苯巴比妥、苯妥英钠、普萘洛尔、普鲁卡因酰胺。

▶ 疾病研究进展

1. 该病涉及体液免疫及细胞免疫，大多数学者认为其发病机制是由于病毒感染后激发异常免疫反应，使胸腺增生、细胞免疫功能紊乱、Th17/Treg 失去平衡、分子模拟等所致。

2. 涉及重症肌无力的抗体越来越多，最新报道达 11 种抗体。不同抗体的临床表现不一样，现已经按抗体类型来分型。如：抗 AChR 抗体、MuSK 抗体、抗横纹肌抗体（striationalantibodies）。抗横纹肌抗体主要包括连接素抗体（Titin-Ab）和兰尼碱受体抗体（RyR-Ab）、低密度脂蛋白受体相关蛋白 4 抗体（LRP4-Ab）、突触前膜抗体（PsM-Ab）、二氢吡啶受体抗体（DHPR-Ab）、瞬时受体电位通道 3 抗体（TRPC3-Ab）。

3. 治疗研究：有学者认为补体活化与疾病的发生发展有关。但目前针对补体活化的治疗、针对抗乙酰胆碱受体抗体的靶向治疗以及针对 C5 的免疫抑制剂治疗还处于动物实验阶段。

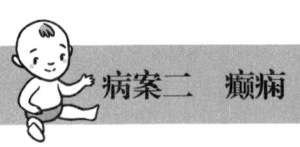

病案二 癫痫

4岁6个月男童,急性起病,突发抽搐2小时入院,2小时内反复抽搐4次,抽搐间歇期存在意识障碍,唤其名字有反应,但无发声,无法辨认家人,抽搐前有呼吸道感染病史。患儿在此次发病之前已有反复抽搐病史,曾在某省级三甲医院查脑电图,结果显示背景节律稍慢化,各区或广泛性棘波、棘慢波稍多量发放;头颅MRI平扫及脑功能成像显示双侧额叶皮层下多发斑片状稍长T2信号影,确诊为癫痫。予丙戊酸钠抗癫痫治疗后已有半年未再发作。基层医院脑脊液常规及生化检查无异常发现,降钙素原:27.79 ng/mL;血常规:白细胞计数18.60×10^9/L,均明显增高;血培养有沃氏葡萄球菌生长。予头孢噻肟钠抗感染,苯巴比妥钠、地西泮、咪达唑仑镇静止惊,甘露醇减轻脑细胞水肿及退热、补液等对症支持治疗,患儿仍有反复抽搐,且此次抽搐原因不明,是呼吸道感染后诱发癫痫发作还是颅内感染,诊断及治疗陷入困境。故而申请上级医院远程会诊,以明确下一步检查及治疗方案。

病例介绍

▶一般资料

彭××,男,4岁6个月。因"咳嗽3天,突发抽搐2小时"于2018年11月23日入院。

▶ 现病史

家属代诉：患儿3天前受凉后出现咳嗽，无咳痰，伴喘息，无气促，无发热、呕吐及腹泻，自行口服药物治疗（具体不详），效果欠佳。在家中无明显诱因突发抽搐1次，表现为呼叫不应，双眼凝视，口唇发绀，双手握拳，四肢抖动，无大小便失禁，测量体温39.8℃，未予特殊处理。持续约2分钟后抽搐停止，精神稍差，呼之能应，认识家人。后再次突发抽搐3次，症状同前，每次持续约3~5分钟，抽搐缓解后，无昏睡，对声音敏感，唤其名字有反应，但无发声，无法辨认家人。急诊以"抽搐查因：颅内感染？癫痫？"收住院。入院后再次抽搐1次，症状同前，伴大便失禁。患儿起病后精神、食纳差，大便未解，小便呈黄色，尿量可。

▶ 既往史及个人史

患儿系第1胎第1产，孕足月剖宫产出生，出生时无产伤及窒息，体重2.85 kg。既往体质差，易患呼吸道疾患，有多次高热惊厥病史，曾诊断为复杂性高热惊厥、急性扁桃体炎、肺炎支原体感染、高磷血症。3月2日于湖北省某中心医院诊断为癫痫，脑白质病变，肺炎，维生素D缺乏。6月6日就诊于当地医院，经脑电图检查确诊为癫痫，予丙戊酸钠5 mL口服，每日1次，控制效果欠佳，后增加剂量至6 mL，每日1次，近半年来未再发作。患儿无肝炎、结核等急慢性传染病史及接触史，无药物过敏史，无输血、外伤及手术史，按计划免疫程序进行预防接种。出生后母乳喂养，5月龄起添加辅食，3月龄抬头，7月龄独坐，1岁左右能独立行走。生长发育及智力发育与同龄儿无异。

▶ 入院体查

体温39.5℃，脉搏142次/分，呼吸42次/分，血压98/67 mmHg，体重21 kg。

谵妄状态，精神差，急性病容，全身皮肤未见皮疹、黄染及出血点，浅表淋巴结未扪及。双侧瞳孔等大等圆，直径约3 mm，对光反射灵敏，鼻腔通畅，无鼻翼扇动，口唇无发绀，咽充血，双侧扁桃体Ⅰ°肿大。颈软，气管居中，无颈项强直。双侧呼吸运动对称，无呼吸困难及吸气性三凹征，双肺呼吸音粗，可闻及中量湿性啰音。心率142次/分，律齐，心音有力，无明显杂音。腹平软，肝、脾肋下未扪及，肠鸣音正常。双下肢无水肿。克氏征、布氏征、巴氏征阴性。四肢末梢冰凉，毛细血管充盈时间约3秒。

▶ 辅助检查

1. 脑电图：背景节律稍慢化，各区或广泛性棘波、棘慢波稍多量发放。

2. 头颅MRI平扫及脑功能成像：双侧额叶皮层下多发斑片状稍长T2信号影，双侧上颌窦、筛窦和左侧筛窦炎。

3. 丙戊酸钠血药浓度：43.8 ng/mL（参考区间：50～100 ng/mL）。

4. 血常规：白细胞 18.60×10^9/L，单核细胞 2.00×10^9/L，淋巴细胞 5.62×10^9/L，血红蛋白 111.00 g/L，血小板 291×10^9/L。

5. 血生化检查：入院时血钾 4.33 mmol/L，钠 139.50 mmol/L，氯 102.4.2 mmol/L，离子钙 1.23 mmol/L，血清总二氧化碳 10.00 mmol/L，血糖 15.6 mmol/L。经治疗后次日复查，血钾 3.95 mmol/L、钠 136.7 mmol/L、氯 105.2 mmol/L、离子钙 1.27 mmol/L。血清总二氧化碳 22.3 mmol/L；血糖 6.2 mmol/L。

6. 心肌酶：乳酸脱氢酶 287.00 U/L、α-羟丁酸脱氢酶 282.00 U/L、肌酸激酶同工酶 33.00 U/L、肌红蛋白 84.00 μg/L。

7. 降钙素原：27.79 ng/mL。

8. 血培养：有沃氏葡萄球菌生长。

9. 脑脊液常规：无色，清亮，无凝块，潘氏试验阴性，细胞总数 20×10^6/L，白细胞数 10×10^6/L，单核细胞、多核细胞数太少，无法分类，间皮细胞未见，未找到新型隐球菌，未发现抗酸杆菌。

10. 脑脊液生化：蛋白 0.20 g/L，钾 2.84 mmol/L，钠 140.40 mmol/L，氯 113.00 mmol/L，离子钙 1.01 mmol/L，葡萄糖 2.37 mmol/L，总钙 1.97 mmol/L。

11. 头颅 MRI：两侧脑室三角区小类圆形异常信号，考虑脉络丛黄色肉芽肿可能性大，建议结合临床判断和追踪复查；副鼻窦及两侧中耳炎性改变。

▶ 治疗

给予低流量吸氧，苯巴比妥钠、地西泮镇静止惊，甘露醇减轻脑细胞水肿，退热，补液等对症支持治疗。11月21日4时32分患儿再次突发抽搐1次，表现为呼叫不应，双眼凝视，双手握拳，四肢抖动，无大小便失禁，立即予地西泮注射液 2.0 mg 缓慢静脉注射，持续约2分钟后抽搐停止，嗜睡状，无咳嗽，大便未解，小便正常。复查血糖为 6.2 mmol/L。当日 8∶45 抽血后再次发生抽搐，表现为呼叫不应，双眼凝视，四肢强直抖动，肌张力高，予咪达唑仑注射液 1 mg 静脉注射，抽搐持续约1分钟逐渐停止，后予咪达唑仑注射液 3 mg 微量泵持续泵入，加脑蛋白水解物护脑，改用头孢噻肟钠 0.8 g/次、每8小时给药1次，氨溴索祛痰，多索茶碱舒张支气管，维生素 C 改善血管通透性以及补液等对症支持治疗。

▶ 初步诊断

1. 癫痫。
2. 癫痫持续状态。
3. 惊厥性脑损伤。
4. 颅内感染。
5. 支气管肺炎。

远程会诊

▶ 诊断与鉴别诊断

（一）诊断思路

1. 从主要症状及疾病特点来看，反复抽搐，突发突止，间歇期如常，发作形式刻板，长期发作，可诊断为癫痫。

2. 从定位诊断考虑，抽搐时意识丧失，头颅 MRI 提示双侧额叶皮层下多发斑片状稍长 T2 信号影，考虑定位在中枢神经大脑皮层。

（二）诊断及诊断依据

1. 诊断

癫痫，癫痫持续状态，惊厥性脑损伤。

2. 诊断依据

4 岁 6 个月，突发抽搐 2 小时入院，既往反复抽搐已超过 8 个月，反复发作性抽搐，突发突止，间歇期如常，发作形式刻板，发作时间短暂；无脑膜刺激征及病理征。头颅 MRI 提示双侧额叶皮层下多发斑片状稍长 T2 信号影，长程视频脑电图提示各区或广泛性棘波、棘慢波稍多量发放；予丙戊酸钠治疗后病情稳定半年无发作，按癫痫治疗有效。患儿此次住院前 2 小时内反复抽搐 4 次，抽搐间歇期意识未完全恢复，可诊断为癫痫持续状态。此次反复抽搐后精神反应差，不能辨认家人，可诊断惊厥性脑损伤。

（三）需鉴别诊断的疾病

1. 复杂性热性惊厥。

2. 颅内感染。

3. 电解质紊乱。

4. 颅内肿瘤。

5. 遗传代谢病。

▶ **处理建议**

1. 完善长程视频脑电图，复查丙戊酸钠浓度（早晨空腹不服药之前抽取静脉血），完善血尿代谢筛查、基因检测，定期复查头颅 MRI。

2. 如复查丙戊酸钠浓度未达正常范围，建议将丙戊酸钠逐步加量至有效浓度；如果丙戊酸钠浓度超过正常范围，建议加用托吡酯联合抗癫痫治疗。

3.患儿丙戊酸钠治疗后曾一度控制，有半年未发作，但此次感染后出现反复抽搐，为癫痫持续状态，估计预后不良。建议积极寻找癫痫病因以准确判断预后及精准治疗。

临床诊疗指南

癫痫是由多种原因引起的中枢神经系统疾病，发病率较高。其主要病理改变为脑部神经元过度放电导致突然、反复、短暂的中枢神经系统功能失常，具有突发性、暂时性、反复性等特点。

▶ **临床表现**

癫痫的临床表现可以呈现各种形式，最常见的是意识改变或意识丧失、局限性或全身肌肉的强直性、阵挛性抽搐及感觉异常。也可有行为异常、情感和知觉异常、记忆力改变或植物神经功能紊乱等。

▶ **诊断要点**

（一）临床表现

反复出现发作性症状，发作短暂，有发作后状态，发作间歇期如常。

（二）实验室检查

1.脑电图检查：发作间期出现棘波、尖波、棘慢波、慢波发放。

2.神经影像学检查：头颅CT和头颅MRI对确定癫痫的病因有较大帮助。

3.其他实验室检查：血电解质、血糖、血尿遗传代谢筛查及基因检测，可以协助查找发生癫痫的病因。

（三）诊断条件

符合以下任何一种情况即可诊断为癫痫。

1.发生至少两次间隔>24小时的非诱发性或反射性惊厥发作。

2.一次非诱发性或反射性发作在未来10年的再发风险与两次非诱发性发作的再发风险相当（至少60%）。

3. 诊断为某种癫痫综合征。

（四）诊断步骤

1. 确定发作性事件是否为癫痫发作。

2. 确定癫痫发作的类型。

3. 确定癫痫及癫痫综合征的类型。

4. 确定癫痫的病因。

5. 确定残障和共患病。

（五）癫痫持续状态（Status epilepticus）

全面性惊厥发作超过 5 分钟，或者非惊厥性发作或部分性发作持续时间超过 15 分钟，或者 5～30 分钟内两次发作间歇期意识未完全恢复者，为癫痫持续状态。

▶ **治疗方案**

癫痫的最终目标不仅仅是控制发作，更重要的是提高患者生活质量。随着医学的进步，针对癫痫已发展出多种治疗方案，可在不同情况下进行优化选择或采取综合性干预措施，重在对疾病进行长期全面的管理。主要治疗方案包括药物治疗、外科治疗、生酮饮食及神经调控治疗等。抗癫痫药物治疗是目前癫痫治疗中最为主要的治疗方案，常作为首选方案，抗癫痫药物的选择需要依据癫痫发作的分类、癫痫综合征及患者个体情况来决定。

治疗选择的原则是：①全面性强直－阵挛发作，一线治疗药物为卡马西平、拉莫三嗪、奥卡西平、丙戊酸钠；②强直或失张力发作，一线治疗药物为丙戊酸钠；③失神发作，一线治疗药物为乙琥胺、拉莫三嗪、丙戊酸钠；④肌阵挛发作，一线治疗药物为丙戊酸钠、左乙拉西坦、托吡酯；⑤痉挛发作，一线治疗药物为促肾上腺皮质激素、氨己烯酸、托吡酯、丙戊酸钠；⑥局灶性发作，一线治疗药物为卡马西平、拉莫三嗪、左乙拉西坦、奥卡西平、丙戊酸钠；⑦癫痫持续状态，一线治疗药物为静脉注射劳拉西泮、静脉推注地西泮、直肠给药咪达唑仑。

▶ 疾病研究进展

(一) 病因

在病因研究方面,发现新的癫痫致病基因,癫痫、海马硬化及热性惊厥与XCN1A基因遗传变异有关。另外,抗N-甲基-D-天冬氨酸受体脑炎常以癫痫发作起病。

既往癫痫诊断多分为3步:判断是否癫痫,判断癫痫类型,寻求癫痫病因。新诊疗指南提倡将癫痫诊断分为5个步骤:判断是否癫痫,判断癫痫类型中将发作类型及癫痫综合征的类型分作2步,在寻求癫痫病因后又增加了确定残障和共患病的情况。

(二) 治疗

1. 药物治疗:①普瑞巴林单药治疗部分性癫痫发作安全有效;②高剂量咪达唑仑治疗难治性癫痫安全有效;③免疫疗法可控制面臂张力障碍型痫性发作,预防认知受损。

2. 非药物治疗:①三叉神经刺激术治疗难治性癫痫安全有效;②重复神经电刺激设备的研发有新的进展。

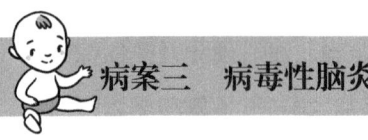

病案三　病毒性脑炎

5岁男童，急性起病，头晕，之后出现发热、抽搐，基层医院首先怀疑热性惊厥，但入院后再发抽搐1次，且抽搐时发热不明显，病情进行性加重，嗜睡，不能用热性惊厥来解释，怀疑颅内感染，行腰椎穿刺脑脊液检查，结果显示脑脊液白细胞计数稍高，生化检验基本正常；外周血常规检查显示白细胞及C-反应蛋白升高，不能完全明确颅内感染的性质，且基层医院不能行相关抗体检查，不能明确是否存在免疫相关性脑炎，病情有进一步加重的可能，故而申请上级医院远程会诊以进一步明确诊断，解决下一步检查和治疗，避免延误诊治，减少继发癫痫、智力损害等后遗症的发生。

病例介绍

▶一般资料

陈××，男，5岁。因"头晕2天，抽搐1次"于2018年2月8日入院。

▶现病史

患儿于2天前无明显诱因出现头晕，为一过性，未予处理，症状能自行缓解，无视物模糊，无晕厥及意识障碍，无抽搐。偶有轻咳，无气促、喘息，无咯血，无发热，无腹泻。2月8日上午头晕加重来医院门诊就诊，途中呕吐 2 次，呕吐物为胃内容物，非喷射性，无咖啡色液体，无腹痛，考虑诊断为上呼吸道感染，口服抗病毒口服液治疗。离院途中，突发抽搐 1 次，表现为双眼左侧凝视，呼之不应，牙关紧闭，口唇发绀，无口吐白沫，无肢体抖动，无大小便失禁，家属立即带其返回医院急诊室处理，予吸氧、地西泮 5 mg 静脉注射，持续 2～4 分钟后抽搐停止，测体温 38.5 ℃。门诊以"发热、抽搐查因：热性惊厥？颅内感染？癫痫？"收入院。患儿自起病以来，精神食欲一般，睡眠可，大小便正常。

▶ 既往史及个人史

患儿平素健康状况良好，无抽搐病史。已按计划免疫程序实施预防接种，无传染病史，无手术、外伤史，无输血史，无药物、食物过敏史，无毒物接触史。现就读幼儿园中班，智力发育同正常同龄儿相仿。

▶ 入院体查

体温 39.1 ℃，脉搏 132 次/分，呼吸 31 次/分，血压 90/56 mmHg，体重 15.5 kg。

正常面容，发育正常，营养中等，嗜睡状态，卧位。皮肤颜色正常，弹性良好，无皮疹。全身浅表淋巴结无肿大。头颅、五官无畸形。眼眶无凹陷，眼睑正常，巩膜无黄染，双侧瞳孔等大等圆，直径 3 mm，对光反射灵敏。口唇红润，无发绀，口腔黏膜正常，咽红，双侧扁桃体Ⅲ°肿大，未见脓性分泌物。颈软，无抵抗。胸廓正常，呼吸运动自如，无吸气性三凹征，双肺呼吸音粗，未闻及啰音，无胸膜摩擦音。心前区无隆起，心尖搏动正常，心尖搏动位于第五肋间左侧锁骨中线内 0.5 cm 处，无抬举感，无震颤，无心包摩擦感，心率 132 次/分，律齐，心音正常，无杂音，无心包摩擦音。腹部平坦，无腹壁静脉曲张，腹壁柔软，无肿块。肝脾肋下未触及。肾脏未触及，移动性浊音阴性，肠鸣音正常。肛门及外生殖器正常。脊柱正常，双下肢无水肿，四肢肌张力正常，肌力正常。双侧克氏征、布氏征阴性，双侧巴氏征可疑阳性。

▶ 辅助检查

1. 血常规：白细胞 15.51×10^9/L，红细胞 4.27×10^{12}/L，血红蛋白 100 g/L，血小板 454×10^9/L，中性粒细胞占比 72.2%，淋巴细胞占比 18.6%，C-反应蛋白 20.6 mg/L。

2. 血生化检查：未见明显异常。降钙素原 0.54 ng/mL。抗链球菌溶血素 O 阴性。血沉 41 mm/h。甲型流感病毒、乙型流感病毒、腺病毒、呼吸道合胞病毒、副流感病毒Ⅰ型、副流感病毒Ⅱ型及副流感病毒Ⅲ型阴性。

3. 脑脊液常规：比重 1.006，白细胞 19.00×10^6/L，单核细胞占比 63.00%，无色，透明度清晰，潘氏试验（-），多核细胞占比 37.00%；脑脊液生化：谷丙转氨酶 6 U/L，谷草转氨酶 16 U/L，总蛋白测定 0.5 g/L，葡萄糖测定 3.80 mmol/L，肌酸激酶测定 5 U/L，乳酸脱氢酶测定 16 U/L，氯测定 107.7 mmol/L。暂无脑脊液及血培养结果。

4. MRI 检查：①头部 MRI 平扫未见明显异常；②副鼻窦炎，右侧下鼻甲肥厚，腺样体肥大。

▶ 治疗

予阿莫西林克拉维酸钾颗粒口服抗感染，氨溴索祛痰处理。2月10日 11∶30 左右再发抽搐 1 次，表现为双眼上翻，牙关紧闭，持续约半分钟后，抽搐自行停止，测体温 37.4 ℃，加用甘露醇 9 g 静脉注射，Q8h。2月11日停阿莫西林克拉维酸钾颗粒口服，改头孢噻肟 1.0 g 静脉输入，Bid；单磷酸腺苷 100 mg 静脉输入，Qd，并予补液等对症治疗。

▶ 初步诊断

1. 头晕、发热、抽搐查因：热性惊厥？颅内感染？
2. 急性支气管炎。

远程会诊

▶ 诊断与鉴别诊断

（一）诊断思路

5岁男性患儿，起病急，以头晕、抽搐起病，伴发热等感染症状，定位诊断考虑大脑皮层受损；结合脑脊液白细胞增高，生化正常，定性诊断考虑病毒性脑炎。但患儿外周血白细胞增高，CRP增高，不排除细菌性脑膜炎可能。如患儿治疗后仍反复发热、抽搐，需复查脑脊液，明确是否为细菌性脑膜炎。目前，患儿已接种卡介苗，无结核接触史，不支持结核性脑膜炎。如患儿治疗后仍反复抽搐，或出现精神行为异常、语言障碍、不自主动作、意识改变、植物神经功能紊乱等，需完善血、脑脊液自身免疫性抗体检测，警惕自身免疫性脑炎。此外，患儿入院后仍有抽搐，病情急性期后需警惕病毒性脑炎继发癫痫的可能。

（二）诊断及诊断依据

1. 诊断

病毒性脑炎，急性支气管炎。

2. 诊断依据

（1）5岁男童，急性起病，头晕2天，抽搐1次，伴有发热、咳嗽等呼吸道感染症状。

（2）体温39.1℃，嗜睡，咽部红，双侧扁桃体Ⅲ°肿大，双侧巴氏征可疑阳性。

（3）血白细胞增高，CRP增高，血沉41 mm/h，病毒检测阴性，头部磁共振正常，脑脊液白细胞计数 19.00×10^6/L，单核细胞63.00%，血生化基本正常。

（三）需鉴别诊断的疾病

1. 细菌性脑膜炎。

2. 结核性脑膜炎。

3. 真菌性脑膜炎。

4. 自身免疫性脑炎。

5. 复杂性热性惊厥。

▶ **处理建议**

（一）完善脑电图检查

完善脑电图检查必要时复查脑脊液常规、生化、细菌培养及病毒检测。如患儿治疗后仍反复抽搐，或出现精神行为异常等症状，则需完善血、脑脊液自身免疫性抗体检测。

（二）治疗方面

1. 继续抗病毒治疗。

2. 甘露醇降颅压，可改为 2.5 mL/kg，Q6 h；如再发抽搐可肌内注射苯巴比妥 1 次，如反复频繁抽搐须适当运用抗癫痫药。

3. 必要时可使用静注人免疫球蛋白。

临床诊疗指南

病毒性脑炎是指病毒侵犯中枢神经系统引起脑实质的炎症，当病毒感染累及脑实质和脑膜，且症状明显时，又称为病毒性脑膜脑炎。多数病毒性脑炎为自限性疾病，预后良好，少部分可导致后遗症和死亡。

▶ **临床特点**

急性起病；主要表现为发热、恶心、呕吐，年长儿有头痛、头晕，婴儿烦躁不安、易激惹，前囟隆起；严重者可有惊厥、意识障碍。急性病程一般 2～3 周。

▶ **诊断要点**

1. 有发热、头晕、头痛等症状，典型表现有意识障碍、惊厥、精神行为异常。可有颅内压增高及脑膜刺激征，病理征阳性。

2. 脑脊液：主要表现为白细胞增多，早期以中性粒细胞为主，稍后以单核细胞、淋巴细胞为主；蛋白量可轻度增高或正常，糖及氯化物正常。

3. 神经影像学检查：CT 或 MRI 可见脑水肿、脑梗死、出血灶或软化灶，部分病人可见脱髓鞘改变。

4. 脑电图：不具特异性诊断意义，脑电图可有不同程度异常，如弥漫性或局灶性慢波，可有尖波、棘波等异常放电。

5. 病原学检查：一般行病毒血清学检查。急性期测定病毒特异性 IgM 抗体有助于早期诊断。部分病毒可采用 PCR 实验检测其核酸阳性以协助诊断。

▶ 治疗方案

1. 一般治疗：高热时降温，惊厥时止惊，有颅内高压时输入甘露醇降颅压等。

2. 抗病毒治疗：很多病毒可引起脑炎，但特异性抗病毒治疗通常只适用于由疱疹病毒引起的疾病，尤其是单纯疱疹病毒脑炎。应尽早开始对单纯疱疹病毒脑炎进行治疗，以降低其死亡或发生严重后遗症的可能。可使用阿昔洛韦或单磷酸腺苷进行抗病毒治疗。

3. 对重症病例，可考虑使用肾上腺皮质激素，如地塞米松，可减轻炎症、水肿，降低血管通透性，但不宜长时间使用，一般不超过 5 天。重症病例还可以使用人免疫球蛋白。

4. 康复治疗：对发生后遗症者可采用针灸、按摩以及功能锻炼等综合治疗方法，以帮助患者早日恢复功能。

▶ 疾病研究进展

（一）诊断

国际上将脑炎定义为持续精神状态改变（精神行为异常、意识水平下降、性格改变）≥ 24 小时，并排除由其他原因引起的脑病；同时符合以下 6 条标准：

1. 出现临床表现前或后 72 小时内发热 ≥ 38 ℃。

2. 癫痫发作不完全归因于已存在的癫痫。

3. 新发局灶性神经系统表现。

4. 脑脊液白细胞计数 ≥ 5 个 /μL。

5. 神经影像学检查提示新出现脑实质异常。

6. 与脑炎一致的脑电图异常。

值得注意的是，个别情况下可能并不出现头痛、发热、脑脊液细胞增多等脑炎的预期表现。另外，本定义中脑脊液白细胞计数 ≥ 5 个 /μL 是成人标准，临床应注意不同年龄段标准不同，如新生儿 ≥ 20 个 /μL，婴幼儿 ≥ 10 个 /μL。

（二）病原学检查

高通量测序基于第二代测序技术平台，可一次测定数十万到数百万条 DNA 分子序列，通过数据分析即可诊断病原体，具有通量高、准确性高和成本低等特点，已被越来越多地应用于临床病原基因组检测。高通量测序技术可精准检测血清或脑脊液中未知病毒或其他病原体。器官移植或长期使用激素等免疫功能低下的患者，由于感染的病原体可能较为复杂且未知，高通量测序方法有助于检测这些患者脑脊液中的未知病原体。

病案四　颅内感染、病毒性脑膜炎

11岁3个月女童，急性起病，表现为发热、头痛、呕吐。基层医院多次脑脊液常规及生化检查均有异常，早期为脑脊液白细胞高，多核为主，蛋白升高，糖不低；后期为白细胞轻度升高，单核为主，糖基本正常。头颅磁共振检查双侧枕顶部脑膜强化。初步考虑为颅内感染：病毒性脑膜炎？不典型细菌性脑膜炎？予以头孢地嗪、头孢他啶抗细菌，单磷酸阿糖腺苷抗病毒，地塞米松及甘露醇脱水降颅压等治疗。因疾病诊断不明确，病因及病原菌不明确，治疗效果不明显，脑脊液检查始终未能完全正常，基层医院不能进一步行脑脊液宏基因及病毒PCR等检测。故而申请上级医院远程会诊，以明确诊断以及病因病原（病毒还是细菌），确定下一步治疗方案，以免延误病情，并减少神经系统进一步损害及判断预后等。

病例介绍

▶ 一般资料

车××，女，11岁3个月。因"发热、头痛3天，呕吐2次"于2018年7月14日入院。

▶ 现病史

家属代诉：患儿3天前无明显诱因出现头痛，以前额疼痛为主，可忍受，无呕吐，无咳嗽，感畏寒，无抽搐，未测量体温，精神、食纳差，在家卧床休息，未予特殊处理。次日赴当地医院就诊，测量体温 38.6 ℃，诊断为急性上呼吸道感染，予口服药物治疗，具体药名不详，服药后头痛稍缓解，伴大汗。但病情反复，今晨呕吐两次，为胃内容物，无咖啡色物质，呕吐后头痛无明显缓解。为求进一步治疗再次赴医院就诊，门诊测量体温 39.1 ℃，以"头痛、呕吐查因"收住神经内科。患儿起病以来食纳差，睡眠差，大小便正常，体重无明显减轻。

▶ 既往史及个人史

既往体健，无肝炎、麻疹、水痘等急慢性传染病史及接触史。5 年前有开放性结核接触史，无药物过敏史，无外伤及手术史，按计划免疫程序进行预防接种。患儿系第 1 胎第 1 产，足月平产出生，出生时无产伤及窒息史，出生体重不详。3 个月时可抬头，7 个月时可独坐，1 岁能独立行走，生长发育及智力发育与同龄儿无异。近期无疫水疫区接触史。就读小学 4 年级，成绩一般。

▶ 入院体查

体温 38.8 ℃，脉搏 132 次/分，呼吸 30 次/分，血压 88/56 mmHg，体重 25 kg。

神志清楚，精神稍差，急性热病容。全身皮肤无皮疹，无出血点，无黄染，浅表淋巴结不肿大。前额压痛，眼睑无浮肿，双眼球稍凸，结膜无充血，口唇无发绀，咽稍充血，双侧扁桃体Ⅰ°肿大，无化脓及疱疹。颈软，气管居中。双肺呼吸音稍粗，未闻及干、湿啰音。心率 132 次/分，律齐，心音有力，无杂音。腹平软，肝、脾肋下未扪及，肠鸣音正常。双下肢无水肿。克、布氏征阴性，巴氏征阴性。

▶ 辅助检查

（一）三大常规

1. 血常规检查结果：见表 2-1。

表 2-1 血常规检查结果

日期	WBC（×10⁹/L）	N（%）	L（%）	HGB（g/L）	PLT（×10⁹/L）	CRP（mg/L）
7月15日	16.13	90.11	6.62	114	189	—
7月17日	8.34	67.24	24.54	104	223.4	12.4

2. 大小便常规：无异常。

（二）实验室检查

1. 脑脊液常规检查结果：见表2-2。

表 2-2 脑脊液常规检查结果

日期	颜色	凝块	潘氏试验结果	细胞总数（×10⁶/L）	白细胞（×10⁶/L）	单核细胞（%）	多核细胞（%）
7月14日	无色	无	阳性	135	81	38	62
7月16日	无色	无	阳性	375	374	65	35
7月22日	无色	无	阳性	48	20	—	—
7月29日	无色	无	阳性	170	50	84	26
8月5日	无色	无	阳性	60	45	80	20

2. 脑脊液生化检查结果：见表2-3。

表 2-3 脑脊液生化检查结果

日期	CSFP（g/L）	K（mmol/L）	Na（mmol/L）	Cl（mmol/L）	Ca²⁺（mmol/L）	GLU（mmol/L）	Ca（mmol/L）	抗酸染色
7月14日	0.56	2.66	138.7	112	1.02	4.43	1.99	—
7月16日	0.66	2.53	141.4	114.2	1.2	3.44	2.34	—
7月22日	0.44	3.14	142.7	115.6	1.22	2.7	2.38	—
7月29日	0.79	3.08	143.8	116.9	1.04	2.8	2.03	—
8月5日	0.41	2.88	141.3	122.5	0.94	2.87	1.83	—

3. 血沉、肥达氏反应：结果无异常。

4. 甲状腺功能检查：TSH 0.52 μIU/mL，FT3 2.76 pmol/L，FT4 15.39 pmol/L。

（三）影像学检查

1. 胸部CT：未见明显异常。

2. 头颅 MRI 检查：双侧枕顶部脑膜强化，考虑为颅内感染，建议结合临床及相关实验室检查判断。

3. 头部磁共振：双侧枕顶部脑膜强化，考虑颅内感染，经前期治疗后颅脑平扫+增强 MRI 检查显示两侧枕顶部脑沟裂条索状高信号强化灶较前吸收、减少。再次复查头部磁共振，增强 T2 FLAIR 两侧枕顶部脑沟裂条索状高信号强化灶较前基本吸收。

▶ 治疗

先后给予头孢地嗪、头孢他啶抗感染，单磷酸阿糖腺苷抗病毒，地塞米松、甘露醇减轻脑细胞水肿，西咪替丁护胃等对症支持治疗。

▶ 初步诊断

1. 颅内感染：病毒性脑膜炎？不典型细菌性脑膜炎？
2. 急性上呼吸道感染。
3. 双侧上颌窦及右侧蝶窦炎。

远程会诊

▶ 诊断与鉴别诊断

（一）诊断思路

患者主要症状为发热、头痛、呕吐，符合颅内感染的常见症状。头痛、前额痛、呕吐、精神差，无意识障碍、颅神经症状及病理征等，排除脑干、小脑、锥体束问题。患儿急性起病，发热，病初血象高，以中性粒细胞为主，定性诊断考虑为颅内感染。结合脑脊液及 MRI 表现考虑为病毒性脑膜炎。在治疗过程中需观察体温波动，必要时复查脑脊液，警惕不典型细菌性脑膜炎。

（二）诊断及诊断依据

1. 诊断

病毒性脑膜炎，急性上呼吸道感染，双侧上颌窦及右侧蝶窦炎。

2.诊断依据

（1）11岁女童，发热、头痛3天，呕吐2次。

（2）急性起病，反复发热、头痛，伴呕吐。

（3）查体：意识清楚，精神稍差，前额压痛，咽稍充血，双侧扁桃体Ⅰ°肿大，克、布氏征阴性，巴氏征阴性。

（4）辅助检查：起病初期白细胞高，以中性粒细胞为主，提示存在感染；脑脊液白细胞81%，多核62%，蛋白稍高。MRI提示脑膜强化，考虑颅内感染。

（5）经积极抗感染及地塞米松、甘露醇等药物治疗后脑脊液指标好转，MRI强化灶基本吸收，提示治疗有效。

（三）需鉴别诊断的疾病

1.流行性乙型脑炎。

2.结核性脑膜炎。

3.真菌性脑膜炎。

4.败血症并中毒性脑病。

5.颅内占位性病变。

▶ **处理建议**

1.完善病毒抗原或抗体检测，血、脑脊液培养，血降钙素原、免疫全套、特异性细菌检测（免疫荧光试验）等。做PPD试验、结核斑点试验排除结核感染。

2.使用阿昔洛韦抗病毒，头孢噻肟钠或头孢曲松等三代头孢抗感染，甘露醇脱水降颅压和营养神经、维持水电解质平衡及进行其他对症处理。

临床诊疗指南

急性病毒性脑炎

急性病毒性脑炎是儿科常见的中枢神经系统感染性疾病，是由于各种病毒感染引起的软脑膜弥漫性炎症。主要表现为：发热、头痛、呕吐和脑膜刺激征，是临床上最常见的无菌性脑膜炎。多数为肠道病毒感染，包括脊髓灰质炎病毒、柯萨奇病毒 A 和 B、埃可病毒等感染，也有腺病毒、疱疹病毒、腮腺炎病毒等感染。成年人或较大儿童多见。

▶ 临床特点

1. 前驱期：急性起病，发热，有呼吸道或肠道感染症状，可有头痛、呕吐等。

2. 脑膜炎期：有神经系统受累表现，如剧烈头痛，脑膜刺激征，精神萎靡。一般无病理征及脑实质损害的表现，如意识改变、瘫痪、惊厥等。

▶ 诊断要点

1. 急性起病，发病前有上呼吸道感染、胃肠道感染、发热等。有脑膜炎症状，如头痛、呕吐、精神反应差、颈项强直、脑膜刺激征阳性等。一般无明显脑实质损害表现，如有，则需考虑脑膜脑炎。

2. 脑膜刺激征阳性，无脑实质受损证据。

3. 脑脊液白细胞高，以淋巴细胞为主，蛋白稍高，糖正常。

4. 头颅 CT 改变不明显，头颅 MRI 可正常或脑膜有轻度强化。

▶ 治疗方案

1. 对症治疗：抗病毒治疗可明显缩短疗程和减轻症状，单纯疱疹病毒或 EB 病毒感染者可使用阿昔洛韦；巨细胞病毒感染者可考虑使用更昔洛韦，头痛者可以止痛处理，并使用甘露醇减轻脑水肿。

2. 支持治疗：予维持水电解质及酸碱平衡等。

细菌性脑膜炎

细菌性脑膜炎又称化脓性脑膜炎，是由各种化脓性细菌感染引起的、以脑膜炎症为主的中枢神经系统感染性疾病。临床以发热、头痛、呕吐、意识障碍、抽搐、脑膜刺激征阳性及脑脊液化脓性改变为特征。细菌性脑膜炎是危及生命的急重症。新生儿发病率最高，其次为 3 至 8 月龄婴幼儿，

90%以上发生在5岁以下。常见病原菌随年龄而异,学龄期及学龄前期儿童以脑膜炎双球菌、肺炎链球菌、流感嗜血杆菌、金黄色葡萄球菌多见。

▶ **临床特点**

1. 前驱症状:急性起病,发病前有上呼吸道感染、胃肠道感染、泌尿道感染等前驱感染。

2. 中毒症状:全身感染或菌血症期的非神经系统症状,包括高热、精神萎靡、易激惹、皮肤淤点淤斑等。年龄越小,临床症状和体征越缺乏特异性。

3. 中枢神经系统症状

①脑膜刺激征阳性,小婴儿可不明显。

②颅内压增高:头痛、呕吐、前囟膨隆,可有视乳头水肿等。

③局灶体征:一般由血管炎闭塞引起。可有偏瘫、感觉异常,也可有颅神经受损。

④惊厥:20%～30%的病例可发生。

⑤并发症:发生率高,如硬膜下积液、脑室管膜炎、脑积水等。

▶ **诊断要点**

1. 临床表现:急性起病,有前驱感染,有感染中毒症状,有神经系统受累表现,如头痛、惊厥、意识改变等。

2. 脑膜刺激征阳性,小婴儿前囟饱满。

3. 脑脊液改变:白细胞高,以中性粒细胞为主,蛋白高,糖低等。如改变不典型,则需结合病史、症状体征、治疗过程及 MRI 等综合分析。

▶ **治疗方案**

1. 抗生素治疗:应尽早、足量、静脉使用敏感、易透过血-脑屏障的抗生素,注意足疗程。

2. 对症治疗:包括降低颅内压、控制惊厥、维持水电解质与酸碱平衡及治疗多器官功能衰竭。

3. 肾上腺皮质激素治疗:新生儿患者不推荐使用。

4.治疗并发症，如硬膜下积液及脑室管膜炎等。

▶ **疾病研究进展**

病毒性脑膜炎不仅存在于成人，儿童也不少见，是一个重大的儿童公共卫生问题。敏感而快速的分子诊断方法（如PCR）对于该病的诊断有很大帮助，被广泛应用于临床。在该病的治疗上，目前强调减少不必要的抗生素使用和避免延长住院时间。大多数病毒感染者除了支持治疗以外，无其他特殊治疗。

细菌性脑膜炎仍然是一个全球健康问题，发病率、死亡率都很高。头颅影像学检查只能在有适应证的患儿中进行，否则会导致腰椎穿刺延迟，延迟抗生素治疗，导致更严重的临床结果。激素可降低肺炎链球菌脑膜炎的死亡率，但在李斯特单胞菌及新型隐球菌感染中使用会导致不良预后。肺炎链球菌的部分抗原蛋白及体内Th17细胞活性与肺炎链球菌脑膜炎的发病有关。有条件者可以进一步使用分子诊断技术，如RT-PCR、基因芯片等找到病原菌或疾病DNA。另外，疫苗接种有助于预防该病的发生。

病案五 急性部分性横贯性脊髓炎

8岁女童,急性起病,双上肢异常疼痛、乏力,进行性加重,继而出现左侧肢体完全瘫痪,右侧肢体部分性瘫痪。基层医院脑脊液常规及生化检查无异常发现,头颅脊髓MRI平扫及增强扫描脑实质无明显异常;颈第3~6节段脊髓内异常信号,考虑脊髓水肿可能性大,建议治疗后复查。诊断定位在颈髓第3~6节段平面,病变性质不明确,已静脉输入人免疫球蛋白治疗,但病情无改善。颈髓病变性质不能明确,基层医院推断急性脊髓炎可能性大,不能排除脊髓血管病变或脊髓脱髓鞘性疾病,基层医院不能进一步行脊髓血管造影及与中枢神经系统脱髓鞘疾病相关抗体检测,治疗陷入困境。故而申请上级医院远程会诊,以解决下一步检测和明确是否使用大剂量激素治疗,避免延误诊治,并减少神经系统功能的进一步损害,促进神经系统功能恢复,降低致残发生概率。

病例介绍

▶ 一般资料

何××,女,8岁。因"肢体乏力1天"于2020年6月1日入院。

▶ 现病史

患儿于6月1日上午9时左右上数学课时出现双上肢疼痛、乏力,双上臂不能上举,能自行缓慢行走至老师办公室;伴呕吐2~3次,非喷射性,呕吐物为胃内容物。无发热、咳嗽，无吞咽困难，无头痛、头昏、腹痛等不适，无视觉障碍。立即送往某市中心医院治疗，肢体乏力逐渐加重，至当日上午 12 时左右，左侧肢体已完全不能动，右侧上肢可床面平移，下肢可抬离床面。为求进一步诊治转至另一家医院，门诊以"肢体乏力查因"收入神经内科。起病以来，患儿精神、食纳欠佳，小便可自行排出，控制欠佳；大便未排，体重无明显变化。

▶ 既往史及个人史

患儿体质可，起病前 2 周有流涕 3～4 天。无手足口病接触史，无肝炎、结核、伤寒等传染病史及接触史。无心、肺、肝、肾等重要脏器疾病史。无外伤、手术、输血史。无药物、食物过敏史。按计划免疫程序实施预防接种。

▶ 入院体查

体温 37 ℃，脉搏 93 次/分，呼吸 22 次/分，血压 97/53 mmHg，血氧饱和度 98%。

患儿嗜睡，全身皮肤、巩膜未见黄染，无出血点及皮疹。浅表淋巴结无肿大，头颅、五官大小形态正常，眼睑无浮肿，双侧瞳孔等大等圆，直径约 3.0 mm，对光反射灵敏。唇红，咽红充血，双侧扁桃体Ⅱ°肿大，稍红，表面无脓性分泌物，口腔后壁未见疱疹。颈项抵抗阴性，双肺呼吸音粗，未闻及明显干、湿啰音。心音可，心率 93 次/分，律齐，无杂音。腹平软，未扪及明显包块，肝脾肋下未扪及，双肾区无叩痛，肠鸣音可。左上肢肌力 0 级，右上肢肌力 1 级，左下肢肌力 0 级，右下肢肌力 3 级。皮肤深浅感觉可，双足趾端触觉、痛觉存在。腹壁反射未引出，双膝反射未引出，巴氏征阴性。

▶ 辅助检查

（一）三大常规

1. 血常规：白细胞 8.6×10^9/L，淋巴细胞占比 14.0%，中性粒细胞占比 83.4%，血红蛋白 113.0 g/L。

2. 尿常规检查：结果正常。

（二）实验室检查

1. 血生化检查结果正常。

2. 血氨正常，血沉正常；降钙素原 0.02 ng/mL，免疫球蛋白指标正常。

3. 脑脊液常规及生化检查无异常。

4. 病原学检查：呼吸道病毒包括甲型流感病毒、乙型流感病毒、呼吸道合胞病毒、腺病毒及副流感病毒Ⅰ型、Ⅱ型、Ⅲ型检测，均为阴性；新型冠状病毒检测阴性；结核抗体阴性；肺炎支原体抗体滴度 1∶80；乙肝、丙肝检测结果正常。

5. 凝血功能 + DIC 全套检查结果：见表 2-4。

表 2-4　凝血功能 + DIC 全套检查结果

日期	PT（s）	PT-INR	APTT（s）	TT（s）	FIB（g/L）
6月1日	14.9	1.18	61.9	>100	2.32
6月2日	17.5	1.38	94.6	16.5	2.62
6月3日	13.5	1.08	34.8	15.8	2.5

（三）影像学检查

1. 腹部彩超：腹腔少量积液；肝、胆、胰、脾、双肾、双侧输尿管、膀胱未见异常声像。

2. 颅脑 + 脊髓 MRI 平扫 + 增强：脑实质未见明显异常；颈第 3～6 节段脊髓内异常信号，考虑脊髓水肿可能性大，建议治疗后复查。

3. 腰椎 MR 平扫 + 增强：未见明显异常。

（四）神经电生理检查

肌电图：左正中、左胫神经 F 波出现率下降。左尺、双腓总神经 F 波未引出。患儿病程短，可疑神经源性损害早期，建议复查。

治疗

给予补充B族维生素及维生素K_1，20%甘露醇、高渗钠脱水，输入人免疫球蛋白45 g及冰冻血浆200 mL。

初步诊断

1. 脊髓病变：急性脊髓炎。
2. 凝血功能异常。

远程会诊

诊断与鉴别诊断

（一）诊断思路

1. 定位诊断：8岁，女性，急性起病，临床表现以肢体乏力为主，定位诊断需考虑大脑、脑干、脊髓、周围神经及肌肉病变。患儿急性病程，双上肢疼痛、乏力起病，继而出现非对称性不完全性四肢瘫痪，轻度括约肌功能受累，无明显意识障碍，基本可排除大脑、脑干、周围神经病变。结合病程、既往无肌无力表现，考虑肌肉疾病的可能性不大。因此，可基本定位病变在脊髓。患儿四肢肌力均有受累，定位脊髓T2以上；根据双上肢肌张力及腱反射、感觉障碍情况，结合影像学检查结果，病变定位于颈3～6节段脊髓。

2. 定性诊断：患儿急性起病，迅速达到疾病的高峰，应考虑脊髓血管病变、急性炎症、外伤、中毒。家属未提供可疑外伤、中毒病史，故考虑脊髓外伤、中毒可能性不大。患儿无高血压、糖尿病等心血管疾病危险因素，腰椎穿刺未见明显血性脑脊液，考虑脊髓血管病变出血的可能性不大，但需行脊髓血管造影以进一步排查脊髓血管梗塞的可能。患儿2周前有上呼吸道感染病史，脊髓MRI提示水肿改变，均指向急性脊髓炎；临床表现为轻微、不完全的或显著不对称的脊髓功能障碍，符合急性部分性横贯性脊髓炎。有研究表明急性部分性横贯性脊髓炎是儿童多发性硬化症的预测因子。

（二）诊断及诊断依据

1. 诊断

急性部分性横贯性脊髓炎。

2. 诊断依据

（1）8岁女性患儿，急性起病。

（2）双上肢疼痛、乏力起病，继而出现非对称性不完全性四肢瘫痪。

（3）神经系统体格检查提示：左上肢肌力0级，右上肢肌力1级，左下肢肌力0级，右下肢肌力3级，双足背动脉搏动可扪及。双膝反射未引出，腹壁反射未引出。四肢及躯干未见感觉异常。双足趾端感觉正常，巴氏征阴性。

（4）辅助检查：脊髓MRI平扫+增强提示颈3～6节段脊髓内异常信号，考虑脊髓水肿可能性大；四肢肌电图提示左正中、左胫神经F波出现率下降。左尺、双腓总神经F波未引出（患儿病程短，提示周围神经源性早期损害可能性大，建议复查）。

（5）予静注人免疫球蛋白、维生素、脱水治疗后有效。

（三）需鉴别诊断的疾病

1. 脊髓血管病。

2. 视神经脊髓炎谱系疾病。

3. 急性炎症性脱髓鞘性多发性神经病。

4. 脊髓压迫症。

5. 脊柱结核或转移性肿瘤。

6. 儿童无脊柱骨折脱位的脊髓损伤。

▶ **处理建议**

1. 完善相关检查：视觉诱发电位（VEP）、下肢体感诱发电位（SEP）、运动诱发电位（MEP）、脊髓血管造影；病程2～7天腰椎穿刺复查脑脊液，包括脑脊液常规、生化、中枢神经系统脱髓鞘疾病抗体检测、脑脊液IgG

指数等；眼眶视神经 MRI 检测。

2. 皮质类固醇激素：首选甲泼尼龙冲击治疗，剂量 20 mg/（kg·d），连续使用 3～5 天或地塞米松静脉滴注，剂量 0.4～0.6 mg/kg，每日 2 次，连用 7～14 天；之后改口服泼尼松 1.0～1.5 mg/（kg·d），用药 2 周后每周减量 1 次，每次减 0.25 mg/kg，依次减完后停用，总疗程 1～2 个月。予钙剂预防骨质疏松。必要时予血浆置换，可选用 B 族维生素等营养神经的药物。

临床诊疗指南

急性脊髓炎又称急性横贯性脊髓炎（acute transverse myelitis，ATM），是由非特异性炎症引起的脊髓白质脱髓鞘病变或坏死，导致急性横贯性脊髓损害，是一种不同病因引起的综合征，多发生于感染之后，炎症常累及几个脊髓节段的灰白质及其周围的脊膜，以胸髓最易受累。

▶ 临床特点

（一）急性起病

常在发病后 4 小时至 2～3 天发展成至完全性截瘫。可发病于任何年龄，青壮年较常见，无性别差异，散在发病。发病前数日或 1～4 周常有发热、全身不适或上呼吸道感染症状，可有过劳、外伤及受凉等诱因。首发症状多为双下肢麻木、无力、病变节段所支配的区域神经根疼痛及感觉异常如束带感。

（二）运动障碍

早期常表现为脊髓休克，多发生在起病后 2～4 周或更长，表现为截瘫、肢体肌张力低和腱反射消失，无病理征。以胸髓受损害后引起的截瘫最常见，如颈段脊髓炎患者出现四肢瘫痪；C4 以上节段受累时，出现呼吸困难；颈膨大脊髓炎患者出现双上肢弛缓性瘫痪。而下肢为上运动神经元性瘫痪。

胸腰段脊髓炎患者出现下肢瘫痪；骶段脊髓炎患者出现马鞍会阴区感觉障碍，肛门反射和提睾反射消失，无明显肢体运动障碍和锥体束征。通常于2～4周后，逐渐过渡到痉挛性瘫痪，肌张力逐渐升高，尤以伸肌张力增高较明显，深反射出现，继而亢进，病理反射明显。与此同时，肌力也可能开始有所恢复，完全恢复需数周至数月时间，一些患者可终生瘫痪致残。

（三）感觉障碍

病变节段以下所有感觉缺失，在感觉消失水平上缘可有感觉过敏区或束带样感觉异常，随病情恢复感觉平面逐步下降，但较运动功能恢复慢。

（四）植物神经功能障碍

早期尿潴留，无膀胱充盈感，呈无张力性神经源性膀胱，膀胱充盈过度时出现充盈性尿失禁。当脊髓休克期过后，因骶髓排尿中枢失去大脑的抑制性控制，排尿反射亢进，膀胱内少量尿液即可引起逼尿肌收缩和不自主排尿，称为反射性尿失禁。如病变继续好转，可逐步恢复可控排尿能力。此外，脊髓休克期尚有大便干结，损害平面以下躯体无汗或少汗，皮肤干燥、苍白、发凉、立毛肌不能收缩等。

▶ **诊断要点**

1. 急性发病的脊髓运动、感觉和自主神经功能障碍。

2. 症状和体征累及双侧，但不一定对称。

3. 有明确的感觉平面。

4. 神经影像学检查排除脊髓压迫症（MRI/脊髓造影术）。

5. 脑脊液白细胞正常或增多，IgG指数降低或增高；脊髓MRI阴性或钆强改变。若发病早期无炎性反应证据，可于发病后2～7天重复腰椎穿刺和MRI检查。

6. 病情在发病4小时至数天达到高峰。

7. 急性部分性横贯性脊髓炎诊断标准：

（1）临床表现：①轻度感觉和（或）运动功能障碍；如果功能缺损严

重可以表现为双侧显著不对称；②感觉平面或半侧平面受累，或脊髓提示 MRI 典型脊髓炎改变；③病程在 4 小时至 21 天达高峰。

（2）排除其他病因。

（3）有或没有脊髓炎性反应证据。

▶ **治疗方案**

本病无特效治疗方案，主要包括减轻脊髓损害、防治并发症及促进功能恢复。

（一）药物治疗

1. 皮质类固醇激素：首选甲泼尼龙冲击治疗，剂量 20 mg/（kg·d），连续 3～5 天；或地塞米松静脉滴注，剂量 0.4～0.6 mg/kg，每日 2 次，连用 7～14 天。之后改口服泼尼松 1.0～1.5 mg/（kg·d），用药 2 周后每周减量 1 次，每次减 0.25 mg/kg，依次减完后停用，总疗程 1～2 个月。同时予钙剂预防骨质疏松。甲泼尼龙治疗能缩短疗程，改善预后，用药安全，且方法简便。

2. 静注人免疫球蛋白和血浆置换：必要时可予人免疫球蛋白静脉输注，可按 0.4 g/（kg·d）计算，连用 3～5 天。成人血浆置换治疗被证实有效。

3. 其他免疫抑制剂：对于复发脊髓炎患者，可考虑应用环磷酰胺、硫唑嘌呤和甲氨蝶呤治疗。

4. B 族维生素、维生素 C、ATP、辅酶 A、胞二磷胆碱、辅酶 Q10 等药物口服、肌内注射或静脉滴注，也可试用鼠神经生长因子治疗。

5. α-甲基酪氨酸可对抗酪氨酸羟化酶，减少去甲肾上腺素的合成，预防出血性坏死的发生。

6. 脱水剂：对于早期脊髓肿胀，可适量应用脱水剂，如 200 g/L 甘露醇或甘油果糖。

7. 可选用阿昔洛韦或更昔洛韦等进行抗病毒治疗。

8. 可选用血管扩张药物，如低分子右旋糖酐、尼莫地平等。

9. 并发感染者可合理应用抗菌药物。

（二）维持呼吸道通畅

急性上升性脊髓炎和高颈段脊髓炎可发生呼吸肌麻痹，轻度呼吸困难者可用化痰药和雾化吸入；重症呼吸困难应及时清除呼吸道分泌物，保持呼吸道通畅；必要时用人工呼吸机维持呼吸。

（三）预防并发症

1. 翻身、拍背，预防坠积性肺炎，瘫痪肢体应保持功能位。

2. 骨隆起处放置气圈，按摩皮肤，活动瘫痪肢体。

3. 对发红皮肤用70%乙醇轻揉，涂35 g/L安息香酊；发生褥疮者局部换药，加强营养，忌用热水袋。

4. 尿潴留阶段，在无菌操作下留置导尿管，每4小时放尿1次，并用1:5000呋喃西林溶液或40 g/L硼酸溶液或生理盐水冲洗膀胱，每日2次。鼓励患者多饮水，及时清洗尿道口分泌物和保持尿道口清洁。每周更换导尿管1次。发生泌尿道感染时使用抗生素。

5. 吞咽困难时应放置胃管。

6. 鼓励患者多吃含粗纤维的食物，出现便秘时可服用缓泻剂，必要时灌肠。

（四）康复治疗

早期进行康复训练，以改善机体血液循环，促进功能恢复和改善预后。

▶ **疾病研究进展**

急性脊髓炎病因尚不明确，大部分患者在发病前1～4周有疫苗接种或病毒感染史，但多数前驱感染在急性脊髓炎发病和症状出现之前已经完全消退，且在中枢神经系统中无法检测出感染因子，仅表现为脑脊液内炎性细胞数增高。这表明急性脊髓炎是由异常的自身免疫激活所引起，而分子模拟引起病原微生物针对自身抗原的交叉反应性免疫应答可能是该病发生的重要机制。同时,B细胞的多克隆激活或自身反应性T细胞的异常激活，可导致针对中枢神经系统的体液或细胞免疫功能紊乱，从而引起脊髓的炎性损害。

ATM 可表现为急性完全性横贯性脊髓炎（acute complete transverse myelitis，ACTM）和急性部分性横贯性脊髓炎（acute partial transverse myelitis，APTM）两种。ACTM 表现为受累脊髓平面完全或近乎完全功能障碍，APTM 则表现为轻微的、不完全的或显著不对称的脊髓功能障碍。ACTM 常提示视神经脊髓炎（neuromyelitis optica，NMO）、系统性疾病相关 ATM（systemic disease-related ATM，SD-ATM）和急性播散性脑脊髓炎（acute disseminated encephalomyelitis，ADEM）。APTM 发展为多发性硬化（multiple sclerosis，MS）的风险更高。

病案六 重症脑炎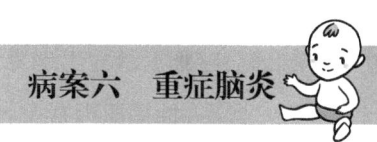

10岁女童,急性起病,反复发热,病程中出现频繁抽搐,伴意识障碍,基层医院血常规+CRP,脑脊液常规及生化,病原学及头部CT等检查均无明显异常发现,考虑为中枢神经系统感染,给予美罗培南、更昔洛韦抗感染,异烟肼、利福平、吡嗪酰胺诊断性抗痨,静注人免疫球蛋白调节免疫等处理,并先后给予苯巴比妥、咪达唑仑、地西泮、丙戊酸钠、左乙拉西坦片及丙泊酚止惊等对症支持治疗。患儿仍然反复发热、抽搐,病情无改善,病因不明确,治疗陷入困境。故而申请上级医院远程会诊协助诊断,明确病因,及时有效控制体温及惊厥,减少神经系统功能的进一步损害,降低中枢神经系统后遗症的发生概率。

病例介绍

▶ 一般资料

陈××,女,10岁。因"发热5天,抽搐3次"于2017年9月17日入院。

▶ 现病史

患者于入院前5天无明显诱因出现发热,体温热峰39.5 ℃,伴有寒战,无抽搐。病初时有恶心、头晕、头痛、全身酸痛,于某卫生院治疗,具体治疗不详,病情无好转,仍发热,但热峰有所下降。9月16日17时50分左右出现抽搐,表现为双眼上翻,口唇青紫,四肢强直抖动,牙关紧闭,口吐白沫，四肢甲床青紫，无大小便失禁，持续约5分钟，于某县人民医院就诊，给予地西泮、头孢呋辛、利巴韦林、喜炎平、小儿复方氨基酸治疗。当日19时、20时分别发作抽搐2次，表现同前，持续时间约1～2分钟，抽搐后嗜睡，继而出现意识障碍。为求进一步诊疗，急转诊至另一家医院，以"发热,抽搐原因待查:中枢神经系统感染？"收住院。患者自起病以来，精神反应差，睡眠欠佳，无呕吐、咳嗽、腹泻，大小便无异常，体重无明显变化。

▶ 既往史及个人史

患者系第1胎第1产，足月，因"羊水早破"剖宫产娩出，出生情况不详,无窒息抢救史。近3～4个月以来有与结核患者密切接触史,无药物、食物过敏史，无手术、外伤、输血史，无乙型肝炎、艾滋病等传染病接触史。按计划免疫程序接种疫苗。目前生长发育与正常同龄儿童相仿。

▶ 入院体查

体温38.1℃，心率117次/分，呼吸24次/分，血压107/67 mmHg。

浅昏迷，Glasgow评分8分（睁眼2分、语言1分、运动5分），血氧饱和度90%，精神反应差，偶见频繁眨眼，双上肢小抽动，全身皮肤无黄染、焦痂，浅表淋巴结无肿大，双侧瞳孔等大等圆，直径约2.5 mm，对光反射迟钝，颈项抵抗可疑阳性，未见三凹征，双肺呼吸音粗，未闻及干、湿啰音，心前区无隆起，心律齐，心音稍低钝，心脏各瓣膜听诊未闻及病理性杂音。腹平软，全腹未扪及肠型或包块，肝、脾未触及，肠鸣音正常，脊柱、四肢及外生殖器无畸形。双下肢肌张力增高,肌力检查不能配合,巴彬斯基征、查多克征、克氏征、布氏征阴性，戈登征、奥本汉姆征阴性，膝腱反射亢进，双侧肱二头肌、踝反射、腹壁反射未引出。

▶ 辅助检查

（一）实验室检查

1.血常规+CRP：多次检测均无明显异常。

2. 降钙素原：0.117 ng/mL。

3. 血电解质、肾功能：多次检测均无明显异常。

4. 心肌酶：① 9 月 17 日 CK 53 U/L，CK-MB 15 U/L，LDH 376 U/L；② 9 月 21 日 CK 389 U/L，CK-MB 19 U/L，LDH 326 U/L。

5. 脑脊液生化＋常规＋抗酸染色：无异常。

（二）微生物检查

1. 脑脊液、血液及痰培养：均为阴性。

2. 咽拭子：培养出肺炎支原体，菌落计数＜104/mL，为敏感菌。

3. 痰培养：白假丝酵母菌（+）。

4. 甲型流感病毒，乙型流感病毒，呼吸道合胞病毒，腺病毒，副流感病毒Ⅰ型、Ⅱ型、Ⅲ型检测均为阴性。

5. EB 病毒 DNA、巨细胞病毒 DNA 检测结果正常。

（三）影像学检查

1. 腹部立位片：无异常。

2. 床旁腹部超声：未见异常。

3. 头部 CT：未见异常。

▶ 治疗

（一）脱水治疗

9 月 17 日，甘露醇 1 g/kg，Q4 h。

9 月 18 日，输入血白蛋白后予甘露醇 1.3 g/kg，Q4h；呋塞米 10 mg，Q12h。

（二）止惊治疗

9 月 17 日，苯巴比妥 0.1 g，Q12 h；咪达唑仑 6 μg/（kg·min）。

9 月 18 日，反复抽搐，逐渐上调咪达唑仑至 8 μg/（kg·min）；予地西泮 5 mg，2 次；10 mg，1 次。

9 月 19 日，予地西泮静脉注射共 5 次；逐渐上调咪达唑仑至 10 μg/（kg·min）。

9月20日，予地西泮10 mg 1次，7 mg 1次；8∶40上调咪达唑仑至18.6 μg/（kg·min）；13∶34加用丙戊酸钠口服液31 mg/kg、左乙拉西坦片30 mg/kg；患者抽搐减少，血压降低至81/39 mmHg，18∶24逐渐下调咪达唑仑至10.96 μg/（kg·min）。

9月21日，予丙泊酚0.2 g，5 mL/h持续泵入，患者抽搐频率未减少，1∶10上调丙泊酚至10 mL/h。予苯磺顺阿曲库铵2次解痉。

（三）抗感染治疗

9月17日，予美罗培南、更昔洛韦进行抗感染治疗。

9月20日，予人免疫球蛋白400 mg抑制炎症反应，加用异烟肼、利福平、吡嗪酰胺行诊断性抗痨治疗。

（四）对症治疗

对症治疗：予地塞米松、奥美拉唑、葡萄糖酸钙、三磷酸腺苷、蛇毒血凝酶、酚磺乙胺、氨甲苯酸、异丙嗪、氯丙嗪等药物进行治疗。

经上述治疗后，患者仍然反复发热、抽搐。

初步诊断

1. 中枢神经系统感染：结核性脑炎？病毒性脑炎？隐球菌性脑炎？

2. 肺炎。

3. 轻度低钠血症。

4. 低钙血症。

远程会诊

诊断与鉴别诊断

（一）诊断思路

10岁女性患者，急性起病，反复发热，病程中出现频繁抽搐，伴意识障碍，定位诊断考虑为颅内中枢神经系统病变。因患者病初及病程中有反复发热，遵循神经科疾病定性诊断"Midnights"原则，定性诊断指向感染（infection）及炎症（inflammation）；感染方面考虑重症脑炎，但患者脑脊液检查无明显异常，且未找到明确颅内感染的病原学依据，病程中频繁抽搐，常规止惊药物难以控制，须警惕热性感染相关性癫痫综合征（febrile infection-related epilepsy syndrome，FIRES）。

（二）诊断及诊断依据

1. 诊断

FIRES？重症脑炎？

2. 诊断依据

（1）FIRES诊断依据：①患儿急性起病，病程中有发热；②头部CT未见明显异常，脑脊液检查无明显异常，未找到明确颅内感染的病原学依据；③给予强力抗细菌、抗病毒及诊断性抗结核等治疗后仍频繁抽搐，且常规止惊药物难以控制，须考虑热性感染相关性癫痫综合征的可能。

（2）重症脑炎诊断依据：① 10岁女孩，因"发热5天，抽搐3次"入院；②临床症状：以发热等感染症状为首发症状，病程中出现抽搐，伴意识障碍，给予苯巴比妥、地西泮及咪达唑仑止惊，丙戊酸＋左乙拉西坦抗癫痫及丙泊酚、阿曲库铵等治疗，仍有频繁抽搐；③查体：浅昏迷，双侧瞳孔等大等圆，直径约2.5 mm，对光反射迟钝，颈项抵抗可疑阳性，膝腱反射亢进，双侧肱二头肌、踝反射、腹壁反射未引出；④辅助检查：PCT、CRP稍高，头部CT及CSF生化、常规、培养、抗酸染色等均无特殊阳性发现。

（三）需鉴别诊断的疾病

1. 结核性脑膜炎。

2. 自身免疫性脑炎。

3. 急性播散性脑脊髓炎。

4. 毒鼠强中毒。

▶ 处理建议

1. 完善脑电图、脑 MRI 等检查，追踪乙脑病毒抗体检查结果，酌情复查脑脊液。

2. 继续静注人免疫球蛋白 IVIG 400 mg/（kg·d）治疗，可达 5 天，可用甲泼尼龙琥珀酸钠 20 mg/（kg·d）冲击治疗。

3. 做好危重病人目标管理，控制平均动脉压、血压、血气、血电解质在适宜范围，加强液体管理，建议停用丙泊酚、肌肉松弛剂，可考虑用 3% 氯化钠、人血白蛋白、多巴胺等治疗。

临床诊疗指南

热性感染相关性癫痫综合征是近年来新提出的一种癫痫综合征，虽然尚未得到国际抗癫痫联盟的认可，但在国内外引起了广泛关注。该综合征最早于 1986 年由 1 名日本学者提出，病初为各种病原体引起的发热感染，但后面均出现难治性部分性癫痫，故当时称其为"急性脑炎伴难治性反复性部分性癫痫"。随后不同国家及地区均有相关报道，命名方式各有不同，如特发性灾难性癫痫性脑病、假性脑炎引起的难治性癫痫持续状态、学龄期儿童恶性癫痫性脑病、发热诱导的学龄期儿童难治性癫痫性脑病等，直至 Van Baalen 等提出"热性感染相关性癫痫综合征"这一名词，其英文缩写"FIRES"形象地反映了该综合征的急性、恶性特征，故沿用至今。

▶ 临床表现

1. 发病前神经发育正常，发病年龄以 2～17 岁最常见，平均 8 岁，男童多于女童，96% 的患者癫痫发作前有发热史，多为非特异性上呼吸道感染。

2. 首次癫痫发作出现在发热后 2 周内（平均 4～5 天），癫痫发作类型主要为局灶或继发全身性，通常为复杂部分性发作，如咀嚼运动、头侧位偏斜，部分患者面部颊周肌肉痉挛、口部阵挛性抽搐和流涎。

3.癫痫出现后不久（通常在24小时内），迅速恶化为癫痫持续状态（SE）或发作频率增加（每天数十次至数百次）。

4.发作间期意识不清，表现为嗜睡，甚至昏迷。

5.急性期经历数周或数月后，SE最终减少或停止，病人意识逐渐恢复，进入慢性期。

6.慢性期表现为难治性部分性癫痫、认知功能减退、运动功能障碍。

7.病程多为双相性，绝大多数患者直接从急性期进入慢性期，中间无静止期。

▶ 诊断要点

（一）必备条件

1.急性惊厥发作或意识障碍，既往发育正常，无癫痫病史。

2.表现为难以控制的SE，需长时间（≥2周）静脉使用麻醉药，如巴比妥或苯二氮卓类，EEG呈暴发抑制昏迷图形。

3.急性期后转换为难治性癫痫，中间缺乏静止期。

（二）支持条件

1.出现神经系统症状前2～10天有发热病史。

2.急性期持续发热。

3.仅有轻微脑脊液细胞数增加及炎性改变。

4.EEG：急性期为背景慢波，慢性期为多灶放电，发作期为不同起源部位的痫性放电和频繁全面泛化。

5.MRI：除少部分患者T2 FLAIR可显示内侧颞叶呈高信号改变外，MRI无特异性变化。

6.严重的中枢神经系统后遗症：认知损伤，精神异常，记忆障碍，少数有运动障碍。

▶ 治疗方案

1. 抗癫痫药物治疗：多数抗癫痫药物（antiepileptic drugs，AEDs）治疗无效，大剂量苯巴比妥维持治疗对大部分患者有效。

2. 免疫调节治疗：包括激素、静注人免疫球蛋白和血浆置换等。

3. 生酮饮食：生酮饮食在急性期有效，但90%的患者随访期均出现了难治性癫痫，其在FIRES中的应用价值值得进一步研究。

4. 迷走神经刺激。

5. 其他：低温治疗等。

▶ 疾病研究进展

该病具体发病机制尚不明确。目前认为其发病机制可能与炎症介导、免疫机制、遗传机制及代谢性疾病或线粒体功能障碍等有关。新近研究认为FIRES患者的预后与其发病年龄和暴发抑制昏迷时间有关，年龄越小，暴发抑制昏迷时间越长，认知功能越差；急性期脑电图显示致痫灶数量、MRI异常情况和机械通气时间与预后无关。有研究认为多灶性海马和新皮质损伤可能是导致FIRES患者无静止期存在的、广泛致痫网早期形成的原因。另外，电休克疗法可作为FIRES患者难治性SE阶段的一种选择性疗法。

病案七　自身免疫性脑炎

4岁10个月男童，急性起病，发热、意识障碍、抽搐，且进行性加重。影像学检查提示左侧颞枕顶叶皮质异常信号，病变可定位在皮层（左侧颞枕顶叶），脑脊液白细胞数轻度增高。初步诊断考虑左侧颞枕顶叶皮质病变性质待查：自身免疫相关性脑炎？继发中枢性血管炎？线粒体脑肌病？颅内感染？给予阿昔洛韦抗病毒以及脱水降颅压、单唾液酸四己糖神经节苷脂营养神经及高压氧康复治疗，病情好转，临床症状改善，复查头颅 MRI 左侧颞顶枕叶皮质不规则异常信号较前明显，考虑病变趋向于软化灶改变。基层医院对颞顶枕叶病变性质的诊断存在疑惑，病程达到3周后脑脊液检查显示白细胞数仍轻度异常，故而申请上级医院远程会诊以明确诊断颅内病变性质，同时指导进一步的检查及治疗，以免延误诊治，并减少神经系统功能损害及后遗症的发生。

病例介绍

一般资料

彭××，男，4岁10个月。因"发热1天，意识障碍伴抽搐4小时"于2018年3月15日初次入院。

现病史

家属代诉：患儿入院前1天洗澡受凉后出现流涕，未予处理；入院当天出现发热，体温38℃，伴咳嗽，无寒战、抽搐，无喘息、气促。当日在幼儿园时头部右侧碰撞桌面，无血肿，无呕吐，精神稍差，回家后尚能玩耍，傍晚时出现精神行为异常伴意识障碍，表现为神志淡漠，不喜言语，夹菜不稳，步态紊乱，小便失禁。晚间抽搐1次，表现为双眼凝视，呼之不应，口唇略发绀，牙关紧闭，四肢无强直及抖动，无口吐泡沫，持续约十几秒后自行缓解，无呕吐、头痛。为求进一步诊治再次来医院看急诊，急诊过程中再次发生抽搐1次，表现同前，以"抽搐查因"收入院。患儿起病以来精神食纳差，大便未解，尿量可。

▶ 既往史及个人史

患者系第2胎第2产，足月剖宫产，出生体重2.85 kg，无产伤及窒息史。2016年2月因"多饮、多尿"就诊于温州市某医院，确诊为"儿童糖尿病"。近1年来共发生酮症酸中毒4次。2017年12月22日至2017年12月31日因"反复多饮、多尿1年余，腹痛8小时，呕吐5次"在神经内科住院，诊断为：①儿童糖尿病，糖尿病酮症酸中毒（中度），电解质紊乱（低钙血症）；②脓毒血症；③急性胰腺炎；④氮质血症。经降血糖、维持水电解质平衡、抗感染等对症治疗后，病情稳定出院。患儿既往体质差，无肝炎、结核、伤寒等传染病史及接触史，无输血、手术、外伤史及药物过敏史。按计划免疫程序进行预防接种。出生后母乳喂养，生长发育与智力发育与同龄儿无异。

▶ 入院体查

体温36.8℃，脉搏116次/分，呼吸28次/分，血压80/52 mmHg，体重20 kg。

急性病容，发育正常，营养中等，神志模糊，GCS评分为9分，精神差，体查不配合。左足大拇指根部及第2足趾尖见淡红色疱疹各1颗，浅表淋巴结无肿大。头颅五官无畸形，面色稍苍白，双眼睑无浮肿，眼结膜无充血，双侧瞳孔等大等圆，直径约3.5 mm，对光反射灵敏，外耳道无异常分泌物,听力检测正常,鼻腔通畅,无异常分泌物,无鼻翼扇动,口唇无发绀,咽充血,双侧扁桃体Ⅰ°肿大,未见脓性分泌物。颈软,无颈强直,甲状腺无肿大。胸廓两侧呼吸运动对称,无呼吸困难及三凹征,双肺呼吸音粗,右下肺可闻及少许细湿啰音。心前区无隆起,无异常搏动,心尖搏动位于左侧第五肋间乳线外约0.5 cm,无震颤及心包摩擦感,心率116分/次,律齐,心音有力,无杂音。腹平软,未见胃肠型及蠕动波,肝、脾肋下未扪及,肠鸣音稍活跃。肛门及外生殖器未见异常。脊柱及四肢正常无畸形,关节无肿胀变形,活动自如,双下肢无水肿,四肢末端温暖,毛细血管充盈时间(CRT)2秒。双下肢肌张力稍增高,肌力无法测量,克氏征、布氏征阴性,右侧巴氏征可疑阳性,左侧巴氏征阴性。

▶ 辅助检查

(一)三大常规

1.血常规检查结果:见表2-5。

表2-5　血常规检查结果

日期	WBC ($\times 10^9$/L)	RBC ($\times 10^{12}$/L)	N (%)	L (%)	HGB (g/L)	PLT ($\times 10^9$/L)	CRP (mg/L)	PCT (ng/mL)
3月15日	6.35	4.21	81.71	8.22	116	205	4.77	0.01
3月16日	6.54	4.19	86.31	7.32	111	184	3.08	—
3月17日	4.25	—	60.40	25.20	113	183	—	—
3月25日	4.99	—	39.70	48.90	123	377	—	—

2.尿常规:结果显示尿葡萄糖(++),酮体(-),其余无异常。

(二)实验室检查

1.脑脊液常规及生化检查结果:见表2-6。

表 2-6 脑脊液常规及生化检查结果

日期	颜色	凝块	潘氏试验	细胞总数（×10⁶/L）	白细胞（×10⁶/L）	蛋白（g/L）	氯（mmol/L）	葡萄糖（mmol/L）	抗酸染色
3月16日	无色	无	阴性	20	8	0.08	120.4	5.63	—
3月21日	无色	无	阴性	40	20	0.50	117.4	4.16	—
4月5日	无色	无	阴性	33	17	0.44	116.1	6.99	—

2. 脑脊液培养无细菌生长。

3. 血生化：葡萄糖 9.99 mmol/L，血清总二氧化碳 20.00 mmol/L，乳酸脱氢酶 288.00 U/L，肌酸激酶 194.00 U/L，α-羟丁酸脱氢酶 253.00 U/L，肌酸激酶同工酶 21.00 U/L，肌红蛋白 84.00 μg/L。血电解质、肾功能、淀粉酶、胆碱酯酶、凝血功能检查正常。降钙素原 0.21 ng/mL。

4. 血气分析：pH 7.417，PCO_2 34.1 mmHg，PO_2 56.6 mmHg，HCO_3^- 21.5 mmol/L，BE -2.52 mmol/L，SaO_2 89.4%，Na^+ 135.2 mmol/L，K^+ 4.11 mmol/L，Ca^{2+} 1.253 mmol/L，Glu 7.2 mmol/L。改善通气后复查血气分析：pH 7.421，PCO_2 33.6 mmHg，PO_2 100.6 mmHg，HCO_3^- 21.4 mmol/L，BE -2.39 mmol/L，SaO_2 97.8%，Na^+ 125.9 mmol/L，K^+ 4.44 mmol/L，Ca^{2+} 1.392 mmol/L，Glu > 30.0 mmol/L。

5. 糖化血红蛋白 5.70%。血糖、肝功能、心肌酶、血脂、血电解质、抗链球菌溶血素O（ASO）、类风湿因子（RF）、C-反应蛋白（CRP）检查结果均正常。血清铁 2.00 μmol/L，血清锌 4.50 μmol/L。巨细胞病毒 IgM、单纯疱疹病毒1型、2型 IgM、肺炎支原体抗体、肠道病毒71型抗体均为阴性。后续复查中，血糖升高，从 7.9 mmol/L 升高至 21.3 mmol/L。

6. 代谢筛查：血氨基酸和酰基肉碱谱分析提示多种氨基酸降低，提示继发性营养不良。尿液有机酸分析结果：3-羟基丁酸 -255.7，乙酰乙酸 -216.4，乙酰乙酸 0.9，苏氨酸 14.94 μm，脯氨酸 210.40 μm。

（三）影像学检查

1. 胸部DR：胸廓对称，肋骨未见明确骨质异常；双侧肺野纹理清楚，未见明确实变影，纵隔影不宽，心影不大，双侧肋膈角锐利。

2.头颅 MRI：左侧颞枕顶叶皮质见不规则大片状稍长 T1 稍长 T2 信号，T2 FLAIR 呈高信号，DWI 为高信号，ADC 为低信号，增强未见明显强化，相应病变区域血管较对侧增多、增粗。其余脑实质内未见明显异常信号灶及强化灶。脑室池无受压变形，中线结构无偏移。脑沟裂无增宽。副鼻窦见长 T2 信号。

3.治疗 5 天后复查显示：左侧颞枕顶叶病变较前好转，伴脑膜强化，考虑病毒性脑膜脑炎，可疑线粒体脑病，建议结合临床；右侧横窦局限性细小，考虑发育变异。头颅 MRA 检查结果显示脑基底动脉环结构完整，左侧大脑中动脉及大脑后动脉分支较对侧增多，其主干均较对侧粗大，其余动脉及其分支未见明显狭窄、扩张及畸形血管团形成。

4.治疗 12 天后复查头颅 MRI+DWI，结果显示左侧颞顶枕叶皮质不规则异常信号较前明显，考虑病变趋向于软化灶改变，副鼻窦炎较前好转，两侧中耳乳突新出现长 T2 信号。

目前患者一般情况好，无发热、抽搐等不适，智力、运动等发育良好。

▶ 治疗

1.阿昔洛韦抗病毒、脱水降颅压。

2.单唾液酸四己糖神经节苷脂营养神经。

3.高压氧康复治疗。

▶ 初步诊断

1.左侧颞枕顶叶皮质病变原因待查：

（1）自身免疫相关性脑炎？

（2）继发中枢性血管炎？

（3）线粒体脑肌病？

（4）颅内感染？

2.急性脑损伤。

3.儿童糖尿病。

4.支气管肺炎。

5.副鼻窦炎。

远程会诊

诊断与鉴别诊断

(一)诊断思路

1.定位诊断:患者有意识障碍,有抽搐发作,GCS评分9分,影像学检查提示左侧颞枕顶叶皮质异常信号,病变可定位在皮层(左侧颞枕顶叶);脑脊液白细胞数轻度增高,头颅MRI提示脑膜强化,病变可定位在脑膜。

2.定性诊断:患儿为急性病程,进展快,结合病史,不考虑外伤、神经系统变性疾病或肿瘤,须考虑炎症(感染、免疫)、中毒、血管及代谢性疾病的可能。

(1)免疫因素:患者急性起病,起病前有感染性疾病史,有抽搐发作,意识水平下降,语言、运动障碍以及异常行为等临床表现,脑脊液白细胞数增多,头颅MRI提示左侧颞顶枕叶皮层异常信号,须考虑自身免疫性脑炎的可能。

(2)感染因素:患儿起病前有呼吸道感染,伴发热,脑脊液白细胞轻度增高,血生化检查基本正常,不考虑细菌、真菌、结核感染。不完全排除病毒感染的可能,但患儿外周血象不支持病毒感染,且病毒性脑炎自然病程一般为2周,而该患儿病程近3周时脑脊液细胞数仍为轻度异常,为不支持点;患儿颅内病灶颞叶病变明显,需警惕单纯疱疹病毒感染的可能,但单纯疱疹病毒脑炎顶枕叶受累少见,后期多合并皮层坏死及出血,而该患儿单纯疱疹病毒IgM抗体阴性,病毒性脑炎依据不足,必要时可完善脑脊液高通量测序进一步排除。

(3)中毒因素:影像学改变多为对称性病变,常合并多系统损害,但该患儿无明显毒物接触史,因此,不考虑中毒性疾病。

（4）血管因素：患儿头颅 MRI 及 MRA 提示病变区域血管增多、增粗，结合影像学检查不支持缺血及出血性卒中，需考虑中枢神经系统血管炎发生的可能。中枢神经系统血管炎分为原发性和继发性，该患儿有明确感染病史，须考虑感染相关继发性中枢神经系统血管炎的可能。

（5）代谢因素：患儿感染后起病，病情进展快，但血尿有机酸代谢筛查为阴性，颅内为非对称性病灶，故不考虑有机酸代谢病；结合患儿头颅 MRI 无深部核团受累，主要为后头部为主的皮层病变，须警惕线粒体脑肌病伴乳酸酸中毒和卒中样发作。

（二）诊断与诊断依据

1.诊断

左侧颞顶枕叶病变性质待查：自身免疫性脑炎？继发性中枢神经系统血管炎？线粒体脑肌病？

2.诊断依据

（1）自身免疫性脑炎：患儿急性起病，起病前有感染性疾病史，有抽搐发作，意识水平下降，语言、运动障碍及异常行为等临床表现，脑脊液白细胞数轻度升高，头颅 MRI 提示左侧颞顶枕叶皮层异常信号，考虑自身免疫性脑炎可能性大，建议进一步完善脑脊液自身免疫性脑炎相关抗体检查。

（2）继发性中枢神经系统血管炎：患儿起病急，起病前有呼吸道感染，头颅 MRI 及 MRA 均提示病变区域血管增多、增粗，需考虑继发性中枢神经系统血管炎的可能，建议进一步完善血沉、血管炎全套及抗核抗体、抗中性粒细胞胞浆抗体（antineutrophil cytoplasmic antibody，ANCA）等自身抗体谱检查。

（3）线粒体脑肌病：患儿感染后起病，病情进展快，头颅 MRI 可见跨供血区域的、以后头部为主的皮层病变，无深部核团受累，须警惕线粒体脑肌病伴乳酸酸中毒和卒中样发作，但患儿既往无明显运动不耐受及体格发育迟缓，可进一步完善血液及脑脊液乳酸、线粒体疾病相关核基因及环状基因检测。

（三）需鉴别诊断的疾病

1. 颅内生殖细胞肿瘤。

2. 单纯疱疹病毒性脑炎。

▶ **处理建议**

（一）实验室检查

完善脑脊液自身免疫性脑炎抗体、免疫全套、补体 C3 和 C4、血沉、血管炎全套、自身抗体谱、血液及脑脊液乳酸检查，完善胸腹部 CT 检查排除肿瘤性疾病，必要时完善线粒体疾病相关核基因及环状基因检测。

（二）下一步治疗

患儿目前病程 3 周余，已过急性期，无抽搐发作，已予抗病毒治疗 24 天，建议继续康复治疗，定期复查头颅 MRI 以明确病灶变化情况，完善脑电图检查进一步评估脑功能。可暂不予预防性抗癫痫治疗。

临床诊疗指南

自身免疫性脑炎（autoimmune encephalitis，AE）泛指一类由自身免疫机制介导的脑炎，但一般特指抗神经抗体相关的脑炎，如抗 NMDA 受体脑炎等。AE 合并相关肿瘤者，称为副肿瘤性 AE。自身免疫性脑炎主要通过体液或者细胞免疫反应介导中枢神经系统损伤，肿瘤和前驱感染事件常常是 AE 的诱因。AE 发病率占脑炎的 10%～20%。

AE 相关的抗神经抗体包括两类：①抗细胞内抗原抗体，包括 Hu、Ma2、GAD、CV2 等，它们通过细胞免疫反应引起不可逆神经元损害，多与肿瘤相关，免疫治疗效果差；②抗细胞表面抗体，包括 NMDAR、AMPAR、LGI1 等，通过体液免疫引起相对可逆的神经元功能障碍，免疫治疗效果良好。广义上，急性播散性脑脊髓炎、Bickerstaff 脑干脑炎等也属于 AE 范畴。

▶ **临床特点**

（一）前驱症状

可有发热、头痛等非特异性前驱症状。

（二）主要症状

包括精神行为异常、认知障碍、记忆力下降、癫痫发作、言语障碍、运动障碍、不自主运动、意识水平下降、自主神经功能障碍等。

（三）其他伴随症状

包括睡眠障碍，中枢神经系统局灶性损害，脑干、小脑症状以及周围神经和神经肌肉接头受累症状等。

（四）分型

临床可分为 3 种主要类型：

1. 抗 NMDAR 脑炎，是 AE 的最主要类型，约占 AE 患者的 80%，其特征性临床表现符合弥漫性脑炎。

2. 边缘性脑炎，以精神行为异常、颞叶癫痫和近记忆力障碍为主要症状，常见边缘性脑炎有抗 LGI1 抗体、抗 GABABR 抗体与抗 AMPAR 抗体相关的脑炎。

3. 其他类型 AE，包括莫旺综合征、抗 DPPX 抗体相关脑炎、抗 IgLON5 抗体相关脑病、自身免疫性小脑性共济失调等。

▶ **诊断要点**

（一）临床表现

急性或者亚急性起病（＜3 个月），具备以下一个或者多个神经精神症状或者临床综合征。

1. 边缘系统症状：近事记忆减退、癫痫发作、精神行为异常，3 个症状中有一个或者多个。

2. 脑炎综合征：有弥漫性或者多灶性脑损害的临床表现。

3. 基底节和（或）间脑/下丘脑受累的临床表现。

4. 精神障碍，经精神心理专科会诊，认为不符合非器质性疾病。

（二）辅助检查

具有以下一个或者多个辅助检查发现，或合并相关肿瘤。

1. 脑脊液异常：脑脊液白细胞增多（$> 5 \times 10^6/L$）；或脑脊液细胞学呈淋巴细胞性炎症；或脑脊液寡克隆区带阳性。

2. 神经影像学检查或者电生理异常：MRI边缘系统T2或者FLAIR异常信号，单侧或者双侧，或者其他区域的T2或者FLAIR异常信号（除外非特异性白质改变和卒中）；或者PET边缘系统高代谢改变；或者多发皮质和（或）基底节的高代谢；或者EEG异常：局灶性癫痫或者癫痫样放电（位于颞叶或者颞叶者以外），或者弥漫或者多灶分布的慢波节律。

3. 与AE相关的特定类型的肿瘤：如边缘性脑炎合并小细胞肺癌，抗NMDAR脑炎合并畸胎瘤等。

（三）确诊实验

抗神经元表面抗原的自身抗体阳性。抗体检测主要采用间接免疫荧光法（indirect immunofluorescence assay，IFA）。基于细胞底物的实验（cell based assay，CBA）具有较高的特异性和敏感性。应尽量对患者的配对脑脊液与血清标本进行检测，脑脊液与血清的起始稀释滴度分别为1∶1与1∶10。

（四）合理排除其他病因

可能的AE：符合上述"诊断要点"中的第一、二和三项。

确诊的AE：符合上述"诊断要点"中的第一、二、三和四项。

▶ 治疗方案

（一）免疫治疗

分为一线免疫治疗、二线免疫治疗和长程免疫治疗。一线免疫治疗药物包括糖皮质激素、静脉注射免疫球蛋白（intravenous immunoglobulin,

IVIG）和血浆置换；二线免疫治疗药物包括利妥昔单抗与静脉用环磷酰胺，主要用于一线免疫治疗效果不佳的患者；长程免疫治疗药物包括吗替麦考酚酯与硫唑嘌呤等，主要用于复发病例，也可用于一线免疫治疗效果不佳的患者和不合并肿瘤的抗 NMDAR 脑炎患者。对可能的 AE，也可酌情试用一线免疫治疗药物。

1. 糖皮质激素：一般采用大剂量糖皮质激素冲击治疗，甲泼尼龙 1000 mg/d（儿童每日 15～30 mg/kg）连续使用 3～5 天后，改为泼尼松（60 mg，儿童每日 1.5～2 mg/kg）口服维持并逐渐减量，激素总疗程为 3～6 个月。在减停激素的过程中需要评估脑炎的活动性，注意病情波动与复发。

2. IVIG：按 2 g/kg 的总量，分 3～5 天静脉滴注。对于重症患者建议联合使用激素，可每隔 2～4 周重复应用 IVIG。重复或者多轮使用 IVIG 的方案适用于重症和复发病例。

3. 血浆置换：可与激素联合使用。在 IVIG 之后不宜立即进行血浆置换。对于脑脊液抗体阳性而血清抗体阴性的病例，血浆置换的疗效有待证实。

4. 利妥昔单抗：按 375 mg/m^2 体表面积静脉滴注，每周 1 次，根据外周血 CD 20 阳性的 B 细胞水平，共给药 3～4 次，至清除外周血 CD 20 细胞为止。如果一线免疫治疗无显著效果，可以在其后 1～2 周使用利妥昔单抗。

5. 环磷酰胺：按 750 mg/m^2 体表面积静脉滴注，滴注时间 1 小时以上，每 4 周 1 次。病情缓解后停用。

6. 吗替麦考酚酯：剂量 1000～2000 mg/d，疗程至少 1 年。主要用于复发病例，也可用于一线免疫治疗效果不佳的 AE 患者，以及未发现肿瘤的重症抗 NMDAR 脑炎患者。

7. 硫唑嘌呤：口服 100 mg/d，疗程至少 1 年。主要用于预防复发。

（二）合并肿瘤的治疗

对合并肿瘤者应由相关专科予手术、化疗或放疗等综合抗肿瘤治疗，在抗肿瘤治疗期间一般需要维持对 AE 的免疫治疗，以一线免疫治疗为主。对于未发现肿瘤的抗 NMDAR 脑炎患者，建议于起病 4 年内每 6～12 个月进行 1 次盆腔超声检查以排查肿瘤。

（三）对症支持治疗

对于癫痫发作者，应尽早加用广谱抗癫痫药物，但 AE 癫痫发作通常抗癫痫药物治疗效果较差。恢复期 AE 患者一般不需要长期维持抗癫痫药物治疗，精神症状严重者应及时加用精神类药物。须注意药物对意识水平的影响以及锥体外系不良反应，免疫治疗起效后应及时减停抗精神病药物。通气不足时予气管插管、辅助人工通气；严密监测生命体征，维持内环境平衡；防止继发呼吸道或泌尿系感染、褥疮等。

（四）康复治疗

病情稳定后应积极采取综合康复治疗，促进功能恢复。

AE 患者在症状好转或者稳定 2 个月以上重新出现症状，或者症状加重（改良 Rankin 评分增加 1 分及以上）者视为复发。抗 NMDAR 脑炎患者复发率为 12.0%～31.4%，可以单次复发或者多次复发，复发间隔时间平均为 5 个月，通常复发时病情较首次发病时轻，不伴肿瘤的患者和未应用二线免疫治疗的患者复发率较高。

AE 总体预后良好。80% 左右的抗 NMDAR 脑炎患者功能恢复良好，病死率为 2.9%～9.5%。

▶ 疾病研究进展

抗 NMDAR 脑炎是由抗 NMDAR 抗体介导的自身免疫性脑炎，是自身免疫性脑炎的最主要类型。

（一）临床表现

1. 儿童、青年多见，女性多于男性。

2. 急性起病，多在 2 周至数周内达高峰。病前可有发热和头痛等前驱症状。

3. 主要表现为精神行为异常、癫痫发作、近事记忆力下降、语言障碍 / 缄默、运动障碍 / 不自主运动，意识水平下降 / 昏迷、自主神经功能障碍等。自主神经功能障碍包括窦性心动过速、心动过缓、泌涎增多、中枢性低通气低血压和中枢性发热等。

4. 中枢神经系统局灶性损害的症状，如复视、共济失调等。

（二）辅助检查

1. 脑脊液压力正常或升高，白细胞数轻度升高或正常，少数超过 100×10^6/L，脑脊液细胞学呈淋巴细胞性炎症，可见浆细胞，蛋白轻度升高，寡克隆区带可呈阳性，脑脊液抗 NMDAR 抗体阳性。

2. 头颅 MRI 多数无明显异常，或仅有散在的皮质、皮质点片状 FLAIR 高信号；部分患儿可见边缘系统 FLAIR 和 T2 高信号，病灶分布可超出边缘系统的范围。

3. 头部 FDG-PET/CT 可见代谢异常，以双侧枕叶代谢明显减低为主要特点。

4. 脑电图多呈弥漫或者多灶的慢波，偶尔可见癫痫波，异常 δ 刷是该病较特异性的脑电图改变，多见于重症患者。

5. 卵巢畸胎瘤在青年女性患者中较常见，儿童较少合并肿瘤，卵巢超声和盆腔 CT 有助于发现卵巢畸胎瘤。

（三）诊断标准

确诊抗 NMDAR 脑炎需要符合以下 3 项：

1. 有 6 项主要症状中的 1 项或者多项：①精神行为异常或认知障碍；②言语障碍；③癫痫发作；④运动障碍 / 不自主运动；⑤意识水平下降；⑥自主神经功能障碍或中枢性低通气。

2. 抗 NMDAR 抗体阳性，建议以脑脊液 CBA 法抗体阳性为准。若仅有血清标本可供检测，除了 CBA 结果阳性，还需要采用 TBA 与培养神经元进行 IFA，予以最终确认。

3. 排除其他疾病。

拟诊抗 NMDAR 脑炎须同时满足以下 3 项标准：

1. 急性或亚急性起病（病程 < 3 个月），临床表现具备 6 项主要症状中的至少 4 项：①精神行为异常或认知障碍；②言语障碍；③癫痫发作；④运动障碍/不自主运动；⑤意识水平下降；⑥自主神经功能障碍或中枢性低通气。

2. 至少有其中 1 项辅助检查的异常发现：①异常脑电图（弥漫或者局灶的慢波、痫样放电、异常 δ 刷）；②脑脊液细胞数增多（白细胞 > 5 个 /mm^3）或出现寡克隆区带。

3. 排除其他可能的病因。

▶ **治疗方案**

同自身免疫性脑炎治疗方案，主要为免疫治疗，免疫治疗程序见图 2-1。

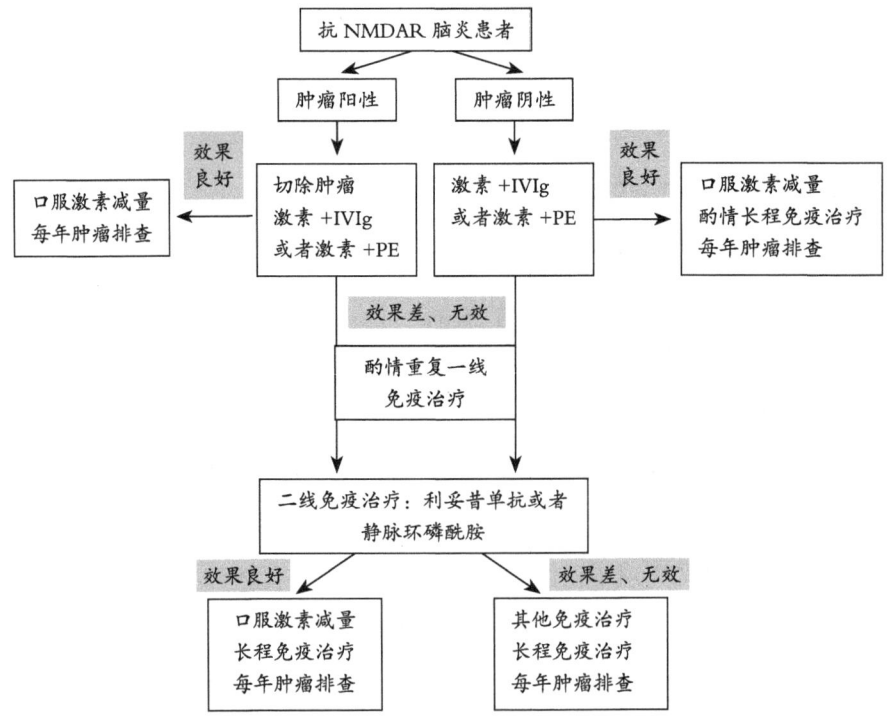

图 2-1 抗 NMDAR 脑炎的免疫治疗程序

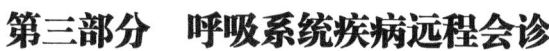

第三部分　呼吸系统疾病远程会诊

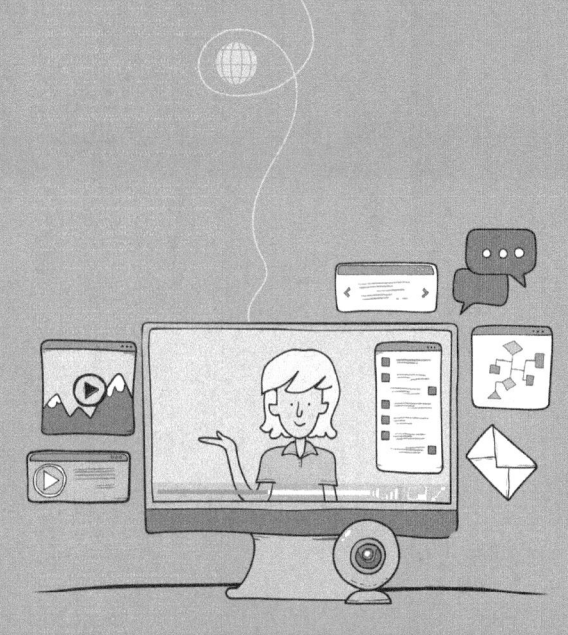

儿科远程会诊病案精选

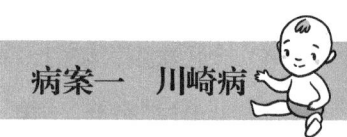

病案一 川崎病

11月龄男婴,急性起病,临床表现为发热8天,发热第3天出现胸背部及四肢皮肤散在红疹,压之褪色,颈部淋巴结肿大,双球结膜充血,草莓舌,四肢末端有硬性水肿。基层医院辅助检查提示白细胞升高,中性粒细胞升高,CRP明显升高,轻度贫血,转氨酶轻度升高,总胆汁酸、胆红素升高,血钠稍低,心脏彩超未见明显异常。基层医院考虑川崎病,应用静注人免疫球蛋白20 g调整免疫功能,阿司匹林肠溶片300 mg/d抗炎治疗,患儿仍反复发热。基层医院推测IVIG无反应型川崎病可能性大,治疗陷入困难。故而申请上级医院远程会诊指导下一步诊治,以免延误病情,并降低冠状动脉病变的风险。

病例介绍

▶ 一般资料

魏××,男,11月龄。因"发热4天"于2019年1月4日入院。

▶ 现病史

家属代诉:患儿4天前无明显诱因下出现发热,为不规则热,最高体温40 ℃,无惊厥,无口吐白沫,无咳嗽、呕吐、腹泻。家属予"泰诺林"口服降温后,体温下降,但未降至正常,在38 ℃~39 ℃波动。2天前躯干部出现皮疹,于医院门诊就诊,予阿莫西林克拉维酸钾干混悬剂、喉咽清口服液、小儿热速清颗粒口服及布洛芬栓塞肛退热治疗，效果欠佳，仍有反复发热，伴寒战，最高温度 40.2 ℃。遂来医院急诊就诊，完善血常规检查后，予泰诺林口服退热及头孢曲松、炎琥宁等输液治疗，仍有反复发热，今再次到医院门诊复诊，门诊以"发热查因"收住院。患儿自起病以来，精神、食纳略差，睡眠可，大便正常，小便量较少，体重未见明显下降。

▶ 既往史及个人史

患儿系第 1 胎第 1 产，足月顺产，出生体重 2.8 kg。既往有 1 次肺炎病史。无传染病及传染病接触史，无手术、外伤史，无输血史，无药物、食物过敏史。出生后患儿生长发育与同龄儿童无差异。已接种乙肝疫苗、卡介苗、脊髓灰质炎疫苗、百白破三联疫苗、麻疹疫苗。

▶ 入院体查

体温 37.8 ℃，脉搏 152 次 / 分，呼吸 40 次 / 分，血压 98/62 mmHg，体重 10 kg。

发育正常，营养中等，神志清楚，精神反应稍差，急性病容，无肝掌，无蜘蛛痣，无贫血貌。胸背部及四肢皮肤可见散在红疹，压之褪色，颈部可触及淋巴结，黄豆至蚕豆大小，活动度正常，无触痛。前囟未闭合，囟门平坦，大小 1 cm × 1 cm，张力不高。双侧球结膜稍充血，无分泌物，双侧瞳孔等大等圆，直径 3 mm，对光反射灵敏，巩膜无黄染。鼻翼无扇动，口唇红润，草莓舌，咽充血，双侧扁桃体无肿大。颈软，双侧甲状腺无肿大。胸廓对称，双肺呼吸音粗，双肺未闻及干、湿啰音。心率 152 次 / 分，心律齐，无病理性杂音。腹壁柔软，肝肋下 2 cm 可触及，质软，脾肋下未触及，未触及腹部包块。四肢活动自如，四肢末端有硬性肿胀，无脱皮。肛周不红，尿道口无红肿。克氏征、布氏征、巴氏征均为阴性。

辅助检查

（一）实验室检查

1. 血常规+CRP+PCT 检查结果：见表 3-1。

表 3-1　血常规+CRP+PCT 检查结果

日期	WBC （×10⁹/L）	N （%）	L （%）	RBC （×10¹²/L）	HGB （g/L）	PLT （×10⁹/L）	CRP （mg/L）	PCT （ng/mL）
1月4日	14.94	86.6	9.00	3.55	84	353	167	11.23
1月5日	19.72	82.9	8.00	4.05	95	311	187.8	—

2. 大便常规+隐血试验（OB）：隐血试验弱阳性，其余正常；尿常规大致正常。

3. 肝功能：谷丙转氨酶 74 U/L，谷草转氨酶 39 U/L，总胆汁酸 136.0 μmol/L，总胆红素 80.3 μmol/L，直接胆红素 13.3 μmol/L，间接胆红素 67.0 μmol/L，总蛋白 52.0 g/L，白蛋白 37.0 g/L，球蛋白 15.0 g/L，白球比例 2.47。

4. 肾功能：尿素氮 6.6 mmol/L，肌酐 42 μmol/L，尿酸 386 μmol/L。心肌酶：肌酸激酶 34 U/L，肌酸激酶同工酶 20 U/L，乳酸脱氢酶 236 U/L。

5. 血生化：钾 3.80 mmol/L，钠 130.1 mmol/L，氯 97.8 mmol/L，离子钙 1.20 mmol/L，总钙 2.53 mmol/L，快速血糖 5.1 mmol/L。

6. 抗链球菌溶血素 O：阴性。

7. 凝血全套：凝血酶原时间 13.6 秒，国际标准化比值（international normalized ratio，INR）1.10，部分凝血活酶时间 31.1 秒，纤维蛋白原 5.10 g/L，凝血酶时间 11.80 秒。

8. EB 病毒核酸定量检测 $< 5.00 \times 10^3$ 拷贝数/mL。

（二）影像学检查

1. 1月5日心脏彩超：心脏内结构未见明显异常声像，心率偏快，左心功能测值在正常范围。左冠状动脉主干内径 2.0 mm，右冠状动脉主干内径 1.8 mm。

2. 1月8日心脏彩超：心脏内结构未见明显异常声像，左心功能测值在正常范围。左冠状动脉主干内径1.5 mm，右冠状动脉主干内径1.7 mm。

3. 腹部彩超：肝胆胰脾及双肾未见明显异常声像。

▶ **治疗**

入院后予头孢曲松抗感染治疗，1月6日加用静注人免疫球蛋白20 g调整免疫功能，阿司匹林肠溶片300 mg/d 口服。目前患儿仍反复发热，无抽搐；偶有咳嗽，无气促；大便稍稀，2次/日。

▶ **初步诊断**

川崎病？脓毒症？

远程会诊

▶ **诊断与鉴别诊断**

（一）诊断思路

1. 从主要症状及临床特点来看，患儿为11月龄男婴，反复发热超过5天，抗感染治疗无效，病程中出现躯干部及四肢皮疹、颈部淋巴结肿大、双眼球结膜充血、草莓舌、四肢末端硬性水肿等表现，血常规显示白细胞增高，中性粒细胞比值增高，CRP明显升高，支持川崎病诊断；患儿静注人免疫球蛋白治疗后发热不退，在排除感染的基础上须考虑静注人免疫球蛋白无反应型川崎病。

2. 从鉴别诊断上考虑，患儿有发热、皮疹、肢端肿胀等表现，辅助检查提示炎症指标升高，须与猩红热、幼年特发性关节炎、葡萄球菌感染等相鉴别。通常猩红热患者眼结膜无充血，发病24小时内出现皮疹，可出现躯干糠样脱屑，青霉素治疗有效，多见于3岁以上儿童；幼年特发性关节炎起病早期有发热、皮疹及四肢关节肿胀等，不易与之鉴别，但幼年特发性关节炎患者发热期长，皮疹、关节炎随体温升降而隐现，无眼结膜充血，唇部病变及指趾端脱皮与川崎病有别；葡萄球菌感染可引起中毒性休克综合征，全身中毒症状严重，常有休克表现并见感染灶。

（二）诊断及诊断依据

1. 诊断

川崎病（静注人免疫球蛋白无反应型）。

2. 诊断依据

（1）11月龄患儿，男，因发热4天入院。

（2）主要临床表现：反复发热，发热第3天出现躯干部皮疹，经抗感染治疗无效。

（3）查体：神志清楚，精神反应稍差，急性病容，胸背部及四肢皮肤散在红疹、压之褪色，颈部淋巴结肿大，双眼球结膜充血，草莓舌，四肢末端有硬性水肿。

（4）辅助检查提示白细胞升高，中性粒细胞升高，CRP明显升高，轻度贫血象，转氨酶轻度升高，总胆汁酸、胆红素升高，血钠稍低，心脏彩超未见明显异常。

（5）静注人免疫球蛋白（2 g/kg）静滴、阿司匹林肠溶片[30 mg/（kg·d）]口服治疗后患儿仍反复发热，支持静注人免疫球蛋白无反应型川崎病。

（三）需鉴别诊断的疾病

1. 麻疹。

2. 其他病毒感染（如腺病毒、肠道病毒）。

3. 葡萄球菌和链球菌素介导的疾病（如猩红热、中毒性休克综合征）。

4. 药物超敏反应（包括Stevens-Johnson综合征）。

5. 幼年特发性关节炎（全身型）。

6. 一些流行病学危险因素，如落基山斑疹热、钩端螺旋体病。

▶ **处理建议**

1. 再次应用静注人免疫球蛋白（2 g/kg）治疗，在此基础上联合糖皮质激素治疗。

2. 应用糖皮质激素前应注意排除血液系统疾病。

3. 密切观察症状、体征的变化，复查血常规、CRP、肝功能、电解质等，定期复查心脏彩超，以动态了解冠状动脉情况。

4. 明确有无合并感染，必要时根据血培养及药敏试验结果调整抗感染治疗方案。

5. 注意完善神经系统检查，警惕是否合并无菌性脑脊髓膜炎。

6. 密切监测血压、神志、尿量等，警惕川崎病休克综合征的发生。

临床诊疗指南

川崎病（Kawasaki disease，KD）主要发生于5岁以下儿童，是以全身血管炎性病变为主要病理改变的急性发热性疾病。在发达国家，KD已经成为儿童获得性心脏病的主要病因。经静脉输入人免疫球蛋白治疗以后，KD并发冠状动脉瘤的发生率从25%降至4%左右，然而，仍有10%～15%的KD患儿对静注人免疫球蛋白无反应，且静注人免疫球蛋白无反应型KD患儿发生冠状动脉病变的概率明显高于静注人免疫球蛋白敏感型患儿。KD的远期预后取决于冠状动脉受累情况，某些患儿有心肌梗死的风险。

▶ 临床特点

（一）临床表现

1. 至少持续5天发热。

2. 嘴唇开裂，并伴有红斑，草莓舌，和（或）口腔及咽黏膜红斑。

3. 双侧眼结膜充血，无分泌物。

4. 斑丘疹、弥漫性红皮病或多形性细胞瘤样红疹。

5. 急性期手足出现红斑、水肿和（或）亚急性期出现甲周脱皮。

6. 颈部淋巴结肿大（直径≥1.5 cm），通常表现为单侧。

（二）诊断 KD 的常规实验室指标

1. CRP ≥ 30 mg/L。

2. ESR ≥ 30 mm/h。

3. 血浆白蛋白 ≥ 30 g/L。

4. 贫血。

5. ALT 升高。

6. PLT > 450×10^9/L。

7. 外周血白细胞 ≥ 15×10^9/L。

8. 尿白细胞 ≥ 10 个/HP。

（三）超声心动图

急性期可见心包积液，左心室内径增大，二尖瓣、主动脉瓣或三尖瓣反流；可有冠状动脉异常（详见表 3-2 至表 3-4）。

表 3-2 川崎病冠状动脉瘤的大小分型

病变类型	分型标准
小型冠状动脉瘤或冠状动脉扩张	冠状动脉内径 ≤ 4 mm；或年长儿（≥ 5 岁）冠状动脉扩张内径 < 正常 1.5 倍
中型冠状动脉瘤	冠状动脉内径 ≥ 4 mm 且 ≤ 8 mm；或年长儿（≥ 5 岁）冠状动脉扩张内径为正常的 1.5～4 倍
巨大冠状动脉瘤	冠状动脉内径 ≥ 8 mm；或年长儿（≥ 5 岁）冠状动脉扩张内径 > 正常 4 倍

表 3-3 Z 值分类

病变类型	Z 值
冠状动脉始终无扩张	Z 值 < 2.0
冠状动脉仅扩张	Z 值 2.0～2.5，或初始 Z 值 < 2.0，随访复查时 Z 值 ≥ 1
小型冠状动脉瘤	2.5 ≤ Z 值 < 5
中型冠状动脉瘤	5 ≤ Z 值 < 10，且内径绝对值 < 8 mm
巨大冠状动脉瘤	Z 值 ≥ 10，或内径绝对值 ≥ 8 mm

表 3-4　川崎病冠状动脉病变分级

病变类型	分级准备
Ⅰ级	任何时期冠状动脉均无扩张
Ⅱ级	急性期暂时性扩张：冠状动脉仅有轻度、暂时扩张，并在病程6～8周内恢复正常
Ⅲ级	超过1支冠状动脉有单个的小至中等大小冠状动脉瘤
Ⅳ级	超过1个大的冠状动脉瘤（包括巨大冠状动脉瘤），或一支冠状动脉内多个或复杂动脉瘤但无阻塞
Ⅴ级	冠状动脉造影显示有狭窄或阻塞
Ⅴa	无心肌缺血
Ⅴb	有心肌缺血

诊断要点

至今川崎病无确诊的实验室检查方案，主要根据临床表现综合分析判断。

1. 发热5天或以上，具有下列表现中的4项：

（1）双侧结膜充血，无分泌物。

（2）嘴唇开裂，伴有红斑，草莓舌，和（或）口腔及咽黏膜红斑。

（3）急性期手足红斑、水肿和（或）亚急性期甲周脱皮。

（4）颈部淋巴结肿大（直径≥1.5 cm），通常表现为单侧。

（5）多形性皮疹：斑丘疹、弥漫性红皮病或多形性细胞瘤样红疹。

2. 上述表现不足4项，但超声心动图有冠状动脉损害者亦可诊断。

3. 无其他病种可解释的上述临床表现。

4. 不完全性川崎病

（1）儿童发热≥5天且伴有2项或3项临床表现，或婴儿发热≥7天且不能用其他病因解释，可疑诊。

（2）CRP≥30 mg/L、ESR≥40 mm/h，且存在以下3项以上实验室检查发现，或者超声心动图检查阳性，可确诊。

①与年龄相应的贫血。

②发热7天后血小板计数≥450×10^9/L。

③白蛋白≤3.0 g/dL。

④ALT升高。

⑤白细胞计数≥$15×10^9$/L。

⑥尿白细胞计数≥10/HP。

（3）如不满足上述指标但发热仍持续，则再次评估临床表现和实验室检测结果，如出现典型脱皮则行超声心动图评估。

5. 静注人免疫球蛋白无反应型KD

川崎病发病5～10天内，给予静注人免疫球蛋白（2 g/kg）及阿司匹林口服治疗后48小时发热不退（体温＞38 ℃）或退热2～7天，甚至2周后再次出现发热，并伴至少一项川崎病主要临床特征。

6. 静注人免疫球蛋白无反应型KD

预测评分标准：皮疹，1分；肛周改变，1分；丙种球蛋白初治时间≤4天，2分；CRP≥8 mg/dL，2分；中性粒细胞占比≥80%，2分。0～3分为低危患者，≥4分为高危患者。

▶ **治疗方案**

1. 阿司匹林：每日30～50 mg/kg，分2～3次服用，于退热后72小时减量至每日3～5 mg/kg，维持6～8周。如有冠状动脉病变，则按受累程度决定疗程。

2. 静脉注射人免疫球蛋白2 g/kg，于8～12 h内静脉缓慢输入，起病10天内使用；过早（5天以内）使用静注人免疫球蛋白可能需要再次输注静注人免疫球蛋白。

3. 糖皮质激素：静注人免疫球蛋白治疗后仍发热者可考虑使用糖皮质激素。

4. 抗血小板聚集：可使用阿司匹林[3～5 mg/（kg·d）]、双嘧达莫[3～6 mg/（kg·d），分2～3次]。

5. 对症治疗：予补液、保护肝脏、控制心力衰竭、纠正心律失常等对症治疗；有心肌梗死时及时予溶栓治疗。

6.巨大冠状动脉瘤发生狭窄者需进行心脏介入手术或外科手术治疗。

7.静注人免疫球蛋白无反应型KD：追加静注人免疫球蛋白1～2g/kg，一次静脉滴注；如发热不退，加糖皮质激素甲泼尼龙冲击治疗，20～30mg/（kg·d），静脉滴注，连用1～3天（视退热情况而定），之后改为泼尼松2mg/（kg·d），分次口服，复查血CRP正常后，减量为1mg/（kg·d），2周内逐渐减停。

▶ **疾病研究进展**

川崎病的发病原因至今未明，高发于5岁以下婴幼儿，男女发病比例约为1.5：1。在北美地区，每10万5岁以下幼儿中年发病约25例，冬季和早春为高发季节。亚裔儿童，尤其是日本儿童的发病风险最高。在日本，该病复发风险约为3%，兄弟姐妹的风险升高10倍；病死率<0.1%。40岁以下成年人中，川崎病引发的冠状动脉瘤占急性冠状动脉综合征的5%。

美国2017年川崎病诊治及管理指南（以下简称新指南）提出，KD发病的相关因素包括：围生期因素及风载介质等。围生期因素（2.8倍高风险）包括高龄产妇、母亲B族链球菌定植、婴儿早期因细菌感染住院；风载介质指日本、美国夏威夷、美国圣地亚哥的发病可能与中国东北部对层流风有关。

新指南首次提出对预估并发冠状动脉瘤或静注人免疫球蛋白无反应高风险患者，初始治疗可以联合辅助治疗，包括激素、英夫利昔单抗、依那西普、环孢霉素、血浆置换等。英夫利昔单抗为TNF-α单克隆抗体，能将静注人免疫球蛋白无反应率从20%降至5%，能降低炎症水平，但不能抑制血管炎。依那西普是一种可溶性TNF受体，目前有一项15例病人的开放性研究，剂量为0.8mg/kg，静注人免疫球蛋白输注后使用1次，1～2周后再次使用1次，现Ⅲ期随机、安慰剂、对照试验正在进行中，具体用药建议尚需等待临床试验结果。依那西普的优势是半衰期短，有利于继发感染的控制。但可溶性受体只能与循环中的 TNF-α 结合，不能与细胞 TNF-α 结合，因此会减轻其抗炎效用。环孢霉素主要抑制钙神经素 – NFAT 通路，可用于第二剂静注人免疫球蛋白、英夫利昔单抗、激素治疗无效的难治性 KD。

川崎病为自限性疾病，多数预后良好。无冠状动脉病变的患儿应于出院后 1 个月、3 个月、6 个月及 1～2 年进行一次全面检查（包括体格检查、心电图、心脏彩超）。未经有效治疗的患儿，冠状动脉瘤发生率为 15%～25%，应密切随访（每 6～12 个月 1 次）。冠状动脉瘤多于病后 2 年内自行消失，但常遗留管壁增厚和弹性减弱等异常症状。

病案二 急性呼吸道感染、不完全川崎病

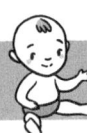

2岁7个月男童,急性起病,发热6天,伴咳嗽,入院后查血常规白细胞计数(以中性粒细胞为主)、C-反应蛋白、血沉、降钙素原均升高,胸片提示肺间质改变,考虑急性扁桃体炎、支气管炎,予口服及静脉用抗生素抗感染,发热无好转,病程中出现眼结膜充血、口唇干裂、杨梅舌、手指末端稍红肿,不排除川崎病可能,但心脏彩超未见明显冠状动脉扩张或瓣膜反流,诊断不确定。故而申请上级医院远程会诊,以明确诊断,并指导下一步治疗,以免延误诊治,造成严重冠状动脉病变的可能。

病例介绍

▶ 一般资料

聂××,男,2岁7个月。因"发热、咳嗽6天"于2019年1月24日入院。

▶ 现病史

家属代诉:患儿于6天前无明显诱因出现发热,呈弛张热型,最高温度39.9℃,伴轻咳,痰少,无喘息、呕吐或腹泻,家属自行予口服药物治疗(具体不详),体温能降至正常,但仍反复发热。4天前来医院门诊就诊,诊断为"急性扁桃体炎",予头孢克肟分散片、蒲地蓝口服液、泰诺林口服治疗,发热仍有反复。23日来医院门诊复诊,予头孢噻肟、炎琥宁等输液治疗1天,发热无好转,遂收入院。患儿自本次发病以来,精神可,胃

纳略差，睡眠可，大小便正常，体重无明显下降。

▶ 既往史及个人史

患儿既往体质一般，无伤寒、结核、肝炎等传染病史及接触史，无手术、外伤及输血史，无食物、药物过敏史。按计划免疫程序进行预防接种。出生后生长发育与同龄儿童无差异。

▶ 入院体查

体温37.9℃，脉搏116次/分，呼吸26次/分，血压98/58 mmHg，体重15.5 kg，经皮血氧饱和度90%。

发育正常，营养中等，神志清楚，精神反应正常，面色红润，皮肤弹性正常，皮肤黏膜无黄染，无贫血貌。全身浅表淋巴结无肿大。头颅无畸形，前囟已闭合。双侧瞳孔等大等圆，直径3 mm，对光反射灵敏，无巩膜黄染，球结膜稍充血，无鼻翼扇动，口唇干燥、有皲裂，咽部充血，双侧扁桃体无肿大，口腔黏膜无疱疹，可见杨梅舌。颈软，双侧甲状腺无肿大。胸廓正常，无隆起或凹陷，肋间隙正常，呼吸运动自如，无吸气三凹征，双肺呼吸音粗，双肺未闻及啰音。心率116次/分，心律齐，无病理性杂音。腹壁柔软，肝、脾肋下未触及，未触及腹部包块。双下肢无浮肿，四肢肌力、肌张力正常。手足无疱疹，手指末端稍红肿、无脱皮。肛周无明显脱皮。克氏征、布氏征、巴氏征均为阴性。

▶ 辅助检查

（一）血常规

血常规检查结果：见表3-5。

表3-5 血常规检查结果

日期	WBC ($\times 10^9$/L)	RBC ($\times 10^{12}$/L)	N (%)	L (%)	HGB (g/L)	PLT ($\times 10^9$/L)	CRP (mg/L)
1月21日	12.30	4.44	65.60	24.20	111	326	35.6
1月23日	13.60	4.36	70.20	22.70	110	382	32.9
1月24日	11.56	3.99	59.40	28.60	102	448	0.5

（二）实验室检查

1. 血沉 117 mm/h，降钙素原 0.46 ng/mL，抗链球菌溶血素 O：阴性。

2. 血电解质：钾 4.27 mmol/L，钠 135.1 mmol/L，氯 95.7 mmol/L，离子钙 1.24 mmol/L，总钙 2.61 mmol/L。

3. 肝功能：谷丙转氨酶 16 U/L，谷草转氨酶 37 U/L，总胆汁酸 18.1 μmol/L，总胆红素 5.8 μmol/L，直接胆红素 1.5 μmol/L，间接胆红素测定 4.3 μmol/L，总蛋白 70.0 g/L，白蛋白 44.0 g/L，球蛋白测定 26.0 g/L，白蛋白/球蛋白（A/G）为 1.69。

4. 肾功能：尿素氮 3.1 mmol/L，肌酐 22 μmol/L，尿酸 221 μmol/L。

5. 心肌酶谱：肌酸激酶 39 U/L，肌酸激酶同工酶 10 U/L，乳酸脱氢酶 264 U/L。

6. 呼吸道病毒：甲型流感病毒、乙型流感病毒、腺病毒、呼吸道合胞病毒以及副流感病毒Ⅰ型、Ⅱ型、Ⅲ型均为阴性。

（三）影像学检查

1. 胸片：双肺纹理增多、增粗，心膈影未见明显异常，考虑为支气管炎。

2. 超声心动图：未见明显冠状动脉扩张或瓣膜反流，心脏收缩功能正常。

▶ 治疗

予氨溴索止咳化痰，补液，阿莫西林克拉维酸钾干混悬剂口服抗感染，酌情退热等综合治疗。

▶ 初步诊断

发热查因：急性支气管炎，川崎病？败血症？

远程会诊

▶ 诊断及鉴别诊断

（一）诊断思路

1.该患儿存在以下临床特点：

（1）临床表现：发热6天，呈弛张热型，咳嗽，结膜充血，口唇皲裂，杨梅舌，手指末端红肿。

（2）外周血WBC、CRP、ESR、PCT升高。

（3）胸片提示肺纹理改变，超声心动图未见冠状动脉明显扩张。

（4）抗生素抗感染治疗效果欠佳。

2.患儿主要表现为发热，需明确是否为感染性或非感染性原因所致。结合患儿轻咳，首先考虑呼吸道感染；但通过抗感染及止咳等对症治疗，患儿仍有反复发热，相关炎症指标升高，不排除非感染原因或感染、非感染原因合并存在。结合患儿结膜充血、口唇皲裂、杨梅舌、手指末端红肿等表现，考虑不完全性川崎病可能性大。

（二）诊断及诊断依据

1.诊断

不完全性川崎病、急性支气管炎。

2.诊断依据

（1）不完全性川崎病：患儿发热6天，呈弛张热型，伴有结膜充血、口唇皲裂、杨梅舌、手指末端红肿，辅助检查提示外周血WBC、CRP、ESR均升高，血小板逐渐升高，应用抗生素治疗而发热情况无明显好转，超声心动图未见冠状动脉明显扩张，考虑不完全性川崎病。

（2）急性支气管炎：根据患儿发热、咳嗽、咽部充血、呼吸音粗、肺部未闻及明显啰音，结合外周血WBC、CRP、ESR、PCT均升高，胸片提示肺纹理改变，可明确诊断。

（三）需鉴别诊断的疾病

1. 幼年类风湿性关节炎。

2. 血流感染。

▶ 处理建议

（一）针对急性支气管炎

会诊前复查 CRP 已正常，说明炎症有好转，建议继续予止咳、口服阿莫西林克拉维酸钾抗感染治疗；完善 MP-Ab、CP-Ab、PPD-Ab 以及血培养等病原学检查，一方面明确感染病原体，以更精确地指导抗感染治疗；另一方面明确有无血流感染。

（二）针对不完全性川崎病

予静脉注射人免疫球蛋白（2 g/kg）、阿司匹林［30～50 mg/（kg·d）］口服治疗，体温正常 3 天后为改阿司匹林［3～5 mg/（kg·d）］口服，阿司匹林维持治疗至少 6～8 周，注意观察有无胃肠道反应及出血现象。出院后 1 周、1 个月、3 个月、6 个月、12 个月复查，其中服药期间主要复查血常规、CRP、ESR、肝功能、心肌酶、心电图、超声心动图；未服药期间主要复查心电图和超声心动图。

临床诊疗指南

川崎病又称皮肤黏膜淋巴结综合征，是一种以全身血管炎为主要病变的急性发热出疹性疾病，有明显的自限性，主要发生于 5 岁以下儿童，目前病因不明，但临床及流行病学研究支持可能与感染因素有关，已成为儿童获得性心脏病的主要病因。

▶ 临床特点

（一）主要临床表现

1. 不明原因发热，持续 5 天或更长时间。

2. 双侧结膜充血。

3. 口腔及咽部黏膜弥漫充血，口唇发红及干裂，并呈杨梅舌。

4. 发病初期手足硬肿和掌跖发红，恢复期指趾端出现膜状脱皮。

5. 躯干部多形红斑，但无水疱及结痂。

6. 颈淋巴结非化脓性肿胀，直径达1.5cm或更大。

（二）并发症

1. 心血管系统并发症，如冠状动脉扩张或冠状动脉瘤形成、心功能减低、二尖瓣反流等。

2. 休克。

3. 巨噬细胞活化综合征。

4. 胆囊积液。

5. 关节炎。

6. 无菌性脑脊髓膜炎。

▶ 诊断要点

川崎病包括完全性和不完全性两类。临床主要有包括"发热5天以上"在内的6项表现。如果发热5天以上，伴其余表现中的4项，排除其他疾病，或如果其余表现不足4项，但超声心动图提示冠状动脉损害，则可以诊断为完全性川崎病；但如果发热5天以上，伴其余表现中2～3项，排除其他疾病，则可能为不完全性川崎病。

▶ 治疗方案

（一）急性期治疗

1. 初始治疗

川崎病的治疗目标是减轻炎症反应，预防血栓形成。IVIG：单剂2g/kg，于10～12小时持续静脉输入。阿司匹林：初始剂量30～50mg/（kg·d），在热退48～72小时或病程14天后改为小剂量3～5mg/（kg·d），治疗8～12周且冠状动脉恢复正常后停用。

在病程 10 天内获诊断的患者，应尽早使用 IVIG。在病程 10 天以后获诊断的患者，ESR 增快或 CRP > 30 mg/L、伴发热或冠状动脉瘤者（Z 值 ≥ 2.5），需应用 IVIG；无发热、炎性指标正常、冠状动脉正常者，可不使用 IVIG。

2. 辅助治疗

（1）对预估并发冠状动脉瘤或存在 IVIG 无反应高风险的患者，初始治疗可以联合辅助治疗。

辅助治疗包括激素、英夫利昔单抗和依那西普。糖皮质激素能够缩短热程、降低冠状动脉病变风险。单次甲泼尼龙冲击联合 IVIG 治疗不应作为常规方案。对预估并发冠状动脉瘤或者 IVIG 无反应高危患者，初始治疗可以考虑糖皮质激素（2～3 周逐渐减停）联合 IVIG 及阿司匹林口服的治疗方案。

（2）对 IVIG 无反应的治疗：IVIG 无反应患者于初次注射完 IVIG 后仍持续发热 36 小时或以上，或者再度发热并发冠状动脉病变风险较高者，建议：

①应用第二剂 IVIG（2 g/kg）；②大剂量甲泼尼松龙冲击治疗［30 mg/(kg·d)，连续 1～3 天］；③较长时间（2～3 周）泼尼松龙或泼尼松联合 IVIG（2 g/kg）及阿司匹林；④英夫利昔单抗：为 TNF-α 单克隆抗体，可替代第二剂 IVIG 或激素；⑤环孢霉素：主要抑制钙神经素-NFAT 通路，可用于第二剂 IVIG、英夫利昔单抗、激素治疗无效的难治性 KD；⑥免疫调节单克隆抗体（除 TNF-α 拮抗剂）、细胞毒性药物及血浆置换可考虑用于第二剂 IVIG、长时间激素治疗、英夫利昔单抗治疗无效的难治性患者。

（二）远期管理

1. 抗血小板及抗凝治疗

恢复期服用阿司匹林 3～5 mg/(kg·d)，1 次服用，至血沉、血小板恢复正常。如无冠状动脉异常，一般在发病后 8～12 周停药，此后 6 个月、

1年复查超声心动图。如果遗留冠状动脉扩张，则需长期服用阿司匹林。对于阿司匹林不耐受者，可应用双嘧达莫3～6mg/（kg·d），分2～3次服用。

如果超声心动图、CTA或冠状动脉造影提示冠状动脉多发或较大瘤样扩张，在口服阿司匹林或双嘧达莫的基础上，加用华法林0.1mg/kg，顿服，数日后减为维持量，监测凝血时间，保持国际标准化比值（international normalized ratio，INR）1.5～2.0。

2.溶栓治疗

对心肌梗死及血栓形成的患者，采用静脉或导管经皮冠状动脉内给药溶栓治疗。静脉溶栓治疗方法：重组组织型纤维蛋白溶酶原0.5mg/（kg·h）静脉输注6小时；肝素起始剂量10U/（kg·h），维持APTT为50～70秒；尿激酶20000U/kg于1小时内输入，继之以每小时3000～4000U/kg输入。

▶ **疾病研究进展**

根据新指南，如果出现下列情况需要考虑KD：＜6月龄婴儿长时间发热、易激惹；婴儿长时间发热伴不明原因的无菌性脑膜炎；婴儿或儿童长时间发热及不明原因或血培养阴性的休克；婴儿或儿童长时间发热及颈部淋巴结炎，经抗生素治疗无效；婴儿或儿童长时间发热及咽后壁和咽旁蜂窝织炎，经抗生素治疗无效。对于发热不排除不完全性川崎病的患者，如果CRP、ESR升高，并出现以下3条或以上实验室表现，则可明确诊断为川崎病，应按川崎病予以治疗，这些实验室表现包括：①贫血；②病程7天后血小板≥450000/mm^3；③白蛋白≤3.0g/dL；④ALT升高；⑤白细胞≥15000/mm^3；⑥尿白细胞≥10个/HPF。如符合以下阳性超声心动图检查结果中任意一条，也可诊断为川崎病：①LAD或RCA的Z值≥2.5；②冠状动脉瘤；③≥3个以下具有诊断意义的特点：左室功能降低，二尖瓣反流，心包积液，LAD或RCA的Z值在2～2.5。

心血管并发症是川崎病的主要并发症，其中最重要的并发症是冠状动脉病变。80%以上的冠状动脉病变始于病程10天以内。新指南指出，Z值

＜2.5 的冠状动脉扩张最常见，大部分可在 4～8 周内完全恢复；部分患者冠状动脉内径虽在正常范围，但病程中自身对比较前有回缩，也提示病初存在冠状动脉扩张；严重冠状动脉受累者（极度扩张或巨大瘤）通常无典型临床症状，除非因严重冠状动脉内血流紊乱或血栓形成，导致心肌梗死而出现相应临床表现。

超声心动图依然是评估心血管异常的主要手段。美国心脏协会（AHA）《川崎病诊断、治疗和长期管理共识》提出以 Z 值，即体表面积校正的冠状动脉管腔内径来评估冠状动脉是否异常，而不是只考虑冠状动脉内径的绝对值。Z 值 2.0～2.5 是近端冠状动脉的临界值，远端冠状动脉及其他非冠状动脉血管≥相邻内径的 1.5 倍定义为异常。

依据 Z 值可对冠状动脉异常进行如下分类：①无扩张：总 Z 值＜2；②仅扩张：2＜Z 值＜2.5，或初始 Z 值＜2，随访中 Z 值下降≥1；③小型冠状动脉瘤：2.5≤Z 值＜5；④中型动脉瘤：5≤Z 值＜10，且内径绝对值＜8 mm；⑤巨大冠状动脉瘤：Z 值≥10，或内径绝对值≥8 mm。

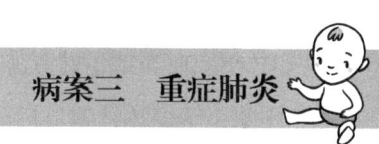

病案三 重症肺炎

4月龄男婴,以咳嗽、喘息和发热起病,经积极口服药物治疗效果不佳,进行性加重,出现气促及呼吸困难,以"重症肺炎并呼吸功能不全"收入基层医院PICU。既往有新生儿肺炎住院治疗病史,运动发育落后。在基层医院抗感染治疗14天,呼吸困难较前缓解,肺部啰音较前减少,但仍有反复高热。根据患儿病史及胸部CT改变,病变部位考虑肺部可能性大,但给予多次培养及反复调整抗生素治疗后效果仍不佳,治疗陷入困境。故而申请上级医院远程会诊,以明确患儿反复高热的原因,讨论下一步检测和是否需要调整或加用其他抗生素治疗,同时了解是否还需考虑其他因素所致的反复发热,以免延误诊治,并减少呼吸系统功能的进一步损害,促进呼吸系统功能恢复,评估预后,降低病死率及并发症的发生率。

病例介绍

▶ 一般资料

王××,男,4月龄。因"咳嗽20天,加重伴气喘、发热1天"于2017年10月23日入院。

▶ 现病史

家属代诉:患儿20余天前无明显诱因出现咳嗽,呈间歇性单声咳,1~2声/次,不剧烈,伴有喉中痰鸣,晨起或吸奶后明显,在家中间断予口服药物（头孢克肟颗粒、抗病毒口服液、蒲地蓝口服液、肺力咳水剂）治疗，无好转。1天前咳嗽突然加重，呈阵发性连咳，每次咳十余声，次数频繁，伴明显喘息及气促，有发热，具体体温不详。患儿哭吵不安，难以安慰，无呕吐，在当地卫生院就诊，予口服退热药物后送入医院急诊，测体温40.6℃，予退热栓塞肛后收住院。起病来精神欠佳，食纳稍差，睡眠欠佳，大便稍稀，次数多，小便稍减少。

▶ 既往史及个人史

患儿系第2胎第2产，足月顺产，无宫内窘迫及出生后窒息史，无产伤史，出生体重3.6kg，牛奶喂养。2017年6月5日至18日因"新生儿肺炎、先天性心脏病（卵圆孔未闭，动脉导管未闭）、颅内出血"在医院新生儿科住院治疗13天，经鼻导管吸氧，抗感染，维生素K_1、酚磺乙胺防出血，氨茶碱兴奋呼吸及营养神经等对症支持治疗后，好转出院。无肝炎、结核、伤寒等传染病史及传染病接触史。无外伤、手术史，无输血及血制品史，无药物、食物过敏史。按计划免疫程序实施预防接种。现不能竖头，不能翻身。

▶ 入院体查

体温40.2℃，脉搏170次/分，呼吸70次/分，血压98/58mmHg，体重9kg。

患儿神志清楚，发育正常，营养中等。全身皮肤黏膜无黄染，无皮疹、出血点，皮肤弹性可，全身浅表淋巴结无肿大。卡介苗接种处可见局部皮肤无破溃及坏死，前囟平坦，张力不高，眼窝无凹陷，双侧瞳孔等大等圆，直径3mm，对光反射灵敏，口唇红润，无发绀，咽充血。颈软，可见明显吸气性三凹征。呼吸70次/分，双肺呼吸音粗，可闻及大量干、湿啰音，心率170次/分，心律齐，无杂音。腹平软，无压痛，肝脏、脾脏肋下未触及，肠鸣音正常，脐部有隆起包块，可回纳，肛周皮肤潮红，可见皮疹。四肢肌张力正常，神经系统体查未见异常，毛细血管充盈时间2秒。

▶ 辅助检查

（一）三大常规

1.血常规+CRP+PCT检查结果：见表3-6。

表3-6 血常规+CRP+PCT检查结果

日期	WBC ($\times 10^9$/L)	RBC ($\times 10^{12}$/L)	N (%)	L (%)	HGB (g/L)	PLT ($\times 10^9$/L)	CRP (mg/L)	PCT (ng/mL)
10月23日	24	4.2	0.8	0.16	119	522	4.1	0.67
10月27日	20	4.6	0.6	0.37	132	320	-	0.1
10月30日	24	4	0.87	0.1	117	565	0.4	-
11月1日	23	3.6	0.92	0.07	104	466	-	1.02
11月4日	11	3.6	0.52	0.37	103	407	1.18	

2.大小便常规：结果正常。

（二）实验室检查

1.血气分析结果：见表3-7。

表3-7 血气分析结果

日期	pH	PCO_2 (mmHg)	PO_2 (mmHg)	HCO_3 (mmol/L)	BE (mmol/L)	PO_2 (A-a) (mmHg)
10月23日	7.43	33	73	22	-2	35
10月25日	7.4	42	144	25	1	88
10月26日	7.38	44	121	25	0.9	375
10月27日	7.36	47	85	25	0.8	215
11月1日	7.44	36	61	24	0.4	575
11月2日	7.4	38	88	23	0.8	295
11月7日	7.32	37	123	18	-6	-

2.肝功能检查结果：见表3-8。

表3-8 肝功能检查结果

日期	TP (g/L)	A (g/L)	G (g/L)	ALT (U/L)	AST (U/L)	CK (U/L)	CK-MB (U/L)	LDH (U/L)
10月23日	65	45	20	49	44	270	25	478
10月27日	64	40	23	70	48	274	74	673
11月1日	53	39	13	49	47	647	25	495

3. 电解质、二氧化碳结合力正常,血糖正常,BNP 314 ng/L,ESR 7 mm/h,凝血功能正常。

4. 病原相关检测

(1) 甲型流感病毒检测提示弱阳性,乙型流感病毒检测提示阴性。

(2) 肺炎支原体-Ab < 1 : 40。

(3) EV71-IgM 提示阴性。

(4) 呼吸道合胞病毒、腺病毒,副流感病毒Ⅰ型、Ⅱ型、Ⅲ型检测均为阴性。

(5) 脑脊液常规及生化检查正常,脑脊液培养无细菌生长。

(6) G 实验定量结果 158.38 pg/mL,GM 实验定量结果 0.27 μg/L。

(7) 连续 2 次血培养无菌生长。

(8) 连续 2 次大便培养无菌生长。

(9) 痰培养 3 次均为大肠埃希菌阴性(10 月 27 日、10 月 29 日、11 月 1 日)。

(三)影像学检查

1. 心脏彩超:卵圆孔未闭,三尖瓣轻度反流。

2. 腹膜后肿块彩超:未见异常包块。

3. 头颅 B 超:正常。

4. 脑电图:正常婴儿脑电图。

5. 胸片:双肺纹理增粗,可见斑点片状模糊影提示肺炎。

6. 胸部 CT:提示支气管肺炎。

▶ **治疗**

入院后予 CPAP 辅助通气(FiO_2 40%,PEEP 5 cmH_2O,4 天),中心吸氧(9 天),服用布洛芬,使用冰枕、降温毯等降温处理。奥司他韦颗粒(3 mg/kg,7 天),头孢噻肟钠(50 mg/kg,Q8h,7 天),红霉素(10 mg/kg,Q12h,5 天),阿莫西林克拉维酸钾(50 mg/kg,Q8h,3 天),头孢哌酮钠舒巴坦钠(两步滴定法，50 mg/kg，Q12 h，3天），甘露醇（2.5 mL/kg，Q6 h，1天；Q8 h，3天），甲泼尼龙（1 mg/kg，Q8 h，3天；Bid，2天；Qd，2天），静脉输入人免疫球蛋白（400 mg/kg，4天），二丁酰环磷腺苷7天，氨溴索15天，布地奈德、异丙托溴铵雾化治疗，以及酪酸梭菌活菌片、布拉氏酵母菌、赖氨葡锌口服。患儿仍有反复发热，体温最高达40.9℃。

▶ **初步诊断**

1. 重症肺炎并呼吸功能不全。

2. 超高热。

3. 流感病毒感染（甲型），流感病毒感染相关性脑病？

4. 脓毒症，心肌损伤。

5. 真菌感染。

6. 肛周皮炎。

7. 小儿肠炎。

8. 脐疝。

9. 卵圆孔未闭。

10. 生长发育迟缓。

远程会诊

▶ **诊断与鉴别诊断**

（一）诊断思路

患儿反复发热已达14天，发热原因从感染及非感染性疾病两大方面来考虑。

1.感染性疾病：主要考虑重症肺炎，因患儿有咳嗽、喘息及发热，有气促，肺部听诊有明显啰音，胸片及胸部CT均提示存在肺部感染，故首先考虑发热原因为肺部感染。

从病原菌方向考虑：患儿急性起病，故考虑社区获得性感染可能性大，而年幼儿社区获得性肺炎约50%由病毒病原引起，年长儿常由细菌、肺炎支原体感染引起。社区获得性肺炎最常见病原菌为病毒，呼吸道合胞病毒是引起社区获得性肺炎的首位病毒病原；其次是副流感病毒Ⅰ型、Ⅱ型、Ⅲ型和流感病毒A型、B型。根据患儿在流感流行季节发病，甲型流感病毒检测为阳性，感染指标并不太高，因此甲型流感所致肺炎诊断成立。

但患儿住院时间达14天，住院期间一直使用抗生素，且有入住PICU病史，故还需警惕医院获得性感染的可能。联合应用2种以上抗菌药物、入住ICU、留置胃管>2天、心肺基础疾病是医院获得性肺炎的独立危险因素。小儿医院获得性肺炎的主要病原菌包括革兰氏阴性杆菌（包括肺炎克雷伯菌、大肠埃希菌、铜绿假单胞菌、不动杆菌属细菌，尤其是鲍曼不动杆菌）、革兰氏阳性球菌（如葡萄球菌属的金黄色葡萄球菌、凝固酶阴性葡萄球菌、肠球菌属的粪肠球菌和屎肠球菌及肺炎链球菌等）；真菌感染在医院获得性肺炎中也占有一定比例。患儿多次痰培养提示大肠埃希菌阳性，治疗过程中白细胞计数较高，同时PCT进行性增高，需考虑合并细菌感染。而真菌感染患儿GM实验均无明显异常，但该例G实验有增高，本例患儿曾使用过IVIG，考虑其可导致G实验假阳性，且胸部CT改变暂不支持，故暂不考虑。注意定期复查G、GM实验及痰真菌培养，以进一步排除。

2.非感染性疾病

（1）川崎病：患儿发热超过5天，需警惕川崎病，但患儿无口唇皲裂，无指端硬肿及膜状脱皮，无眼结膜充血，无杨梅舌，CRP及ESR均无明显增高，因此不支持川崎病。

（2）结缔组织疾病：如类风湿关节炎或者系统性红斑狼疮，患儿有长程发热，需警惕，但患儿CRP不高，发病年龄不符合，可暂不考虑。

（3）白血病：患儿有反复发热，感染控制不佳，白细胞增高，需警惕，但患儿白细胞中以中性粒细胞增高为主,无肝脾及淋巴结肿大,依据不足,建议完善骨髓细胞学检查进一步排除。

(4)噬血细胞综合征:患儿在感染基础上出现反复高热,抗感染效果欠佳,且患儿有甲型流感病毒感染病史。流感患儿发生并发症的高危因素包括:年龄＜2岁、长期接受阿司匹林治疗、病态肥胖(即体质量指数≥40)以及患慢性呼吸、心脏、肾脏、肝脏、血液、内分泌、神经系统疾病和免疫缺陷病。儿童流感的并发症包括急性支气管炎、肺炎、心肌炎、脑病、脑炎、肌炎及噬血细胞综合征等。建议完善血清铁蛋白、血脂检查,凝血全套及骨髓细胞学检查以进一步排除。

(5)免疫缺陷病:患儿目前4月龄,已有2次肺炎病史,抗感染治疗效果不佳,需警惕免疫缺陷病,建议进一步完善免疫全套及淋巴细胞免疫分型以排除免疫缺陷病。

(二)诊断及诊断依据

1.诊断

重症肺炎,重症流行性感冒。

2.诊断依据

(1)目前我国儿童重症肺炎的诊断标准并不统一。《儿科学》第8版指出,儿童重症肺炎是指由于严重缺氧及毒血症,除有呼吸衰竭外,还发生心血管、神经和消化等系统功能障碍、血管升压素异常分泌综合征和弥散性血管内凝血等并发症的呼吸道疾病。2013年中华医学会儿科学分会呼吸学组对儿童重症社区获得性肺炎的评判标准进行了修订。推荐对于医疗条件差的地区采用世界卫生组织(WHO)重症肺炎标准,即2月龄至5岁儿童出现胸壁吸气性凹陷或鼻翼扇动或呻吟表现之一者,提示存在低氧血症,为重症肺炎。对于住院患儿或医疗条件较好地区,社区获得性肺炎的严重度评估还应依据肺部病变范围、有无低氧血症以及有无肺内外并发症等来判断,见表3-9。

表 3-9　社区获得性肺炎患儿病情严重程度评估标准

临床特点	轻度 CPA	重度 CPA
一般情况	好	差
拒食或脱水征	无	有
意识障碍	无	有
呼吸频率	正常或略增快	明显增快[a]
紫绀	无	有
呼吸困难（呻吟、鼻翼扇动、三凹征）	无	有
肺浸润范围	≤ 1/3 肺	多肺叶受累或 ≥ 2/3 肺
胸腔积液	无	有
脉搏血氧饱和度	> 0.96	< 0.92
肺外并发症	无	有
判断标准	出现上述所有表现	存在以上任何一项

注：[a] 呼吸明显增快：婴儿呼吸频率 > 70 次 / 分，年长儿呼吸频率 > 50 次 / 分。

该患儿因发热咳嗽入院，入院时呼吸 70 次 / 分，可见明显三凹征，肺部可闻及大量湿啰音，根据重症社区获得性肺炎诊断标准，重症肺炎诊断成立。

（2）重症流行性感冒：患儿为流感流行季节急性起病，表现为发热、咳嗽，入院时有呼吸困难及呼吸增快，入院后有抽搐，同时 CK 及 CK-MB 有增高，甲型流感病毒检查提示阳性，故诊断成立。

（三）需鉴别诊断的疾病

1. 支气管异物。

2. 支气管哮喘。

▶ **处理建议**

（一）**完善实验室检查**

建议完善骨髓细胞学检查，连续进行 3 天痰培养及痰真菌培养，完善纤维支气管镜检查排除气道发育畸形，完善纤维支气管镜下痰培养及痰真菌培养，完善肺泡灌洗液 GM 实验，完善免疫全套及淋巴细胞免疫分型。

（二）治疗

1. 继续给予头孢哌酮钠舒巴坦钠抗感染，但注意调整剂量为最大剂量 160 mg/（kg·d），Q6h。同时根据痰培养+药敏试验结果，及时调整用药。

2. 继续给予奥司他韦抗病毒，但不排除耐药流感病毒感染的可能，可考虑改静脉滴注帕拉米韦治疗。

3. 给予积极的呼吸支持治疗及对症支持治疗。

4. 给予纤维支气管镜灌洗治疗。

5. 注意呼吸道管理。

6. 注意适当限制液体，可以适当补充血浆，加强营养支持治疗。

临床诊疗指南

流感病毒极易发生重组和变异，传播迅速，每年可引起季节性流行。在学校、托幼机构和养老院等人群聚集的场所可发生暴发流行。流感在温带地区呈现每年冬春季高发的季节性，而在热带和亚热带地区尤其在亚洲，流感的季节性呈高度多样化。我国 A 型流感北方呈冬季流行模式，每年 1 月至 2 月为年度高峰；在南方每年 4 月至 6 月为年度高峰；中间区域呈每年 1 月至 2 月和 6 月至 8 月的双周期高峰。而 B 型流感在我国大部分地区呈单一冬季高发。患者和隐性感染者是流感的主要传染源，主要通过呼吸道分泌物飞沫传播，也可以通过接触传播。婴幼儿、老年人和特定慢性病患者是高危人群，他们患流感后出现严重并发症和死亡的风险较高。

▶ 临床特点

1. 发热、畏寒、寒战，多伴头痛、全身肌肉酸痛、极度乏力、食欲减退等全身症状。

2. 咳嗽、咽痛、流涕或鼻塞，重型者可出现呼吸困难，伴顽固性低氧血症等呼吸道症状。

3. 少部分出现恶心、呕吐、腹泻等消化道症状。

4. 并发症：肺炎是流感最常见的并发症，其他并发症有神经系统损伤、肝脏损伤、心脏损害、肌炎、横纹肌溶解综合征和脓毒性休克等。

▶ 诊断要点

（一）流感样病例

发热（腋下体温＞38 ℃），伴咳嗽或咽痛，缺乏实验室检查确定诊断为某种疾病的依据。

（二）疑似流感病例

在流感流行季节，符合下列情况之一者，考虑疑似流感病例。

1. 发热伴急性呼吸道症状和（或）体征，婴幼儿和儿童可只出现发热，不伴其他症状和体征。

2. 发热伴基础肺疾病加重。

3. 住院患儿在疾病恢复期间又出现发热，伴或不伴呼吸道症状。在全年任何时候，出现发热伴呼吸道症状，并且发病前7天与流感确诊病例有密切接触者，应高度怀疑流感，须及时进行流感病原学检查。

（三）确诊流感病例

符合上述疑似流感病例诊断标准，有以下1项或1项以上实验室检测结果阳性者，可以确诊流感。

1. 流感病毒核酸检测阳性（可采用RT-PCR法或RT-PCR法）。

2. 流感病毒快速抗原检测阳性，结合流行病学史判断。

3. 流感病毒分离培养阳性。

4. 恢复期血清抗流感病毒特异性IgG抗体水平较急性期呈4倍或4倍以上升高。

（四）重症流感判断标准

流感病例出现下列1项或1项以上情况者为重症流感病例。

1. 神志改变：反应迟钝、嗜睡、烦躁、惊厥等。

2. 呼吸困难和（或）呼吸频率增快：5岁以上儿童＞30次/分；1～5岁＞40次/分；2～12月龄＞50次/分；新生儿至2月龄＞60次/分。

3. 严重呕吐、腹泻，出现脱水表现。

4. 少尿：儿童尿量＜0.8mL/（kg·h），或每日尿量婴幼儿＜200mL/m²，学龄前儿童＜300mL/m²，学龄儿童＜400mL/m²，14岁以上儿童＜17mL/h；或出现急性肾衰竭。

5. 动脉血压＜90/60mmHg，脉压差＜20mmHg。

6. 动脉血氧分压（PaO_2）＜60mmHg或氧合指数（PaO_2/FiO_2）＜300mmHg。

7. 胸片显示双侧或多肺叶浸润影，或入院48小时内肺部浸润影扩大（＞50%）。

8. 肌酸激酶、肌酸激酶同工酶等水平迅速增高。

9. 原有基础疾病明显加重，出现脏器功能不全或衰竭。

▶ **治疗方案**

（一）抗流感病毒药物的选择

包括奥司他韦、扎那米韦及静脉使用的帕拉米韦。应用指征如下：

1. 推荐使用：①凡实验室病原学检查确认或高度怀疑流感，且有发生并发症高危因素的患儿，不论基础疾病、流感疫苗免疫状态及流感病情严重程度，都应当在发病48小时内给予治疗；②实验室检查确认或高度怀疑流感的住院患儿，不论基础疾病、流感疫苗免疫状态，如果发病48小时后流感病毒检测阳性，亦推荐应用抗病毒药物治疗。

2. 考虑使用：①临床怀疑存在流感并发症高危因素、发病＞48小时，病情无改善和48小时后流感病毒检测阳性的门诊患儿；②临床高度怀疑或实验室检查确认流感、无并发症危险因素、发病＜48小时就诊，但希望缩短病程并降低出现并发症危险性的患儿，或与流感高危患者有密切接触史的门诊患儿，可以考虑使用抗病毒药物治疗。推荐剂量和用法见表3-10。

表 3-10 抗流感病毒药物治疗推荐剂量和用法

药物	治疗量（5d）	预防量（10d）
奥司他韦		
≥12个月		
≤15 kg	30 mg/次，2次/d	30 mg/次，1次/d
>15～23 kg	45 mg/次，2次/d	45 mg/次，1次/d
>23～40 kg	60 mg/次，2次/d	60 mg/次，1次/d
>40 kg	75 mg/次，2次/d	75 mg/次，1次/d
9～11个月	3.5 mg/(kg·次)，2次/d	3.5 mg/(kg·次)，1次/d 3～8月龄 3.0 mg/(kg·次)，1次/d
0～8个月	3.0 mg/(kg·次)，2次/d	0～3月龄不推荐使用，除非紧急情况下经临床评估必须应用
扎那米韦		
儿童（≥7岁治疗量，≥5岁预防量）	10 mg/次，2次/d	10 mg，2次/d

3.耐药及临床用药选择：对奥司他韦治疗无反应或者曾使用奥司他韦预防流感而无效的患儿，可考虑使用扎那米韦替代奥司他韦进行抗病毒治疗。

（二）重症病例的治疗原则

积极治疗原发病，防治并发症，并进行有效的器官功能支持。

1.呼吸支持：氧疗、无创通气或机械通气。

2.循环支持：重视早期液体复苏，应用血管活性药物及正性肌力药物。

3.肾脏支持：合并急性肾衰竭的ARDS患儿可采用持续静脉-静脉血液滤过或间断血液透析治疗。

4.其他支持治疗：重视营养支持，注意预防和治疗胃肠功能衰竭。纠正内环境紊乱，尤其电解质紊乱及代谢性酸中毒。

5.糖皮质激素治疗：目前糖皮质激素治疗重症流感患儿尚无循证医学依据，仅在血流动力学不稳定时使用。对感染性休克需要血管加压药治疗的患儿可以考虑使用小剂量激素。一般使用甲泼尼龙1～2 mg/(kg·d)或氢化可的松5～10 mg/(kg·d)静脉滴注。

6. 中药治疗与预防。

▶ **疾病研究进展**

流感相关性脑病是指在急性流感病程中伴有中枢神经系统功能障碍的一种临床综合征，不包括脑膜炎、脊髓炎和高热惊厥。典型的流感相关性脑病临床表现为急性高热后突然惊厥发作，起病1～2天内快速进展至昏迷状态或死亡。病情凶险，病死率约30%。

（一）临床分类及临床特征

根据文献报道，流感相关性脑病临床类型包括脑炎、瑞氏综合征、出血性休克脑病综合征和急性坏死性脑病。头颅CT或MRI对于几种脑病类型的鉴别有重要提示价值。脑炎和瑞氏综合征表现为急性脑水肿，部分可逆，部分进展至脑疝；出血性休克脑病综合征表现为弥漫性脑皮质细胞毒性水肿；急性坏死性脑病的特征表现是双侧丘脑受损。

流感相关性脑病患者通常在流感症状出现后当天或数天内出现神经系统异常症状。以发热、意识改变、惊厥最常见。少数患者出现局灶性神经受累症状，如轻瘫、失语、颅神经麻痹和手足徐动症。

（二）诊断

对于临床表现为急性发热伴呼吸道症状、突然出现中枢神经系统异常症状、临床疑似流感相关性脑病的患者，须做以下检查明确脑病性质：

1. 脑脊液检查：脑脊液中细胞数大多正常，有时蛋白水平轻度升高。

2. 脑部CT或MRI检查：在发病初期可无明显异常，但在起病后数天多数患者显示有异常病灶，包括脑皮质弥漫型病变，皮质下脑白质不同部位病变，对称性丘脑病变，脑干、基底节损伤，小脑白质病变伴或不伴脑水肿；急性坏死性脑病的特征性病变为多病灶对称性脑损伤，包括双侧丘脑、小脑和大脑的髓质及脑干盖、脑室周围白质受损。

3. 脑电图：呈弥漫型慢波。

目前流感相关性脑病的主要病原学诊断根据是：①急性期和恢复期血

清流感病毒抗体滴度检测特异性 IgG 抗体滴度升高 4 倍以上，提示流感病毒感染，往往用于回顾性病原诊断；②呼吸道标本分离到流感病毒或检测到流感病毒抗原或 RNA，这对流感的病原学诊断具有重要参考价值。

（三）治疗方案

目前尚无特异性治疗，主要采用对症支持治疗。

（四）预后

本病预后与发病年龄、临床类型、脑部影像学病变性质、血清谷草转氨酶和血小板水平有关。影像学研究发现脑部 CT 或 MRI 明显异常的流感性相关脑病（influenza associated encephalopathy，IAE）患者年龄明显较小，且后遗症更严重，病死率更高。重度弥漫性脑水肿与严重脑损伤及脑死亡有关。血清谷草转氨酶明显升高和血小板明显降低是死亡的高危因素。

病案四 大叶性肺炎

7岁男童,因"咳嗽3天"于基层医院就诊收住院,入院体查双肺可闻及湿啰音及少许哮鸣音,查血常规提示白细胞升高,以中性粒细胞为主;ESR稍增高;肝功能检查提示肝功能损伤;胸片提示左肺大片状影,诊断为大叶性肺炎。予以头孢替唑抗感染及氨溴索止咳化痰、雾化平喘等抗炎及对症治疗,患儿病情无改善,治疗陷入困境。故而申请上级医院远程会诊以解决下一步治疗方案和确定是否需行纤维支气管镜灌洗等问题。

病例介绍

▶ 一般资料

刘××,男,7岁。因"咳嗽3天"于2018年2月9日入院。

▶ 现病史

家属代诉:患者于3天前因受凉后出现咳嗽,呈阵发性连声咳,每次2~3声,喉内痰鸣,难以咳出,无喘息、气促及发热。在家予消炎止咳药物治疗(具体不详),症状无明显改善。为求进一步诊治赴医院就诊。门诊以"大叶性肺炎"收住院。起病以来,患儿精神、食纳尚可,大小便正常。

▶ 既往史及个人史

患儿系第1胎第1产,足月剖宫产,出生体重4.0kg,无宫内窘迫及窒息史。既往体质一般，无肝炎、结核、伤寒等传染病史及接触史，无外伤、手术及输血史，无药物过敏史，无活禽、鸟类接触史。母亲孕期体健，无接触毒物及放射线史。患儿出生后母乳喂养，按计划免疫程序实施预防接种，无食物过敏史和疫水接触史。体格及智力发育与同龄儿相仿。

▶ 入院体查

体温 36.8 ℃，脉搏 98 次/分，呼吸 25 次/分，血压 98/67 mmHg，体重 21 kg。

发育正常，营养可，神志清楚，精神反应一般，急性病容，检查合作。颜面无发绀，浅表淋巴结不肿大。头颅五官大小形态正常，前囟已闭。鼻翼无扇动，口唇无发绀。咽部充血，双扁桃体Ⅰ°肿大。双侧呼吸运动对称，无吸气性三凹征，双肺呼吸音粗，可闻及湿啰音及少许哮鸣音。心率 98 次/分，律齐，心音有力，无杂音。腹平软，肝、脾肋下未扪及，肠鸣音正常。

▶ 辅助检查

（一）三大常规

1. 血常规：白细胞 14.15×10^9/L，中性粒细胞占比 82.0%，淋巴细胞占比 13.2%，血红蛋白 113 g/L，血小板 275×10^9/L。治疗 3 天后复查：白细胞 6.82×10^9/L，中性粒细胞 53.1%，淋巴细胞 35.2%，血红蛋白 107 g/L，血小板 301×10^9/L。

2. 大小便常规：未见异常。

（二）实验室检查

1. 呼吸道合胞病毒，腺病毒，甲型流感病毒，乙型流感病毒，副流感病毒Ⅰ型、Ⅱ型、Ⅲ型检测均为阴性，抗结核抗体–IgG、肺炎支原体抗体检查均为阴性。降钙素原、免疫球蛋白、凝血功能检查结果正常。

2. 肝肾功能与心肌酶：谷丙转氨酶 93.60 U/L，谷草转氨酶 77.63 U/L，肌酐 35.03 μmol/L，乳酸脱氢酶 241.97 U/L，其余正常。2 天后复查肝功能正常。

3. 血沉 26 mm/h。

（三）影像学检查

胸部正侧位 X 线检查考虑左肺大叶性肺炎。

▶ 治疗

予头孢替唑静脉抗感染、氨溴索止咳化痰、补液等对症支持治疗 3 天，病情无好转，仍有咳嗽。

▶ 初步诊断

大叶性肺炎。

远程会诊

患儿有典型呼吸道感染病史，结合体查、胸片、血常规改变，诊断儿童大叶性肺炎明确，就治疗进行分析如下：

（一）纤维支气管镜肺泡灌洗及时机把握

纤维支气管镜检术在儿科临床应用的指征：①呼吸道阻塞的诊断和评估：吸气性喘鸣或呼吸异常声音，治疗效果不佳的持续或反复呼气性喘息；②胸部放射学异常：持续存在或复发性肺不张、肺炎、肺浸润影或肺部团块病变；③不明原因的慢性咳嗽和咯血；④ ICU 和新生儿患者的诊治。

本例患儿胸片提示大片肺实变，有使用纤维支气管镜检术的指征。多项研究结果显示，在肺实变病程早期进行纤维支气管镜检查及肺泡灌洗，对于改善预后、缩短病程有重要作用。已有研究结果表明，肺实变患者行纤维支气管镜肺泡灌洗术，其有效率显著高于未灌洗组，在缩短发热时间、促进肺部啰音吸收方面显著优于未灌洗组。另有文献报道了支气管镜肺泡灌洗治疗儿童支原体大叶性肺炎的时机和疗效，结果显示治疗组的影像学吸收率高于对照组，临床症状恢复时间明显短于对照组，认为支气管镜肺泡灌洗术在治疗大叶性肺炎方面具有较高的应用价值，治疗越早效果越好。

当然，支气管镜肺泡灌洗术可能发生麻醉意外、换气不足、支气管或喉头痉挛、缺氧、发热、菌血症等不良事件。据报道支气管镜检导致气胸的发生率约0.4%，出血率约0.2%，死亡率约0.03%。但整体而言，支气管镜检术尚属一种安全的检查手段，可以给临床医师很多诊断及治疗上的信息。

（二）治疗上采取 β- 内酰胺类抗生素 + 阿奇霉素抗感染

该患儿年龄7岁，为大叶性肺炎，且为社区获得性肺炎；该年龄段儿童社区获得性肺炎的病原菌多为细菌和非典型病原菌混合感染。其中细菌包括肺炎链球菌、流感嗜血杆菌、大肠埃希菌、肺炎链球菌。肺炎链球菌是儿童期大叶性肺炎最常见的细菌病原，该病原可导致重症肺炎、坏死性肺炎；肺炎支原体（mycoplasma pneumoniae，MP）是儿童大叶性肺炎重要的非典型病原之一，故治疗上应选择覆盖该类病原菌的抗生素。

临床诊疗指南

社区获得性肺炎是指原本健康的儿童在医院外获得的感染性肺炎，包括感染了具有明确潜伏期的病原体而在入院后潜伏期内发病的肺炎，是相对于医院获得性肺炎而言。通常根据年龄能较好预示儿童大叶性肺炎的可能病原。

（一）病原学

约50%的年幼儿所患大叶性肺炎由病毒引起；年长儿，常由细菌、肺炎支原体感染引起。

1.病毒是婴幼儿大叶性肺炎的常见病原，也是儿童大叶性肺炎病原学区别于成人的重要特征。病毒病原在大叶性肺炎发病中的重要性随年龄增长而下降。呼吸道合胞病毒（respiratory syncytial virus，RSV）是引起儿童社区获得性肺炎的首位病毒病原，其次是副流感病毒（Ⅰ型、Ⅱ型、Ⅲ型）

和流感病毒（A型、B型），其他包括：腺病毒、巨细胞病毒、鼻病毒、人类偏肺病毒、EB病毒等。近十年来新发与儿童社区获得性肺炎相关的病毒有肠道病毒，如EV71等；新型冠状病毒；人禽流感病毒，如H7N9、H5N1等。

2. 细菌病原常见革兰氏阳性细菌病原，包括：肺炎链球菌（streptococcus pneumoniae，SP）、金黄色葡萄球菌（staphylococcus aureus，SA）、A型链球菌等。常见革兰氏阴性细菌病原包括：流感嗜血杆菌（haemophilus influenza，HI）、大肠埃希菌、肺炎克雷伯菌和卡他莫拉菌（moraxella catarrhalis，MC）等。其中SP是儿童期儿童社区获得性肺炎最常见的细菌病原，该病原可导致重症肺炎、坏死性肺炎。临床上常见SP和病毒的混合感染，常使病情加重。

3. 非典型病原中，MP是儿童儿童社区获得性肺炎重要病原之一，MP不仅是学龄期和学龄前期儿童儿童社区获得性肺炎的常见病原，在1～3岁婴幼儿中亦不少见。肺炎衣原体（chlamydia penumoniae，CP）多见于学龄期和青少年。此外，嗜肺军团菌可能是重症儿童社区获得性肺炎的独立病原或混合病原之一。

4. 混合感染引起儿童社区获得性肺炎，年龄越小越易发生。婴幼儿常见有病毒—细菌、病毒—病毒混合感染，年长儿多为细菌和非典型病原混合感染。常见与细菌感染相关的病毒有RSV、流感病毒A型和鼻病毒等。与单独细菌或者病毒感染相比，混合感染可导致更严重的炎症反应及临床表现。尽管个别病毒性肺炎本身可以导致死亡，但大部分病毒性肺炎死于继发性细菌性肺炎，最常见是继发SP感染，其次是继发SA和HI感染。

（二）病原微生物治疗

儿童社区获得性肺炎患儿抗病原微生物疗法包括使用指征、选择药物与剂量、使用途径与方法、疗程、联合用药、药物不良作用及用药依从性等，这一切构成了合理用药的原则。此外，还涉及儿童社区获得性肺炎常见病原微生物的耐药现状、MP及衣原体病原学特征和儿童社区获得性肺炎常见病毒病原的治疗等。

1.抗菌药物指征：儿童社区获得性肺炎抗菌药物治疗应限于细菌性肺炎、MP和衣原体肺炎、真菌性肺炎等。单纯病毒性肺炎无使用抗菌药物指征，但必须注意细菌、病毒、MP、衣原体等混合感染的可能性。我国幅员辽阔，各地细菌病原构成和耐药情况可能会有不同，且各地经济水平、药源供应差别较大，因此，抗菌药物推荐是有原则性要求的。

2.抗菌药物选择中的具体问题

（1）病原治疗还是经验治疗、正确诊断、尽可能确立病原学依据，是合理选用抗菌药物的基础。但是，无论发达国家或发展中国家，初始治疗均是经验性的，不能因等待病原学检测而延误治疗。

（2）经验选择抗菌药物的依据，除个人经验外，更重要的是文献资料中的经验总结，尤其是一些随机对照实验研究（RCTs）和系统综述中的经验推荐。选择依据是儿童社区获得性肺炎的可能病原、严重程度、病程、年龄、之前抗菌药物使用情况、当地细菌耐药的流行病学资料及患儿肝肾功能状况等。根据抗菌药物—机体—致病菌三者之间的关系，择优选取最适宜的、有效且安全的抗菌药物，同时要兼顾个体特点。经验选择用药要考虑能覆盖儿童社区获得性肺炎最常见病原菌的抗菌药物。

（3）β-内酰胺类和大环内酯类是儿童儿童社区获得性肺炎最常用的抗菌药物。首选哪一类应根据患儿年龄及儿童社区获得性肺炎的可能病原来定。3个月以下儿童有沙眼衣原体肺炎的可能，而5岁以上儿童MP肺炎、CP肺炎发病率较高，故均可首选大环内酯类，尤其新一代大环内酯类抗生素，抗菌谱广，可以覆盖大部分儿童儿童社区获得性肺炎病原菌。

（4）青霉素不敏感肺炎链球菌，尤其青霉素耐药肺炎链球菌（penicillin resistant streptococcus pneumoniae，PRSP）对治疗结局究竟有无影响？多数研究认为，只要使用适当剂量的青霉素或阿莫西林依然有效。为了提醒临床医生不要过分关注实验室的最小抑菌浓度（MIC）值而忽视了患者的实际情况，应避免在初始治疗时就选择广谱抗菌药。

（5）抗菌药物疗程：儿童社区获得性肺炎抗菌药物一般用至热退且平稳、全身症状明显改善、呼吸道症状部分改善后 3～5 天。病原微生物不同、病情轻重不等、存在菌血症与否等因素，均影响儿童社区获得性肺炎疗程，一般 SP 肺炎疗程 7～10 天，HI 肺炎、MSSA 肺炎疗程 14 天左右，而 MRSA 肺炎疗程宜延长至 21～28 天，革兰氏阴性肠杆菌肺炎疗程 14～21 天，MP 肺炎、CP 肺炎疗程平均 10～14 天，个别严重者可适当延长，嗜肺军团菌肺炎疗程 21～28 天。

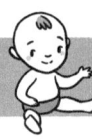

病案五 发热查因、不完全川崎病

7月龄女婴,急性起病,发热,呈弛张热型;轻度咳嗽,考虑急性呼吸道感染,予口服抗生素治疗,体温情况无明显好转,并出现躯干皮疹,胸片提示肺间质改变,考虑支气管炎,予静脉输注阿莫西林克拉维酸钾,皮疹无明显消退,不排除药物性皮炎,改用阿奇霉素、甲泼尼龙琥珀酸钠静脉滴注,但症状无明显好转,病程中出现口唇皲裂、手足肿胀潮红,外周血白细胞计数、C-反应蛋白、血沉升高,且 C-反应蛋白进展性升高,不排除川崎病可能,但心脏彩超提示三尖瓣轻度反流,无冠状动脉改变,诊断不确定。故而申请上级医院远程会诊,指导诊断、鉴别诊断及下一步治疗。因第三部分病案一对川崎病临床诊疗指南进行了阐述,故本节"临床诊疗指南"部分重点介绍渗出性多形性红斑。

病例介绍

▶ 一般资料

冯××,女,7月龄。因"发热、咳嗽、皮疹1天"于2018年1月23日入院。

▶ 现病史

家属代诉:患儿于1月22日下午无诱因出现发热,呈弛张热型,最高体温40 ℃,无寒战、惊厥,偶有咳嗽,呈阵发性干咳,无喘憋、呛咳、气促,无呕吐、腹泻。家属自行予口服药物头孢克肟颗粒、小儿氨酚黄那敏颗粒治疗,体温可下降,但仍反复升高,其后躯干部出现皮疹。于当地卫生院就诊,予口服药物醋酸泼尼松片、苯海拉明片及外用氢化可的松软膏、尿素维 E 乳膏治疗,皮疹无好转,遂来医院门诊就诊。患儿自起病以来,精神、食纳略差,睡眠可,大小便正常,体重未见明显下降。

▶ 既往史及个人史

患儿系第 1 胎第 1 产,早产,孕 36^{+1} 周,出生体重 2.4 kg,顺产,出生时无窒息及青紫,Apgar 评分不详。2 个月抬头,5 个月翻身,7 个月独坐,暂不会爬行。已接种乙肝疫苗、卡介苗、脊髓灰质炎疫苗、百白破三联疫苗,麻疹疫苗未接种。既往有卵圆孔未闭病史,无传染病接触史及传染病史,无手术、外伤史及输血史,无药物及食物过敏史。

▶ 入院体查

体温 40 ℃,脉搏 138 次/分,呼吸 42 次/分,血压 90/60 mmHg,体重 9.3 kg。

发育正常,营养中等,神志清晰,精神反应一般,面色红润。皮肤黏膜无黄染,无肝掌,无蜘蛛痣,无贫血貌。躯干可见散在暗红色斑丘疹,疹间皮肤正常,压之不褪色,以臀部为主。全身浅表淋巴结无肿大。前囟未闭合,囟门平坦,大小 2 cm×2 cm,张力不高,双侧瞳孔等大等圆,直径 3 mm,对光反射灵敏,无巩膜黄染。无鼻翼扇动,口唇有皲裂。咽充血,双侧扁桃体无肿大,无脓点及疱疹。颈软,无颈静脉怒张,肝颈静脉回流征阴性,双侧甲状腺无肿大。呼吸平稳、规则,无呼吸三凹征,双肺呼吸音粗,未闻及啰音。心率 138 次/分,心律齐,各心脏瓣膜听诊区未闻及病理性杂音。腹壁柔软,无腹部压痛及反跳痛,肝、脾肋下未触及,未触及腹部包块,肠鸣音正常,肛周无脱皮,四肢活动自如,手足肿胀、潮红,无疱疹。克氏征、布氏征、巴氏征均阴性。

辅助检查

（一）血常规

血常规检查结果：见表3-11。

表3-11 血常规检查结果

日期	WBC （×10^9/L）	RBC （×10^{12}/L）	N （%）	L （%）	HGB （g/L）	PLT （×10^9/L）	CRP （mg/L）
1月23日	19.39	3.65	44.10	48.70	90	403	13.7
1月25日	15.25	3.31	68.50	24.70	83	330	116.3

（二）实验室检查

1. 降钙素原0.36 ng/mL，血沉34 mm/h。

2. 血电解质：钾4.49 mmol/L、钠136.0 mmol/L、氯103.7 mmol/L、离子钙1.35 mmol/L、总钙2.85 mmol/L。

3. 肝功能：谷丙转氨酶24 U/L、谷草转氨酶37 U/L、总胆汁酸5.7 μmol/L、总胆红素8.0 μmol/L、直接胆红素5.1 μmol/L、间接胆红素测定2.9 μmol/L。

4. 肾功能：尿素氮3.4 mmol/L、肌酐24 μmol/L、尿酸350 μmol/L，心肌酶谱肌酸激酶339 U/L、肌酸激酶同工酶25 U/L、乳酸脱氢酶323 U/L。

5. 呼吸道病毒：甲型流感病毒、乙型流感病毒、腺病毒、呼吸道合胞病毒、副流感病毒Ⅰ型、副流感病毒Ⅱ型、副流感病毒Ⅲ型均阴性。

（三）影像学检查

1. 胸片：两肺纹理增粗、模糊，心膈影正常，考虑为支气管炎。

2. 超声心动图：左右冠状动脉无明显扩张、狭窄，三尖瓣轻度反流，左心收缩功能正常。

治疗

予阿莫西林克拉维酸钾、阿糖腺苷、盐酸氨溴索静脉滴注，西替利嗪口服。因输液中出现皮疹，予停用阿莫西林克拉维酸钾，改用阿奇霉素静脉滴注，甲泼尼龙琥珀酸钠静脉滴注，但症状无明显好转。

▶ 初步诊断

1. 发热查因：脓毒血症？急性支气管炎？不典型川崎病？
2. 药物性皮炎（药疹）？

远程会诊

▶ 诊断及鉴别诊断

（一）诊断思路

1. 该病例临床表现为发热、轻咳、皮疹、口唇皲裂、手足肿胀潮红；外周血 WBC、CRP、ESR、PCT 升高，HGB 下降，胸片提示肺纹理改变；抗生素治疗效果欠佳。发热呈弛张热型，热程较短，伴轻咳，咽部充血，结合 PCT、胸片检查，需考虑呼吸道感染。

2. 入院后 2 次血常规检查均提示 HGB 下降，贫血的诊断很明确，但患儿并无明显贫血面容，急性贫血可能性大。

3. 病程中先后出现皮疹（臀部明显）、口唇皲裂、手足肿胀潮红，结合外周血 WBC、CRP、ESR 升高，尤其经过抗生素治疗，CRP 仍然继续显著升高，需考虑其他引起发热、皮疹的病因。

（二）诊断及诊断依据

1. 诊断

不完全性川崎病、急性支气管炎、贫血（中度）。

2. 诊断依据

（1）不完全性川崎病：发热至会诊当日，病程未足 5 天，伴暗红色斑丘疹，口唇皲裂，手足肿胀潮红，WBC、CRP、ESR 明显升高，应用抗生素治疗数天无明显好转。

（2）急性支气管炎、贫血（中度）：发热，咳嗽，WBC、CRP、ESR、PCT 升高，HGB 下降，胸片提示肺纹理改变。

(三)需鉴别诊断的疾病

1. 渗出性多形性红斑。

2. 猩红热。

3. 麻疹。

4. 血液系统疾病。

▶ 处理建议

1. 实验室检查

完善网织红细胞、血清铁蛋白、溶血全套等检查;完善MP-Ab、CP-Ab检测及痰培养、血培养,明确病原体及是否存在血流感染,并根据药敏试验结果选择敏感抗生素治疗;适时复查血常规、CRP、心脏彩超;必要时完善麻疹病毒抗原、过敏源(食物+环境因素)筛查、ASO、类风湿因子、ANA谱检测、骨髓穿刺等。

2. 密切观察体温、皮疹情况。

3. 继续目前抗感染、抗过敏及对症支持治疗方案。

4. 如果热程超过5天,复查CRP仍然升高明显,应考虑川崎病,及时给予IVIG(2 mg/kg)、阿司匹林(30~50 mg/kg,分3次)治疗,待体温正常3~5天后阿司匹林减量至3~5 mg/(kg·d),并定期随访,复查超声心动图了解冠状动脉及转归情况,以指导阿司匹林用法及疗程。

临床诊疗指南

渗出性多形性红斑是一种与儿童免疫功能有关、以皮肤黏膜多样化损害为特征的自限性急性非化脓性炎症,是一种由药物和感染引起的变态反应性疾病。渗出性多形性红斑分为两型,轻型临床预后良好,严重型又称Stevens-Johnson综合征(Stevens-Johnson syndrom,SJS),起病急,病情进展迅速,内脏器官受损严重,病死率高。本病好发于儿童、青少年,多见于春秋季节，皮疹呈对称性，好发于四肢远端伸侧面，如手、足背、前臂及小腿等部位。

▶ 临床表现

根据皮肤黏膜损伤程度、全身症状轻重及内脏受累情况，渗出性多形性红斑可分为轻型及重型：

（一）轻型

可见低热或中度发热，可伴咽痛、头痛、腹痛、腹泻或便秘等非特异性表现；皮疹初起为不规则红斑，也可见多样化皮疹，在斑疹基础上出现大疱或不高出皮面的非靶形红斑，皮损广泛扩散，大疱形成或表皮脱落≤10%体表面积，伴有一处或多处黏膜损害。

（二）重型

Stevens-Johnson综合征，除皮肤表现严重外，多伴广泛黏膜病变和内脏受累，部分病例可见反应性关节炎，病情严重者伴高热、寒战，可发生中毒性休克。

▶ 诊断要点

有特征性皮疹，如靶样环形红斑、斑丘疹、风疹块、结节、水疱、紫癜等；在以上皮疹损害的基础上有下列三项中任意一项即可诊断：①伴有两处或两处以上的黏膜损害；②大疱形成和表皮脱落，达体表面积10%～20%；③伴明确肝肾等内脏器官功能损害。

▶ 治疗方案

1. 停用可能引起过敏的食物、药物，并避免其他易致敏因素。
2. 积极控制感染。
3. 予抗组胺药物及钙剂抗过敏治疗。
4. 加强局部皮肤护理。
5. 重症病例需考虑应用糖皮质激素，对激素类药物治疗效果不佳者需考虑IVIG。

▶ 疾病研究进展

渗出性多形性红斑属于变态反应性疾病，发生于有过敏体质的患儿；皮肤病变主要发生在表皮与真皮交界处，可出现血管扩张和局部水肿，严重病例整个表皮层发生坏死；黏膜病变与皮肤病理改变相似；重症病例内脏器官如心、肺、脑等也可累及。

该病无特异性实验室检查，外周血白细胞总数增高，中性及嗜酸粒细胞增高；可见一过性蛋白尿；血沉正常或增快；继发感染时应取脓性分泌物做细菌培养。

全身症状重或口腔黏膜损害严重者，可通过静脉补充营养及液体，也可输入血浆；做好局部治疗，皮肤及黏膜破损处涂以甲紫溶液或抗生素可的松软膏；口腔糜烂处可用中药锡类散减轻疼痛；眼部应用硼酸水冲洗，并涂抗生素可的松眼膏。

对重症病例，在应用抗生素控制感染的基础上加用皮质激素；采用静脉输入甲泼尼龙 $1 \sim 2 \mathrm{mg} \cdot \mathrm{kg}^{-1} \cdot \mathrm{d}^{-1}$，必要时根据病情加大剂量，病情控制后改为口服，逐渐停用，一般疗程不超过 1 周；如有单纯疱疹病毒感染时，不应用激素，以免发生严重不良后果。

抗生素的应用要慎重，以免加重过敏反应；如有继发细菌感染，在应用激素治疗的过程中，应选用过敏反应少的抗生素；注意处理心、肺并发症；如有肾功能障碍，液体的输入量宜控制在最低需要限度内，输入速度要慢。

一般轻症病例经 $1 \sim 2$ 周治疗后皮疹消退。多数病例通过积极治疗，预后良好，少数病例因继发感染或心、肾严重并发症而死亡。如再次接触致病因素，尚可复发。

病案六 婴幼儿支气管哮喘急性发作

1岁11个月女童，因咳嗽、气促入院，既往有反复喘息史，基层医院胸部CT检查提示肺纹理增粗，双侧肺野充气欠均匀，可见小斑片状影。呼吸道病毒、抗结核抗体、肺炎支原体、肺炎衣原体抗体检查均为阴性。诊断为支气管肺炎、反复呼吸道感染，予静脉输注阿莫西林6天后，咳嗽无好转，改为静脉输注头孢匹胺＋阿奇霉素3天，布地奈德吸入混悬剂＋特步他林混悬剂雾化治疗，患儿无气促，仍有晨起及夜间咳嗽，双肺听诊偶有哮鸣音。因患儿反复咳嗽、喘息的病因不明，故而申请上级医院远程会诊以明确下一步检查及治疗方案，以免病情迁延反复，延误诊治，并减少长期使用抗生素所致二重感染的可能，促进肺功能恢复并减少急性发作，最终达到并维持临床良好控制。

病例介绍

▶一般资料

胡××，女，1岁11个月。因"咳嗽10余天，加重伴气促3天"于2018年7月2日入院。

▶现病史

患者十余天前无明显诱因出现咳嗽，为阵发性单声咳嗽，以夜间及晨起为甚，无痰，低热1天（具体体温不详），未予特殊处理，体温能自行降至正常，无呕吐及抽搐。近 3 天来咳嗽加剧，为阵发性连声咳嗽，可闻及喉中痰响，伴气促，以活动后及夜间发作为主，无明显口唇发绀。病程中患儿精神、饮食可，无盗汗，大便稍稀，小便无异常。

▶ 既往史及个人史

患者系第 1 胎第 1 产，足月顺产，出生体重 3.2 kg，无窒息抢救史，有生理性黄疸，自然消退。出生后生长发育与同龄儿童无差异。无明显食物及药物过敏史，无手术或外伤输血史，无肝炎、结核等传染病史，按计划免疫程序实施预防接种。有湿疹病史，曾因右下肺肺炎多次住院，分别于 6 月龄、7 月龄及 1 岁 5 个月时出现咳嗽伴喘息。家族中无哮喘患者。

▶ 入院体查

体温 36.0 ℃，脉搏 130 次 / 分，呼吸 40 次 / 分，血压 104/68 mmHg，体重 12 kg。

患儿神志清楚，精神可，口唇无发绀，轻度三凹征，咽红，双肺呼吸音粗，可闻及少许哮鸣音。心率 130 次 / 分，心音可，心律齐，未闻及明显杂音。腹平软，肝肋下 2.5 cm，质软，脾肋下未扪及，肠鸣音 5 次 / 分。

▶ 辅助检查

（一）三大常规

1. 血常规：白细胞 13.0×10^9/L，中性粒细胞占比 34%，淋巴细胞占比 62%，血红蛋白 135 g/L，血小板 350×10^9/L。

2. 大小便常规：无异常。

（二）实验室检查

IgE 792 IU/mL，呼吸道病毒、抗结核抗体、肺炎支原体、肺炎衣原体抗体检查均为阴性。

（三）影像学检查

胸部 CT 检查提示肺纹理增粗，双侧肺野充气欠均匀，可见小斑片状影。

▶ **治疗**

予静脉输注阿莫西林 6 天后，改静脉输注头孢匹胺与阿奇霉素 3 天。患儿无气促，仍有晨起及夜间咳嗽，双肺听诊偶有哮鸣音。

▶ **初步诊断**

1. 支气管肺炎。

2. 反复呼吸道感染。

远程会诊

▶ **诊断与鉴别诊断**

（一）诊断思路

1. 从该例患者主要症状及临床特点来看，咳嗽十余天，加重伴气促 3 天入院，既往有反复咳嗽伴喘息 3 次，双肺听诊有哮鸣音，首先考虑婴幼儿肺炎、反复呼吸道感染、气管发育畸形（软化、狭窄）、支气管哮喘的可能性大。

2. 从既往史考虑，1 岁 11 个月女童，因右下肺肺炎多次住院，分别在出生后 6 月龄、7 月龄、1 岁 5 个月时喘息多次，需排除支气管内异物、肺动脉吊带、右肺气管发育畸形等病变，可进一步行纤维支气管镜、胸部 CT 增强等检查来排除。

（二）诊断及诊断依据

1. 诊断

婴幼儿支气管哮喘急性发作，急性支气管肺炎，反复呼吸道感染。

2. 诊断依据

（1）婴幼儿支气管哮喘急性发作：患者咳嗽十余天，加重伴气促 3 天，双肺闻及少许哮鸣音，既往喘息多次，予雾化治疗后喘息能缓解，有湿疹，IgE 明显增高（792 IU/mL）。

（2）急性支气管肺炎：咳嗽十余天，加重伴气促3天，双肺闻及干、湿啰音及少许哮鸣音，胸部CT提示右下肺肺炎。

（3）反复呼吸道感染；患者分别在6月龄、7月龄、1岁5个月患肺炎，符合2岁以内婴儿下呼吸道感染1年超过3次的诊断标准。

（三）需鉴别诊断的疾病

1. 先天性免疫缺陷病。

2. 肺隔离症。

3. 右下肺血管气管畸形（狭窄或软化）。

4. 原发性纤毛不动综合征。

5. 气管内异物。

处理建议

（一）完善实验室检查

1. 完善免疫全套、淋巴细胞免疫分型、凝血全套、输血前全套、结核抗体、过敏源702和708组、痰真菌培养、真菌D-葡聚糖、GM实验，复查痰培养及血常规。

2. 完善呼出气一氧化氮（NO）、肺功能+舒张实验、纤维支气管镜检查与肺泡灌洗术、胸部CT平扫+增强。

（二）治疗

1. 根据复查的炎症指标考虑是否需继续抗感染治疗。

2. 加强对症治疗，建议予沙丁胺醇吸入雾化剂、布地奈德吸入混悬剂、异丙托溴铵雾化剂雾化吸入（Q8h）、氨茶碱每次3 mg/kg静脉输入（Bid）、孟鲁司特钠咀嚼片4 mg（Qh）、丙卡特罗口服液4 mL/kg（Q12h）。

3. 排除肺结核、支气管异物、支气管发育异常等情况后，如哮喘诊断明确且急性期控制后，可继续予孟鲁司特钠咀嚼片4 mg（Qn）及丙酸氟替卡松气雾剂1喷（Bid）吸入治疗（配合使用贮雾罐，用后洗脸漱口），出院后1个月、3个月、6个月于呼吸科门诊复查。

临床诊疗指南

支气管哮喘（bronchial asthma）是一种由多种细胞（如嗜酸性粒细胞、肥大细胞、T淋巴细胞、中性粒细胞及气道上皮细胞）和细胞组分共同参与的，以慢性气道炎症和气道高反应性为特征的异质性疾病。患儿有反复发作的喘息、气促、胸闷和咳嗽等呼吸道症状史，常在夜间和（或）清晨发作或加剧，多数患者可经治疗后缓解或自行缓解。

临床特点

1. **典型症状**：咳嗽、胸闷、喘息和呼吸困难，特别是上述症状反复出现并常于夜间或清晨加重，在除外其他病因后要高度怀疑支气管哮喘。

2. 发作时可见吸气时出现三凹征，同时颈静脉显著怒张。叩诊两肺呈鼓音，并有膈肌下移，心浊音界缩小，呼吸音减弱，双肺可闻及散在或弥漫性、以呼气相为主的哮鸣音，呼气相延长。

3. 特别严重的病例可见患者烦躁不安，呼吸困难，以呼吸困难为著，往往不能平卧，坐位时耸肩曲背，呈端坐呼吸。面容惶恐不安，面色苍白，甚至冷汗淋漓、鼻翼扇动、口唇及指甲发绀。哮喘重度发作者由于肺通气量减少，两肺几乎听不到呼吸音，称"沉默肺"（silent lung），是支气管哮喘最危险的体征。

4. 发作间歇期多数患者症状可全部消失，肺部听不到哮鸣音。

诊断要点

1. 反复喘息、咳嗽、气促、胸闷，多与接触变应原、冷空气、物理或化学性刺激、呼吸道感染、运动及过度通气（如大笑和哭闹）等有关，常在夜间和（或）凌晨发作或加剧。

2. 发作时双肺可闻及散在或弥漫性、以呼气相为主的哮鸣音，呼气相延长。

3. 上述症状和体征经抗哮喘治疗有效，或自行缓解。

4. 其他疾病引起的喘息、咳嗽、气促和胸闷除外。

5. 临床表现不典型者（如无明显喘息或哮鸣音），应至少具备以下1项：

（1）证实存在可逆性气流受限。

（2）支气管舒张试验阳性：吸入速效 β_2 受体激动剂（如沙丁胺醇压力定量气雾剂 $200 \sim 400 \mu g$）后15分钟，第1秒用力呼气量增加 $\geq 12\%$。

（3）抗炎治疗后肺通气功能改善，给予吸入糖皮质激素和（或）抗白三烯药物治疗 $4 \sim 8$ 周，FEV1 增加 $\geq 12\%$。

（4）支气管激发试验或运动激发试验阳性。

（5）最大呼气峰流量（脉搏EF）日间变异率（连续监测2周）$\geq 13\%$。

凡符合上述第 $1 \sim 4$ 条或第4、5条者，可以诊断为哮喘。

▶ **治疗方案**

（一）急性发作期治疗

1. 氧疗：吸氧，以维持血氧饱和度 $> 94\%$。

2. 雾化吸入

（1）速效 β_2 受体激动剂：雾化吸入沙丁胺醇或特布他林，体重 $\leq 20 kg$ 者，每次 2.5 mg；体重 $> 20 kg$ 者，每次 5 mg；第1小时可每20分钟1次，以后根据治疗反应逐渐延长给药间隔时间，根据病情每 $1 \sim 4$ 小时重复吸入1次。

（2）抗胆碱能药物：对于体重 $\leq 20 kg$ 者，予异丙托溴铵每次 $250 \mu g$；体重 $> 20 kg$ 者，予异丙托溴铵每次 $500 \mu g$，加入 β_2 受体激动剂同时雾化吸入，间隔时间同吸入 β_2 受体激动剂时间。

（3）吸入用糖皮质激素：雾化吸入布地奈德悬液每次 1 mg，或丙酸倍氯米松混悬液每次 0.8 mg，每 $6 \sim 8$ 小时1次。

3. 全身用糖皮质激素：糖皮质激素是治疗儿童哮喘重度发作的一线药物，可静脉注射甲泼尼龙每次 $1 \sim 2 mg/kg$ 或琥珀酸氢化可的松每次

5～10mg/kg，根据病情可每隔4～8小时重复使用。若疗程不超过10天，可无须减量直接停药。

4. 硫酸镁：25～40mg/（kg·d）（≤2g/d），分1～2次，加入10%葡萄糖溶液20mL缓慢静脉滴注（20分钟以上），酌情使用1～3天。

5. 氨茶碱：氨茶碱负荷量为4～6mg/kg（≤250mg），缓慢静脉滴注20～30分钟，后续根据年龄持续滴注维持剂量0.7～1mg/（kg·d）；亦可采用间歇给药方法，每6～8小时缓慢静脉滴注4～6mg/kg。

6. 机械通气治疗。

（二）缓解期治疗

需至少6个月至2年或更长时间到呼吸科门诊定期复查。

1. 吸入性糖皮质激素（inhaled corticosteroids，ICS）：二丙酸倍氯米松、布地奈德和丙酸氟替卡松。

2. 白三烯受体拮抗剂：孟鲁司特，用于年龄≥15岁者，10mg，每日1次；年龄6～14岁，5mg，每日1次；年龄2～5岁，4mg。

3. 长效吸入型 β_2 受体激动剂：沙美特罗、福莫特罗。

4. 长效口服 β_2 受体激动剂：盐酸丙卡特罗，口服15～30分钟起效，维持8～10小时，还具有一定抗过敏作用。年龄<6岁者，1.25μg/kg，每日1～2次；年龄≥6岁者，25μg或5mL，每12小时1次。

5. 茶碱：由于毒副作用，目前一般不推荐用于儿童哮喘的长期控制治疗。

6. 口服糖皮质激素，如泼尼松片。

ICS是哮喘控制治疗的优选药物，但是长期使用时要注意可能产生的不良影响。研究发现，长期使用低-中剂量ICS可使儿童最终身高降低0.7%，另有研究显示对于轻度至中度持续哮喘儿童，长期使用ICS对儿童生长抑制呈剂量和疗程依赖性。白三烯受体拮抗剂（long-acting muscarine anticholinergic，LAMA）可有效抑制半胱氨酰白三烯，改善呼吸道炎症，是儿童哮喘控制治疗的备选一线药物。我国仅有孟鲁司特可应用于儿科临床，LTRA 单药治疗方案适用于轻度儿童哮喘的控制治疗，该药也可与 ICS 联合应用于中、重度儿童哮喘的治疗。

（1）≥6 岁儿童哮喘的长期治疗方案：

分为 5 级，通过对儿童哮喘症状控制水平及急性发作次数和严重度的综合评估，考虑适时升级或降级治疗。初始治疗 1～3 个月后，根据症状重新评估是否需转诊至专科门诊（表 3-12、图 3-1）。ICS-LABA 联合治疗是该年龄段儿童哮喘强化治疗或初始治疗控制不佳时的优选升级方案。

表 3-12 ≥6 岁儿童哮喘治疗和调整建议

治疗强度	患儿类型 [a]	治疗建议
第 2 级	轻度持续评估近 4 周症状控制不佳需使用 SABA 控制症状≥2 次/月；夜间憋醒≥1 次/月；急性发作风险（如过去 1 年至少 1 次需要 OCS，急诊或住院的急性发作）	强化治疗 2～4 周后重新评估疗效良好，维持 2 级治疗 2～3 个月；未达预期疗效，升级治疗
第 3 级	中度持续前述治疗后症状控制不佳≥4 周；需使用 SABA 控制症状≥2 次/周（但不是每天使用）；过去 1 年中需使用 OCS 治疗的急性发作≥2 次	4～6 周重新评估良好控制 3 个月以上可考虑降级治疗；未达预期疗效，及时转诊至儿童哮喘专科门诊；升级治疗
第 4 级	重度持续（Ⅰ）前述治疗后症状控制不佳 4～6 周；使用 3 级治疗时发生严重急性发作，需使用 OCS，急诊或住院	4～6 周重新评估根据疾病情况确定治疗方案和治疗时间；良好控制 3 个月以上可考虑降级治疗；未达到预期疗效，转诊至儿童哮喘专科门诊
第 5 级	重度持续（Ⅱ）前述治疗后症状控制不佳 4～6 周；使用 4 级治疗时发生严重急性发作，需使用 OCS，急诊或住院	建议多学科团队参与治疗方案的制订；定期评估，良好控制 3 个月以上可考虑调整治疗方案

注：[a] 符合任意一条即按相应级别进行治疗。SABA 为短效 β_2 受体激动剂。

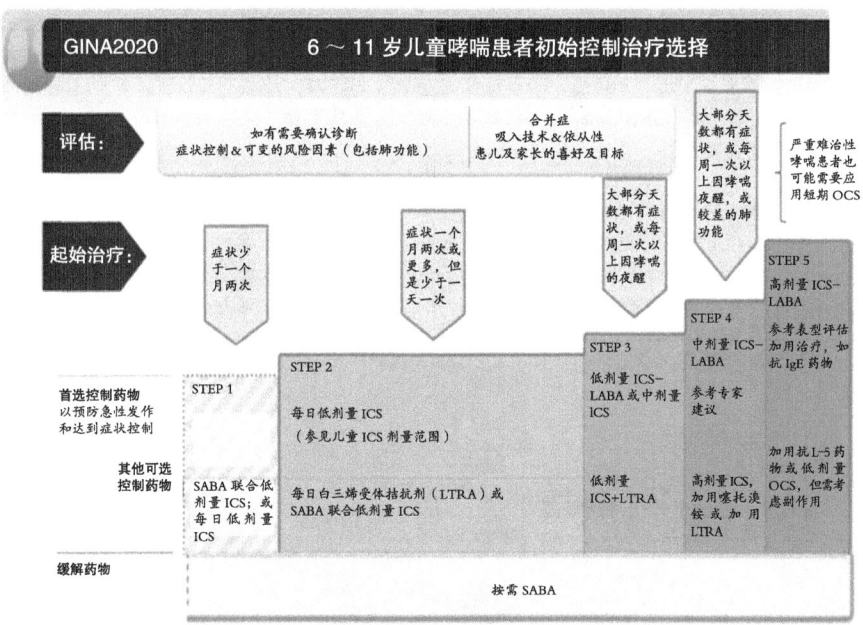

图 3-1 6～11 岁儿童哮喘治患者初始控制治疗选择

（2）＜6 岁儿童哮喘长期治疗方案：

分为 4 级，最有效的治疗药物是 ICS。对大多数儿童可从低剂量 ICS（第 2 级）开始进行控制治疗，或选择 LTRA 治疗方案。如果低剂量 ICS 不能控制症状，优先考虑加倍 ICS 剂量（中剂量）。根据喘息情况按需使用吸入型 SABA 以快速缓解症状（表 3-13、图 3-2）。对于＜6 岁儿童哮喘的长期治疗方案，在考虑升级治疗前需仔细评估儿童喘息病情及急性发作次数。

表 3-13 ＜6 岁儿童哮喘治疗和调整建议

治疗强度	患儿类型 [a]	治疗建议
第 2 级	轻度持续评估近 4 周症状控制不佳喘息（伴有或不伴咳嗽）＞1 次／周；夜间憋醒≥1 次／月；TRACK 评分＜80 分；急性发作风险（如过去 1 年至少 1 次需要 OCS，急诊或住院的急性发作）	强化治疗 2～4 周后重新评估疗效良好，维持 2 级治疗 8～12 周；未达预期疗效，升级治疗

（续表）

治疗强度	患儿类型[a]	治疗建议
第3级	中度持续喘息（伴有或不伴咳嗽）≥2次/周；夜间憋醒≥1次/月；经4～6周低剂量ICS治疗后，TRACK评分降低≥10分；过去1年中因急性发作需使用OCS，急诊或住院≥2次	4～6周重新评估良好控制3个月以上，可考虑降级治疗；未达预期疗效，及时转诊至儿童哮喘专科门诊
第4级	重度持续持续喘息（伴有或不伴咳嗽）；夜间憋醒≥1次/周；经4～6周双倍低剂量ICS治疗后，TRACK评分≥10分；因哮喘而活动受限；在过去1年中因急性发作需使用OCS，急诊或住院≥3次	建议多学科团队参与治疗方案的制订；定期评估，良好控制3个月以上可考虑调整治疗方案

注：[a] 符合任意一条即按相应级别进行治疗。SABA 为短效 β_2 受体激动剂。

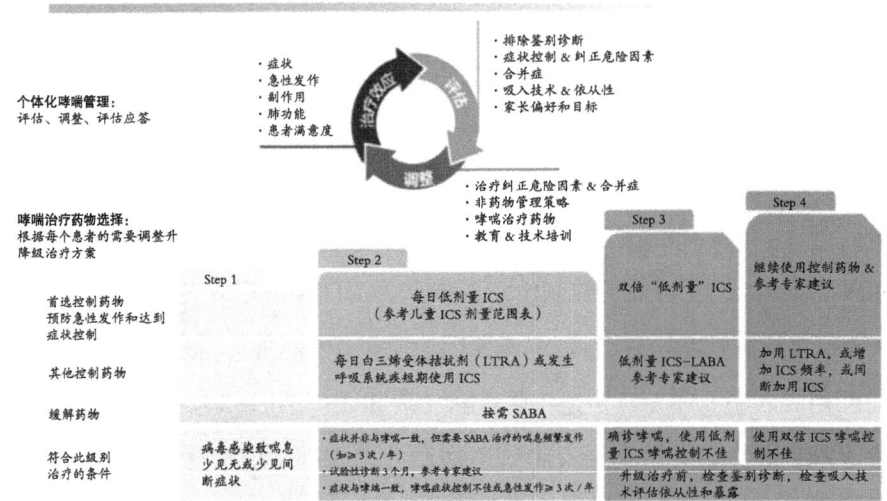

图 3-2 ＜6岁儿童的个体化哮喘管理

▶ 疾病研究进展

2018 年全球支气管哮喘防治倡议（global initiative for asthma，GINA）指出哮喘具有反复发作的喘息、气促、胸闷和咳嗽等呼吸道症状，伴有可变的呼气气流受限，呼吸道症状的表现形式和严重程度随时间而变化。此定义更加明确了哮喘发作的独立危险因素。独立是指即使没有症状，伴有某些因素仍然有急性发作的风险。新增的危险因素包括更高的气道可逆性、早产、低出生体重、婴儿体重过度增长。

GINA认可采用呼出气一氧化氮为导向，相较基于哮喘控制水平为导向的哮喘治疗调整策略，可以减少儿童和青少年人群的急性加重。同时认为没有必要将呼出气一氧化氮或痰嗜酸性粒细胞计数常规用于哮喘治疗的调整。

GINA推荐吸入性糖皮质激素（inhaled corticosteroids，ICS）/长效 β_2 受体激动剂（long-acting β_2 receptor agonist，LABA）是阶梯治疗中3～5级的主要治疗药物，增加了生物靶向治疗用于阶梯治疗中第5级的治疗推荐。对于学龄前儿童在3级治疗的其他选择中，实质上进一步明确了LTRA应用的局限性。首先，3级治疗的首选还是增加ICS剂量，而LTRA尽管可作为add-on药物用于3级治疗，但新近的多中心研究结果提示，针对血嗜酸性粒细胞高和具有特应性的学龄前儿童，采用中等剂量ICS治疗的短期应答显著优于使用LTRA。

近年GINA对控制治疗的升级策略进行了微调，包括：(1)阶段升级治疗（至少持续2～3个月），大多数情况下治疗数天后即可感知控制治疗的临床效应，但是要达到完全效应需时2～3个月；(2)短期升级治疗（1～2周），在病毒感染或季节性变应原暴露期间，需要短期增加维持ICS剂量1～2周；(3)基于症状的逐日调整，对于使用ICS-福莫特罗进行控制和缓解治疗的12岁以上患儿，在每日维持治疗的基础上，按需及时调整附加剂量。

附加药物主要是以抗IgE单克隆抗体（奥马珠单抗）为代表的生物制剂、长效抗胆碱能药物（long-acting muscarine anticholinergic，LAMA）如噻托溴铵等，主要应用于难治和重症哮喘。此类药物作为前述控制药物的附加治疗，不单独使用。近年来生物制剂的研发和临床应用研究取得了很大的进展，奥马珠单抗已在我国儿科临床应用中取得了较好的疗效，抗白细胞介素5抗体（美泊利单抗）也已在国外被批准用于6岁及以上严重嗜酸粒细胞性哮喘儿童。

需注意的是，支气管哮喘的诊断需排除其他因素所致的反复喘息，如胃食管反流、气管发育异常（气管软化、声门下狭窄、气管狭窄）、气管内异物、食管气管瘘、肺动脉吊带、原发性纤毛不动症等。

第四部分　血液系统疾病远程会诊

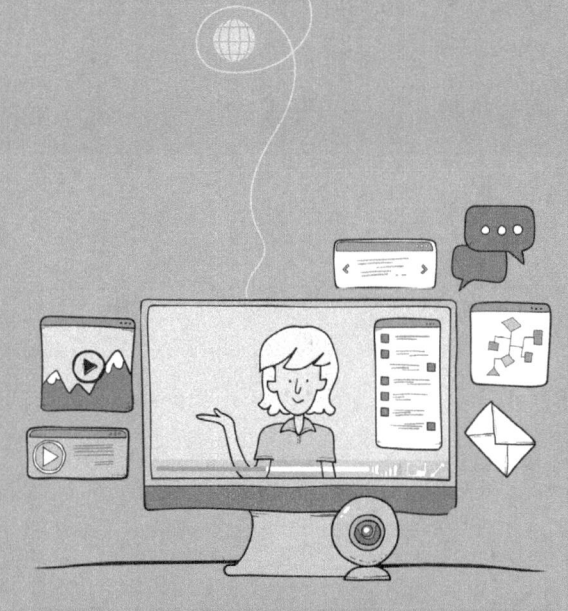

儿科远程会诊病案精选

病案一 免疫性血小板减少症

4岁女童,因急性皮肤出血起病,起病以来反复出现皮肤出血点及淤斑,多次血常规检查血小板减少,肝脾不大,骨髓检查支持免疫性血小板减少症,予激素和静注人免疫球蛋白治疗有效,但激素减量后血小板反复下降至 $10×10^9$/L 以下,诊断是否能够确定?治疗方案该怎样调整?预后如何?故而基层医院申请上级医院远程会诊。以明确是否需要进一步检查明确诊断,以及激素能否减量、是否有指征使用二线治疗等问题。

病例介绍

▶ 一般资料

林××,女,4岁。因"反复皮肤紫癜4月余,再发7天,伴发热、咽痛1天"于2017年3月16日首次入院。

▶ 现病史

家属代诉:患儿于4个多月前无明显诱因出现皮肤淤斑、淤点,全身分布不均匀,以双下肢为主。无发热、咳嗽,无头晕、头痛,无牙龈出血、鼻出血,无恶心、呕吐,无腹胀、腹痛,无骨与关节疼痛。当地医院门诊血常规检查提示 PLT $12×10^9$/L。2016年11月10日在当地医院住院,复查血常规提示 PLT $10×10^9$/L,骨髓细胞学检查显示:骨髓增生活跃,巨核细胞数增多,有成熟障碍,诊断为免疫性血小板减少症。予静注人免疫球蛋白 2 g/kg 静脉输入冲击治疗。复查血常规 PLT 185×10^9/L，改口服泼尼松 2 mg/（kg·d）治疗，病情稳定后予出院。出院后多次查血常规 PLT 正常，泼尼松逐渐减量至剂量 5 mg/d 维持治疗。

之后血常规检查提示 PLT 进行性减少，最低至 30×10^9/L。1 个多月前无明显诱因再次出现皮肤淤斑、淤点，无其他不适，在当地医院查血常规提示 PLT 14×10^9/L，再次在当地医院住院，予静注人免疫球蛋白 2 g/kg 静脉输入冲击治疗及口服泼尼松 2 mg/（kg·d），复查血常规提示 PLT 218×10^9/L，病情稳定后出院，继续口服泼尼松 2 mg/（kg·d），出院后多次查血常规 PLT 正常，泼尼松逐渐减量至 5 mg/d 维持治疗。

此次于 7 天前无明显诱因再次出现皮肤淤斑、淤点。查血常规提示 PLT 18×10^9/L，自行将口服泼尼松加量至 2 mg/（kg·d）。1 天前无明显诱因出现发热，为不规则热，体温在 39 ℃左右，伴咽喉疼痛，无气促、发绀及抽搐，无呕吐及腹痛。急来医院就诊，查血常规提示 PLT 6×10^9/L，门诊以"免疫性血小板减少症"收住院。病程中患儿精神欠佳，饮食可，无盗汗，大便稍稀，小便无异常。

▶ 既往史及个人史

既往体健，否认肝炎、结核、伤寒等传染病史，无禽类动物接触史，无外伤、手术、输血史，无长期用药史及药物过敏史，预防接种史不详。

患儿出生后生长于原籍所在地，未去过外地，无毒物及疫水接触史。个人卫生习惯可，生活起居规律。父母体健，非近亲结婚，家族中无糖尿病病史，无精神障碍及遗传性疾病等病史。

▶ 入院体查

体温 38.4 ℃，脉搏 106 次/分，呼吸 28 次/分，血压 98/65 mmHg，体重 21 kg。

患儿神志清楚，发育正常，营养中等，急性面容，自动体位，体检合作。全身皮肤无黄染，双下肢可见少许散在出血点，不高出皮面。全身浅表淋巴结无肿大。头颅大小、形状正常，双瞳孔等大等圆，对光反射灵敏。外耳道无溢脓，乳突区无压痛。鼻腔内未见异常分泌物，通气畅，副鼻窦区无压痛。口唇无发绀，咽充血，双侧扁桃体Ⅱ°肿大。颈软，无颈静脉怒张，气管居中，双侧甲状腺无肿大。胸廓对称，呼吸运动自如，双肺呼吸音清晰，未闻及明显干、湿啰音。心尖搏动点位于左第四肋间锁骨中线外侧 0.5 cm 处，心率 106 次/分，心律齐，各瓣膜听诊区未闻及明显杂音。腹部平坦，未见胃肠型与蠕动波，腹软，未扪及包块，无压痛及反跳痛，肝脾肋下未触及肿大，腹部移动性浊音阴性，肠鸣音正常。肛门外生殖器未查。双下肢可见散在出血点，右膝关节可见 2 cm×3 cm 大小淤斑，不高出皮面，双下肢无水肿，四肢、脊柱无畸形，四肢肌力、肌张力正常。病理反射巴氏征、奥本海姆征阴性，克氏征阴性，脑膜刺激征、克氏征、布氏征均阴性。

▶ **辅助检查**

（一）三大常规

1. 血常规：白细胞 9.01×10^9/L，红细胞 131 g/L，降钙素原 6×10^9/L，网织红细胞占比 2.6%，网织红细胞 118.6×10^9/L。

2. 大小便常规：无异常。

（二）实验室检查

1. 血气分析：pH 7.4，氧分压 75.5 mmHg，二氧化碳分压 29.7 mmHg，血氧饱和度 95.2%。

2. 凝血功能检查：结果正常。

3. 肝功能：谷丙转氨酶 9.3 U/L，总蛋白 85.6 g/L，白蛋白 48.9 g/L，球蛋白 36.7 g/L，直接胆红素 1.6 μmol/L，总胆红素 6.9 μmol/L。

4. 心肌酶谱：乳酸脱氢酶 562.5 U/L，磷酸肌酸酶同工酶 64.7 U/L。

5. 免疫全套检查：免疫球蛋白 G 9.76 μmol/L，免疫球蛋白 A 1.44 g/L，免疫球蛋白 M 2.69 g/L。CRP 0.7 mg/L，抗链球菌溶血素 O 6.7 IU/mL，ANA 谱阴性。EB 病毒和 CMV 病毒 –DNA 定量 < 500 copies/mL，结核抗体、肺

炎支原体抗体及肺炎衣原体抗体阴性。

6. 骨髓细胞学检查：骨髓增生明显活跃，巨核细胞数增多伴巨核细胞成熟障碍。

（三）影像学检查

1. 腹部彩超：肝、胆、脾、胰及双肾未见异常，腹腔未见明显异常。

2. 心电图：窦性心律。

▶ 治疗

予口服泼尼松维持治疗及抗病毒、止血等对症支持治疗。患儿热退，皮肤紫癜好转，复查血常规：PLT 43×10^9/L。

▶ 初步诊断

1. 免疫性血小板减少症。

2. 急性咽炎。

远程会诊

▶ 诊断与鉴别诊断

（一）诊断思路

患儿反复出现皮肤黏膜出血点及淤斑，多次查血常规血小板减少，肝脾不大，首先应考虑免疫性血小板减少症。需注意的是很多疾病都可能表现为血小板减少，因此需要仔细鉴别诊断后才能确定诊断。

（二）诊断及诊断依据

1. 诊断

免疫性血小板减少症。

2. 诊断依据

（1）4岁，女童。

（2）病程4个月。

（3）反复出现皮肤黏膜出血点及淤斑。

（4）肝脾淋巴结不大。

（5）多次血常规检查血小板下降，最低至 $6\times10^9/L$，红细胞、血红蛋白正常，白细胞减少。

（6）骨髓增生活跃，巨核细胞增多伴巨核细胞成熟障碍。

（7）ANA 谱阴性。

（8）无结核、肺炎支原体、EB 病毒、CMV 病毒感染的依据。

（9）静注人免疫球蛋白及激素治疗有效，泼尼松治疗减量时血小板下降。

（三）需鉴别诊断的疾病

1. 感染继发血小板减少症。

2. 急性白血病。

3. 再生障碍性贫血。

4. 系统性红斑狼疮。

5. 遗传性血小板减少症。

6. 过敏性紫癜。

7. 慢性肝病致脾功能亢进。

▶ **处理建议**

1. 避免外伤，预防出血。

2. 预防感染，有感染时及时治疗。

3. 查找幽门螺杆菌感染的依据，必要时予根治治疗。

4. 目前血小板 $43\times10^9/L$，暂不需静注人免疫球蛋白治疗，泼尼松可逐渐减量。注意观察和预防激素副作用，可加用氨肽素治疗。

5. 二线治疗：如血小板下降且有明显出血，可考虑环孢素等免疫抑制剂或重组人血小板生成素或艾曲波帕等二线治疗。

临床诊疗指南

免疫性血小板减少症（immune thrombocytopenia，ITP）是一类血液系统常见的获得性自身免疫性疾病，表现为免疫细胞和自身抗体介导的血小板破坏增多，部分患儿表现为巨核细胞生成血小板障碍。儿童发病率约4/10万至5/10万，患儿常有2～4周前的前驱感染或疫苗接种史，临床特点为血小板减少，伴或不伴皮肤黏膜出血，严重者可有重要内脏出血，甚至颅内出血而危及生命。本病可见于小儿各年龄段，3～6岁为高发年龄；年幼儿中以男性为多，年长儿中以女性居多。儿童 ITP 是良性自限性疾病，80％的病例在诊断后12个月内血小板计数恢复正常，仅20％左右的患儿病程持续1年以上。

▶ 临床特点

1. 多表现为自发性皮肤或黏膜出血点、淤斑或淤点，分布不均匀，以四肢较多见。

2. 少数有鼻腔出血、牙龈出血及内脏出血，极少数有颅内出血。

▶ 诊断要点

1. 至少经两次血常规检测 PLT $< 100 \times 10^9$/L，血细胞形态无异常。

2. 有皮肤出血点、淤斑和（或）黏膜、脏器出血等临床表现。

3. 无脾脏肿大。

4. 骨髓检查巨核细胞数目增多或正常，有成熟障碍。

5. 排除其他继发性血小板减少症，如：自身免疫性疾病、甲状腺疾病、药物诱导的血小板减少、淋巴系统增殖性疾病、骨髓增生异常（再生障碍性贫血和骨髓增生异常综合征）、恶性血液病、慢性肝病脾功能亢进、血小板消耗性减少、感染所导致的继发性血小板减少，假性血小板减少及遗传性血小板减少。

6. 诊断分型

（1）新诊断ITP：病程3个月内。

（2）持续性ITP：确诊后3～12个月血小板持续减少。

（3）慢性ITP：血小板减少持续12个月以上。

（4）重型ITP：血小板 < 10×10^9/L，有明显出血。

（5）难治性ITP：脾切除后血小板仍明显低下。

▶ **治疗方案**

（一）治疗时机

当血小板计数 < 20×10^9/L时，需要积极治疗以提升血小板计数，防止并发严重出血。儿童ITP应在有明显出血表现时启动治疗（无论血小板计数多少）。ITP多为自限性，治疗方案更多取决于有无出血症状，而非血小板的数目。当PLT ≥ 20×10^9/L，无活动性出血表现时，可先观察随访，不予治疗。在此期间，必须动态观察血小板数目的变化。如有感染需予抗感染治疗。

（二）治疗方法

1. 一般疗法：限制活动，避免外伤；有感染者予抗感染治疗；避免使用影响血小板功能的药物；预防接种应慎重。

2. 一线治疗：PLT < 20×10^9/L和（或）伴活动性出血时，一般无须输注血小板，建议按以下方案治疗：

（1）口服泼尼松：自每 1.5～2 mg/kg（< 60 mg/d）开始，分次口服，待PLT ≥ 100×10^9/L且稳定1～2周后，逐渐减量直至停药，一般疗程4～6周。

（2）注射人免疫球蛋白：常用剂量为每日400 mg/kg，连续3～5天；或每日0.8～1.0 g/kg，用1天或连用2天，必要时可以重复。

3. 二线治疗

（1）大剂量地塞米松：每日0.6 mg/kg，连用4天，每4周1个疗程，酌情使用4～6个疗程。

（2）静脉滴注利妥昔单抗：标准剂量为 375 mg/m^2，静脉滴注，每周 1 次，共 4 次。

（3）皮下注射重组人血小板生成素：每日 300 U/kg，连用 14 天。

（4）抗 D 免疫球蛋白：常用剂量每日 50～75 μg/kg，疗程 1～3 天。

（5）脾切除术：是 ITP 的二线治疗手段，需要注意的是，某些 ITP 患儿选择切脾手术须慎重，儿童脾切除后有严重感染的风险，通常 5 岁以内儿童不考虑切脾治疗。

（6）其他免疫抑制剂治疗：环孢霉素、硫唑嘌呤、霉酚酸酯和西罗莫司也被尝试用于治疗难治性 ITP。

4. 紧急治疗：积极输入血小板，同时予甲泼尼龙冲击治疗和（或）连用静注人免疫球蛋白治疗。

5. 禁用或慎用药物：阿司匹林、双嘧达莫。

（三）疗效判断

1. 完全反应：治疗后 PLT ≥ 100 × 10^9/L，且没有出血表现。

2. 有效：治疗后 PLT ≥ 30 × 10^9/L，且至少比基础血小板数增加 2 倍，没有出血表现。

3. 激素依赖：需要持续使用皮质激素，使 PLT ≥ 30 × 10^9/L 或避免出血。

4. 无效：治疗后 PLT < 30 × 10^9/L 或者血小板数增加不到基础值的 2 倍或者有出血表现。

▶ **疾病研究进展**

免疫性血小板减少症属于自身免疫性疾病，主要特征为持续性血小板减少及皮肤紫癜。其发病机制复杂，目前尚未完全清楚，涉及体液免疫、细胞免疫、血小板生成调节和破坏清除等多个方面。

1. 体液免疫：血小板自身抗体与血小板和（或）巨核细胞表面的抗原表位结合，通过巨噬细胞受体介导的调理作用或抗原抗体复合物激活补体，进而对血小板进行破坏。

2. 细胞免疫：包括辅助性 T 细胞 / 调节性 T 细胞平衡失调、抗原递呈细胞功能异常及细胞毒 T 细胞对血小板的直接杀伤。

3. 血小板生成：包括造血干细胞发育为巨核细胞不足和巨核细胞生成血小板不足。

4. 血小板破坏：脾脏是血小板破坏的重要场所，但近年来研究发现肝脏也具有相同的作用。

关于 ITP 的发病机制目前仍有许多关键问题尚未阐明，对于新诊断的 ITP 患儿应积极采用一线药物治疗，并按规定完成疗程，必要时可采用紧急治疗措施。但对于慢性 ITP 患儿一线治疗效果欠佳，可根据个体化需要选择二线药物治疗。重组人血小板生成素（rhTPO）和血小板生成素受体激动剂（TPO-RAs）是新的二线药物，在儿童患者中显示出良好的疗效及安全性。

ITP 的发病机制是巨核细胞生成受损，包括异常血小板生成，血小板自身抗体抑制巨核细胞生长、抑制血小板生成等，因此可以通过刺激血小板生成来得到改善。rhTPO 与血小板表面特异性受体 Mpl 结合，促进巨核系祖细胞增殖分化和成熟。TPO-RAs 可与 TPO 受体的跨膜区域结合，进而活化 JAK-STAT 和 MAPK 等激酶的细胞内信号途径，刺激巨核细胞增殖分化，增加血小板生成。2015 年食品药品监督管理局（Food and Drug Administration，FDA）批准了艾曲波帕用于儿童慢性 ITP 的治疗，两种药物的有效率约 80%，并可以减少 ITP 出血事件的发生和提高生活质量。ITP 的治疗目标并非一定要达到正常血小板计数，仅需达到临床止血需求即可。

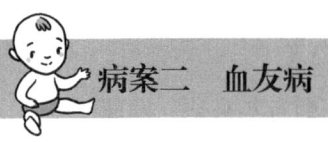

病案二　血友病

35日龄男婴，急性起病，针刺部位淤青肿胀。血小板数目正常；凝血功能：PT正常，APTT明显延长，纤维蛋白原正常；凝血因子活性检测：凝血因子Ⅷ活性测定0.60%，其他凝血因子活性大致正常；彩超提示：右前臂软组织肿胀，前内侧肌间探及长条形低回声，考虑肌间血肿。在基层医院给予输注新鲜冰冻血浆和冷沉淀后肿胀有所缓解。由于基层医院缺乏凝血功能障碍性疾病的管理经验和实践，故申请上级医院远程会诊，一方面确定诊断，另一方面制定患儿的长期治疗计划，尤其是预防治疗方案，以减少日后发生出血事件，降低致残风险，提高生活质量。

病例介绍

▶一般资料

李××，男，35日龄。因"针刺部位淤青肿胀7天"于2018年11月18日入院。

▶现病史

患儿7天前因咳嗽到当地医院就诊，在进行右桡动脉血气分析检查后发现右前臂局部出现淤青肿胀，进行性加重，肢体活动无明显受限，咳嗽呈阵发性发作，以夜间及晨起时为剧，伴喉中痰鸣及鼻塞，无喘息，予口服药物治疗，效果欠佳。哭吵时有口唇及颜面发绀，无气促、呻吟。起病以来无呕血、便血，无鼻衄，无喷射性呕吐和抽搐，精神较前差，食欲一般，大小便正常。

▶ 既往史及个人史

患儿系第3胎第3产，足月剖宫产，出生时无窒息史，出生后予母乳喂养。无肝炎、结核等传染病史，无食物、药物过敏史，无手术外伤、输血史，按计划免疫程序实施预防接种。家中有一兄长及一姐姐，均体健。父母体健，非近亲结婚，家族成员无特殊病史。

▶ 入院体查

体温36.8℃，脉搏158次/分，呼吸58次/分，血压108/82 mmHg，体重4.2 kg。

神志清楚，精神欠佳，全身皮肤无明显皮疹及出血点，前囟1.5 cm×1.5 cm，平软。颈软，呼吸急促，无明显三凹征，口唇无发绀，双肺呼吸音粗，可闻及明显湿啰音。心率158次/分，律齐，无明显杂音。腹平软，肝脾无明显异常。毛细血管充盈时间3秒，右侧前臂近手腕处淤青、肿胀，皮温不高，触诊无哭吵，四肢关节无肿胀，活动正常。

▶ 辅助检查

（一）三大常规

1. 血常规检查结果：见表4-1。

表4-1 血常规检查结果

日期	WBC（×10^9/L）	N（%）	L（%）	HGB（g/L）	PLT（×10^9/L）
11月10日	12.09	20.5	69.6	119	492
11月12日	5.58	24.9	59.5	71	340
11月18日	8.84	58.3	32.1	78	864

2. 大小便常规检查：无异常。

（二）实验室检查

1. 血生化：血电解质正常，ALT 16 U/L，AST 38 U/L，ALP 263 U/L，

LDH 288 U/L，TP 54.9 g/L，ALB 36.5 g/L，TBA 4.3 μmol/L，TBIL 17.0 μmol/L，CK 172 U/L，CK-MB 30 U/L，尿素 0.8 μmol/L，肌酐 13.5 μmol/L。

2. 结核杆菌 IgG 阴性，肺炎支原体 IgG ＜ 1∶40，肺炎支原体 IgM 阴性。

3. 凝血功能：① PT 10.9 秒，PT% 117%，INR 0.94，APTT 75.2 秒，TT 10.8 秒，FIB 2.67 g/L，D-Dimer 0.29 μg/L（11月10日）；② PT 10.3 秒，PT% 139.5%，INR 0.88，APTT 24.40 秒，TT 9.40 秒，FIB 2.71 g/L（11月18日）。

4. 内源性凝血因子：血浆凝血因子Ⅸ活性测定 47.1%，血浆凝血因子Ⅻ活性测定 51.3%，血浆凝血因子Ⅷ活性测定 0.60%，血浆凝血因子Ⅸ活性测定 59.80%。

（三）影像学检查

彩超提示：右前臂软组织肿胀，前内侧肌间探及长条形低回声，范围 51 mm×9 mm，考虑肌间血肿（11月10日）。

▶ 治疗

入院后给予多次输注冷沉淀及新鲜冰冻血浆以改善凝血功能，抗感染，血肿局部泡沫敷料消肿等治疗。患儿咳嗽消失，右手臂青紫消退。复查彩超提示血肿消失痊愈出院，出院时复查凝血功能正常。

▶ 初步诊断

1. 血友病（重型）。

2. 支气管肺炎。

3. 失血性贫血（中度）。

远程会诊

▶ 诊断与鉴别诊断

（一）诊断思路

患儿会诊主因是诊疗过程中的出血现象。通常出血性疾病的病因分为三大类：血管因素、凝血因子因素、血小板因素。部分患者存在混合因素。

不同因素导致出血在临床表现上有一定的区别。如血管因素所致者常表现为皮肤出血点、紫癜、淤斑、局部血管扩张；凝血功能异常所致者常表现为创伤后深部出血，如针刺部位出血、关节血肿、肌肉血肿等；血小板因素所致者通常表现为皮肤黏膜出血，严重时表现为深部和内脏出血。但确诊必须通过实验室检查。根据本例患儿临床表现和实验室检查结果，考虑为血友病A（重型）。

（二）诊断及诊断依据

1. 诊断

血友病A（重型），支气管肺炎，失血性贫血（中度）。

2. 诊断依据

（1）男性患儿。

（2）针刺部位出血和肌肉血肿。

（3）APTT明显延长。

（4）凝血因子Ⅷ活性测定0.60%，活性显著降低。

（5）输注新鲜冰冻血浆和冷沉淀后凝血功能明显好转。

（三）需鉴别诊断的疾病

1. 维生素K依赖因子缺乏症。

2. 血管性血友病。

3. 弥散性血管内凝血。

4. 血小板无力症。

▶ **处理建议**

（一）实验室检查

定期监测凝血功能，给予vWF检测，若条件允许可以对家系进行血友病A基因检测。

（二）治疗

1. 尽量避免肌内注射，避免碰撞和外伤。

2. 给予重组人凝血因子Ⅷ替代治疗。目前可以按需治疗，即有出血表现时或需要有创检查或治疗时给予替代治疗。进入婴儿期后建议预防性治疗，每周给予凝血因子Ⅷ 2～3次。

3. 若无条件使用重组人凝血因子Ⅷ，可在患儿出现出血时输注冷沉淀或新鲜冰冻血浆。

4. 禁服阿司匹林或其他非甾体类解热镇痛药，以及所有可能影响血小板聚集的药物。

临床诊疗指南

血友病是一种 X 染色体连锁的隐性遗传性出血性疾病，最常见为血友病 A 和血友病 B 两种。前者为凝血因子Ⅷ（FⅧ）缺乏，后者为凝血因子Ⅸ（FⅨ）缺乏，均由相应的凝血因子基因突变引起。在男性人群中，血友病 A 的发病率约 1/5000，血友病 B 的发病率约 1/25000。所有血友病患者中，血友病 A 占 80%～85%，血友病 B 占 15%～20%，女性血友病患者极其罕见。

▶ 临床特点

1. 主要表现为关节、肌肉和深部组织出血。

2. 可有胃肠道、泌尿道、中枢神经系统出血或拔牙后出血不止等。

3. 根据凝血因子活性水平分为重型（＜1 IU/dL）、中间型（1～5 IU/dL）、轻型（＞5 IU/dL）。

▶ 诊断要点

1. 临床表现：主要表现为关节、肌肉和深部组织出血。

2. APTT 延长，PT 正常，血小板数目正常。

3. 确诊试验：确诊血友病有赖于FⅧ活性、FⅨ活性及血管性血友病因子抗原的测定。血友病A患者FⅧ活性减低或缺乏，血管性血友病因子抗原正常；血友病B患者FⅨ活性减低或缺乏。

4. 对于临床表现不典型者建议行血友病相关基因检测。

▶ **治疗方案**

1. 替代治疗：建议使用重组人凝血因子Ⅷ和Ⅸ替代治疗。目前国内尚无Ⅸ因子制剂，可以用凝血酶原复合物替代。在缺乏这些替代物的地区可以使用新鲜冰冻血浆和冷沉淀替代治疗。

2. 抑制物的处理：在反复大量输入凝血因子后可能产生抑制物，进而影响治疗效果，可以通过增加凝血因子的输注剂量来中和抗体。也有人尝试使用泼尼松、环磷酰胺和利妥昔单抗来对抗抑制物。

3. 物理治疗和康复训练。

4. 禁服阿司匹林或其他非甾体类解热镇痛药及所有可能影响血小板聚集的药物。

▶ **疾病研究进展**

1. 替代治疗方案：由于替代治疗需要终身治疗，经济负担重，因此，大家都在寻找经济又有效的替代治疗方案。加拿大学者提出的升阶梯治疗方案值得借鉴。首先，按50 IU/kg、每周1次输注凝血因子（FⅧ）；若有出血情况则调整剂量至30 IU/kg，每周2次；若出血持续，则调整至25 IU/kg，每周3次；5～10年后，19%的患儿仍按50 IU/kg、每周1次的剂量治疗，64%的患儿按30 IU/kg、每周2次的剂量治疗，仅19%的患儿须按标准剂量治疗。此方案70%的患儿关节病变不明显，但费用却降低了60%～80%。

2. 非凝血因子药物治疗：双特异性单克隆抗体（emicizumab）又名ACE 910，是一种人源性的针对FⅨa与FX的嵌合双特异性抗体，通过模拟FⅧ的功能来治疗血友病A。试验证明安全性良好，未发现针对

ACE 910 的中和性抗体。

3. 抑制物阳性的治疗：由于反复输注凝血因子使患者体内产生了针对凝血因子的抗体（抑制物），抑制物的产生大大降低了凝血因子的作用，甚至使其失去活性。猪来源的FⅧ，由于很少与人FⅧ抗体发生交叉反应，已用于抑制物阳性血友病的治疗，如2016年Shire公司研制的Obizur，已用于出现严重抑制物的血友病A患者中。

4. 基因治疗：血友病是单基因疾病，理论上可以通过基因治疗痊愈。由于FIX基因片段较FⅧ小，技术上更易实现，故基因治疗血友病B起步更早。2017年12月，George等发表了一项关于SPK-9001的Ⅰ/Ⅱ期临床试验结果，是目前为止单次静脉注射基因治疗获得最稳定因子活性水平和最佳临床预后的报道。10例血友病B的成年男性受试者单次注射SPK-9001后12周，测得所有患者的稳态FIX活性为正常值的14%～81%，而这个活性水平足以控制出血症状。

第五部分　消化系统疾病远程会诊

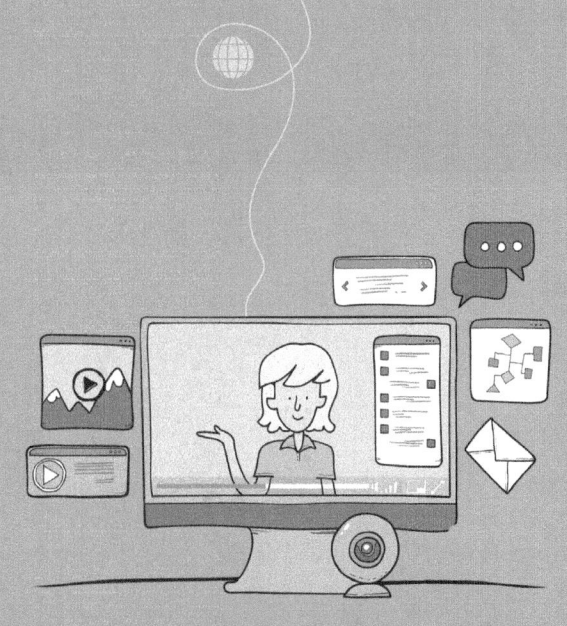

儿科远程会诊病案精选

病案一 胆汁反流性胃炎

9岁11个月男童,因"呕吐伴腹痛20余天"就诊于当地医院,主要表现为非喷射性呕吐,呕吐物为胃内容物,伴阵发性腹痛、反酸及嗳气,头颅及腹部CT检查未见异常,电子胃镜检查提示胆汁反流性胃炎,予保护胃黏膜治疗后无明显好转,故转入另一家医院诊治,予胃肠动力药莫沙必利口服后无缓解,仍有呕吐,精神欠佳,转入第三家医院。由于患儿近20余天来呕吐及腹痛症状没有得到缓解,且就诊多家医院,目前实验室检查及影像学检查仅提示胆汁反流性胃炎,给予胃肠动力药及胃黏膜保护剂后无明显改善,基层医院对其诊断及治疗产生了困惑。故而申请上级医院远程会诊,解决下一步检查和明确诊断问题,并对治疗上是否需要加用抑酸剂等药物,以及使用剂量、疗程等困惑给予更详细的指导。

病例介绍

▶ 一般资料

李××,男,9岁11个月。因"反复呕吐伴腹痛20余天"于2018年11月19日入院。

▶ 现病史

患儿20余天前无明显诱因出现呕吐,为进食后即吐,非喷射性,呕吐物初为食物残渣,后为淡黄色胃液,无咖啡色液体,每天呕吐10余次。

病程中有阵发性腹痛，性质不详，偶可自行缓解，持续时间不定。平时有反酸、嗳气，剑突下至胸骨后有烧灼感。偶有头晕，无发热、畏寒或寒战；无腹泻、腹胀，无胸闷、胸痛、心悸等；也无视物旋转、听力下降、耳鸣、耳闷、头痛、晕厥等。于某县中医院住院治疗，头部和腹部CT、血铅等检查未见异常；胃镜检查提示：胆汁反流性胃炎（具体不详），治疗过程不详。仍反复呕吐，要求出院，出院后口服多潘立酮、硫糖铝等药物，仍有反复呕吐。遂再次于另一家医院住院治疗，具体住院过程不详，症状稍缓解后出院。出院后继续口服莫沙必利至今。现患儿仍有呕吐，4～5次/天，呕吐物为胃内容物，偶诉阵发性腹痛。近2日大便带血丝，无黏液及冻状物，医院门诊以"呕吐查因:慢性胃炎？"收住院。患儿自起病后，精神可，食纳差，入睡尚可，大便1次/天，量不多，尿量正常，体重减轻2kg。

▶ 既往史及个人史

既往体健，有鼻窦炎病史，无传染病史，无手术、外伤、输血史，无药物过敏史，按计划免疫程序进行预防接种。患儿4岁前随父母亲于浙江生活，4岁后久居本地，无外地疫区居住史，无毒物接触史，无不良嗜好，无吸烟及饮酒史。现就读小学四年级，成绩一般，生长发育及智力与同龄儿无异。

▶ 入院体查

体温36.5℃，脉搏70次/分，呼吸20次/分，血压92/60 mmHg，体重50 kg，身高147 cm，身体质量指数23.14 kg/m^2。

神志清楚，精神可，正常面容。全身皮肤无皮疹、出血点，无黄染，浅表淋巴结不肿大。眼睑无浮肿，结膜无充血，口唇无发绀，牙齿上可见黑色沉积物，咽充血，双侧扁桃体Ⅱ°肿大。颈软，气管居中。双肺呼吸音清晰，未闻及干、湿啰音。心率70次/分，律齐，心音有力，无杂音。腹稍膨隆，腹软，皮下脂肪1cm，剑突下及脐周有压痛，无反跳痛，麦氏点无压痛及反跳痛，墨菲氏征阴性，肝脾触诊不合作，肠鸣音稍活跃，双下肢无水肿，肌力、肌张力正常。神经系统检查：颈项抵抗可疑阳性，克氏征、布氏征阴性，巴氏征阴性。

▶ 辅助检查

（一）三大常规

1. 血常规：白细胞 6.32×10^9/L，中性粒细胞 3.21×10^9/L，淋巴细胞 2.53×10^9/L，中性粒细胞占比 50.80%，淋巴细胞占比 40.00%，红细胞 5.20×10^{12}/L，血红蛋白 140.00 g/L。

2. 尿常规：隐血试验阳性，红细胞 1～3/HP。

3. 大便常规：无异常。

（二）实验室检查

乙肝全套、血淀粉酶、肝肾功能、肝代谢、抗链球菌溶血素 O、类风湿因子、C-反应蛋白、脂代谢、微量元素及血电解质无异常。

（三）影像学检查

1. 电子胃镜：提示胆汁反流性胃炎（轻度）。

2. 腹腔＋消化系统 B 超：提示腹腔脏器多个低回声结节，体积不大。腹腔内见淋巴结声像。

3. 心电图检查：提示窦性心律，窦性心律不齐，左室高电压。

4. 头颅 CT：未见异常。

▶ 治疗

以抗幽门螺杆菌感染及对症治疗为主，继续予"阿莫西林、奥美拉唑、克林霉素"三联抗炎，多潘立酮口服，脂溶性维生素及复方氨基酸营养支持治疗。

▶ 初步诊断

1. 胆汁反流性胃炎。

2. 神经性呕吐？

远程会诊

诊断与鉴别诊断

（一）诊断思路

1. 从患儿主要症状及病程特点出发，主要症状为呕吐，故以呕吐为线索进行分析。根据有无伴随症状，如发热、呕血、腹痛、恶心、嗳气、便血、头痛等进行定位分析：①若伴随发热，首先考虑全身性感染性疾病，即败血症或脓毒血症；②若有头痛，须警惕神经系统疾病；③若有尿频、尿急，需考虑尿路感染；④若有急性呕吐、误吞异物史，要考虑消化道异物；⑤对于呕吐患儿，首先需要排除肠梗阻或肠套叠，须根据排便情况及呕吐物进行判断，并完善腹部B超及胸腹立位片以进一步排除是否存在急腹症；⑥若伴有腹痛、恶心、反酸、嗳气、烧心等症状，需考虑食管炎、胃炎或消化性溃疡等。该例考虑慢性胃炎或食管炎可能性大。

2. 从定性分析来看，主要考虑感染性或非感染性疾病。该患儿无发热，各项炎症指标不高，不支持急性感染性疾病；主要表现为持续呕吐，有烧心等不适，故考虑上消化道慢性炎症，须完善内镜检查及幽门螺杆菌检查以进一步明确诊断。

（二）诊断与诊断依据

1. 诊断

胆汁反流性胃炎。

2. 诊断依据

（1）9岁11个月男孩，反复呕吐伴腹痛20余天。

（2）为非喷射性呕吐，呕吐物为胃内容物，伴阵发性腹痛，可自行缓解，持续时间不定，平时有反酸、嗳气，剑突下至胸骨后有烧灼感。

（3）查体：神志清楚，心肺检查正常，腹稍膨隆，腹软，腹部皮下脂肪1cm，剑突下及脐周有压痛，无反跳痛。神经系统检查阴性。

（4）电子胃镜检查提示胆汁反流性胃炎（轻度）。

（5）治疗上经"阿莫西林、奥美拉唑、克林霉素"三联抗炎，多潘立酮口服促进胃肠动力后有好转。

（三）需鉴别诊断的疾病

1. 颅内感染或占位性病变。

2. 肠梗阻。

3. 肠套叠。

4. 消化道异物。

▶ **处理建议**

1. 完善实验室检查：血常规，尿常规，大便常规，ESR，C-反应蛋白，肝肾功能，心肌酶，血、尿淀粉酶，脂肪酶，腹部B超，头颅CT，心电图，^{13}C呼气实验，电子胃镜等。

2. 治疗：经典三联疗法，即口服奥美拉唑 $0.6 \sim 1.0$ mg/（kg·d）、阿莫西林 $40 \sim 50$ mg/（kg·d）、克拉霉素 20 mg/（kg·d），疗程2周；另外，多潘立酮每次 0.2 mg/kg，3次/天，疗程 $2 \sim 4$ 周。

临床诊疗指南

胆汁反流性胃炎（bile reflux gastritis，BRG）也称碱性反流性胃炎，是指因幽门括约肌功能失调或导致幽门功能降低的手术等引起含有胆汁、胰液、十二指肠液等多种消化液的十二指肠内容物反流进入胃，进而在胃酸作用下，破坏胃黏膜屏障，导致氢离子弥散性增多，而造成的一种胃黏膜慢性炎症性疾病，是一种有病理改变，以胃小凹增生为主、炎症细胞浸润很少为特征的反应性胃黏膜病变。发生在非手术胃的胆汁反流性胃炎，称为原发性胆汁反流性胃炎；发生于胃幽门手术后因过多胆汁反流而引起的胃炎，称为继发性胆汁反流性胃炎。该病在临床上呈逐年上升趋势，近年来随着电子胃镜的普及、胃内 24 小时 pH 及胆红素监测方法的应用，该病的检出率越来越高。

▶ 临床特点

儿童主要表现为不同程度呕吐，脐周或上腹部疼痛，上腹部饱胀感，纳差，晨起口苦，嗳气，反酸，恶心，胆汁性呕吐，胸骨后或剑突下有烧灼感，早饱等。

▶ 诊断要点

Tc-EHIDA 闪烁技术（同位素闪烁法）和胃内 24 小时连续胆红素测定等被认为是诊断胆汁反流性胃炎的标准方法。但大部分医院缺少实验室条件不能做此项检查。因此，目前主要依靠临床症状和胃镜下胃黏膜改变及病理组织学变化来诊断。

（一）内镜检查

内镜诊断具有快速、简便和可靠的特点，但并不是内镜下见到胆汁反流就可以诊断为胆汁反流性胃炎。胆汁反流是胆汁反流性胃炎的先决条件，要诊断胆汁反流性胃炎，必须同时伴有胃黏膜损害，原因在于部分患者也会由于胃镜检查的刺激造成胆汁反流，这种反流称之为假性反流，并无临床意义。

胃镜下胆汁反流性胃炎的诊断标准：①可见粘液湖胆染、胃黏膜中度以上充血或溃烂、胆汁斑附着或黄染；②胃镜停留时间 ≥ 1 分钟可见胆汁反流或幽门闭合不全。根据胃镜检查所见粘液湖黄染程度可对胃胆汁反流程度进行分级：①粘液湖呈清亮淡黄色为Ⅰ°；②粘液湖呈清亮黄色为Ⅱ°；③粘液湖呈浑浊深黄色或草绿色为Ⅲ°。

（二）病理表现

在临床表现及内镜表现下，确诊还需要加上病理改变。儿童患者常表现为轻中度胃黏膜炎症，伴胃黏膜间质水肿、黏膜浅层血管扩张及固有膜内平滑肌纤维增生，少数患儿有腺体萎缩表现。通过病理检查可明确胃黏膜炎症活动性及炎症程度、是否存在腺体萎缩、肠化生、淋巴滤泡增生、间质水肿、胃小凹增生、黏膜浅层血管扩张、固有膜内平滑肌纤维增生等情况。

▶ **治疗方案**

胆汁反流性胃炎如治疗不及时，可能导致慢性萎缩性胃炎，甚至胃溃疡等疾病的发生。目前治疗胆汁反流性胃炎的方法较多，尚无特效疗法。该病复发率高，尤其儿童患者的治疗，尚无统一标准。

（一）内科药物治疗

1. 促胃肠动力药

（1）甲氧氯普胺：可增强胃蠕动，促进胃排空及幽门和十二指肠扩张，加速食物通过。因其副作用中锥体外系反应大，目前应用较少。

（2）多潘立酮：是一种多巴胺受体拮抗剂，可促进胃排空，改善胃窦及十二指肠协调性。

（3）莫沙必利：适应于8岁以上儿童，可促进节后神经纤维释放乙酰胆碱，进而促进胃排空，加速胃肠蠕动。

2. 胃黏膜保护剂

（1）硫糖铝可与胆汁及溶血卵磷脂结合，在酸性条件下变黏稠，附着到损伤黏膜外露的蛋白上形成保护性屏障。

（2）蒙脱石散可加强消化道黏膜的屏障作用，有利于胃黏膜再生，对胆汁反流性胃炎有较好作用。

3. 中和胆酸的药物

（1）消胆胺口服在肠内不吸收，可促进胆汁酸排出体外，减少胆汁反流对胃黏膜的损害。

（2）铝碳酸镁可使胃酸得到缓冲，可结合胆盐及胃酸、胃蛋白酶等多种有害物质，有利于胃窦炎症的恢复。

4. 抑制胃酸的药：H_2受体阻滞剂可阻止组胺与H_2受体结合，使壁细胞减少胃酸分泌。常用药物包括西咪替丁、雷尼替丁、法莫替丁。质子泵抑制剂可使质子泵被阻断，其抑制胃酸分泌作用远大于 H_2 受体阻断剂。质子泵抑制剂包括奥美拉唑、兰索拉唑、泮托拉唑、雷贝拉唑及埃索美拉唑。

5. 熊去氧胆酸：熊去氧胆酸通过改变胆汁中不同胆酸的比例，相对减少亲脂性毒性胆汁酸的生成，减少对胃黏膜屏障的破坏。

6. 抗幽门螺杆菌（helicobacter pylori，HP）治疗：有研究发现，胆汁反流可促进HP定植在胃内并蔓延，加重近端胃黏膜损伤；同时受HP感染的胃黏膜抵抗反流胆汁侵袭的能力下降，故胆汁反流和HP感染起协同作用。因此在治疗过程中，如患儿合并HP感染，可予抗幽门螺杆菌治疗。

（二）手术治疗

内科治疗无效时需予手术治疗。手术方法有Roux-en-Y术、胆道分流术，对症状顽固者有一定效果。关于胆囊切除术的适应证及手术方式的改进目前正处在探讨阶段。

（三）中医治疗

有报道称中医疗法对该病有一定疗效，目前方案繁多，暂不冗述。

▶ 疾病研究进展

胆汁反流性胃炎从病因上可以分为病理性与生理性两类。生理性反流指的是空腹或餐后偶发，病理检查无胃黏膜损伤；病理性十二指肠反流性胃炎是指因多种胃肠道手术或某些其他消化系统疾病，造成胃肠道结构紊乱或功能异常，胃镜及活组织病理检查可见胃黏膜损伤。但目前病理性十二指肠反流性胃炎的诊断标准与胆汁反流性胃炎的特征性病理改变存在较大争议，关于该病的诊断标准尚未统一，同时儿童胆汁反流性胃炎的临床及病理特点也尚未完全明确，该病的发病机制及与相关疾病之间的关联也还在研究之中。

（一）胆汁反流性胃炎

胆汁反流性胃炎是由于幽门松弛，十二指肠内容物反流入胃而引起胃黏膜炎症。近年来胆汁反流作为胃炎的一个独立致病因子已被单独列出。

（二）胆汁反流性胃炎与 HP 感染的关系

国内外研究报道胆汁反流和 HP 感染均可导致胃黏膜炎症，而胆汁反流更容易引起肠化生，HP 感染更容易引起活动性炎性反应，根治 HP 感染后伴有胆汁反流的胃炎症状会明显减轻。

（三）胆汁反流性胃炎与胆囊疾病

胆汁反流性胃炎和胆囊疾患的关系已引起重视，胆囊切除术后或胆囊充满结石时，由于胆囊不能储存胆汁，胆汁可随消化间期运动综合波相后期的逆蠕动反流入胃，加之此时胆汁成分发生改变，次级胆酸、去氧胆酸成为主要胆酸成分，此类胆酸比原来的胆酸对胃黏膜的损伤更为严重，最终导致胆汁反流性胃炎，即继发性胆汁反流性胃炎的发生。

（四）胆汁反流性胃炎与食管癌和 Barett 食管的关系

有研究发现，胆汁反流性胃炎与食管癌和 Barett 食管有一定的相关性。Dixon 等提出胆汁反流在 Barett 食管的发病中起重要作用，反流物中的胆汁成分可能是食管特异性肠上皮化生及食管癌发生的风险因子，且动物实验已经证明胆汁有明显的致癌变作用。

（五）胃肠激素和神经肽分泌紊乱

胃肠道产生的胃泌素、胃动素、胆囊收缩素等激素水平变化可影响十二指肠的规律运动，从而导致胆汁反流的发生。

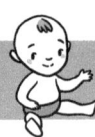

病案二　慢性胃炎、消化性溃疡

13岁青春期男性，亚急性起病，临床表现为腹痛、呕吐、黑便为主，腹部体查剑突下及下腹部轻压痛，腹部彩超示腹腔肠系膜淋巴结炎改变，诊断考虑腹痛查因，肠系膜淋巴结炎，予抗感染及支持对症处理后病情无好转。患儿出现解黑便情况，病因不能明确，基层医院缺少进一步检查的条件（如胃镜、肠镜等检查）来明确诊断，对治疗方面产生疑惑，担心延误病情，故申请上级医院远程会诊，指导诊断及进一步明确腹痛、呕吐、黑便病因，对治疗进一步给予详细指导。

病例介绍

▶ 一般资料

贾××，男，13岁。因"腹痛、纳差、呕吐、黑便20余天"于2018年9月18日入院。

▶ 现病史

患者自诉：20余天前上课时突发腹痛，较剧烈，无放射性痛，以下腹为主；伴呕吐，呕吐物为胃内容物及少量胆汁，进食后呕吐加重；伴纳差、恶心，无腹泻；于当地医院就诊，腹部彩超提示肠系膜淋巴结炎，约20余分钟后腹痛自行缓解，予口服药物治疗（阿莫西林、汉森四磨汤，还有一种不详）；但仍时有腹痛，发作性质同前，可坚持上学。病程第2周患者无明显诱因出现发热（具体热幅不详），伴畏寒、大汗，发热时有头晕、间断腹痛（自觉呕吐后腹痛减轻），偶有胸痛，再次于当地医院就诊，予退热处理；约1周后体温正常，腹痛无好转，活动量减少，渐消瘦。为求进一步治疗再次赴医院就诊，门诊以"腹痛查因"收住消化科。起病以来患儿食纳差，入睡尚可，大便每周2次，为黑色稀便，无脓血便，小便正常，体重下降约4kg。

▶ 既往史及个人史

患儿系第6胎第6产，出生史无异常，生长发育和智力发育与同龄儿无异。既往体质可，无肝炎、结核等传染病史及传染病接触史，无输血、手术、外伤史及药物过敏史，按计划免疫程序完成预防接种。日常喜食麻辣、方便面等食品，近期无疫水疫区接触史，近期未进食海产品、野味等。

▶ 入院体查

体温36.4℃，脉搏84次/分，呼吸24次/分，血压106/60mmHg，体重30kg。

神志清楚，消瘦，精神稍差，慢性病容，全身皮肤无皮疹及黄染，左上臂可见卡痕，浅表淋巴结未扪及。双眼睑无浮肿，结膜无充血及苍白，角膜正常，巩膜无黄染，口唇无发绀、苍白，咽无充血，双侧扁桃体无肿大。颈软，气管居中。呼吸平稳，双侧呼吸运动对称，双肺呼吸音清晰，未闻及干、湿啰音。心率84次/分，律齐，心音有力，无杂音。腹稍凹，未见胃肠型及蠕动波；腹软，腹壁皮肤弹性正常。剑突下及下腹轻压痛，无反跳痛。墨菲氏征阴性，麦氏点无压痛及反跳痛，肝、脾肋下未扪及，双肾区无叩击痛，移动性浊音阴性，肠鸣音正常。双下肢无水肿。克、布氏征阴性，巴氏征阴性。

▶ 辅助检查

（一）三大常规

1.血常规：白细胞4.51×10^9/L，中性粒细胞占比49.94%，淋巴

细胞占比 42.44％，红细胞 4.70×10^{12}/L、血红蛋白 133.00 g/L、血小板 258.40×10^9/L。

2. 尿常规：无异常。

3. 大便常规：隐血试验阳性。

（二）血沉

3.00 mm/h。

（三）肝肾功能检查

1. 总胆汁酸 10.50 μmol/L。乙肝全套检查、血电解质、风湿三项、肝酶学类、血糖、肾小球肾小管类、微量元素、脂代谢类检查结果均正常。

2. 甲功三项正常范围。

（四）腹部浅表彩超

腹腔肠系膜根部淋巴结肿大，右下腹阑尾区未见明显肿块。

（五）腹部 CT

肝脏不大，实质密度均匀，肝内外胆管无扩张。胆囊、胰腺、脾脏、双肾、膀胱、前列腺未见异常。腹膜后未见肿大淋巴结，无腹水征。

（六）颅脑 MRI

颅内非增强 MRI 未见明显异常，两侧上颌窦炎（轻度）。

▶ 治疗

予谷维素、复合维生素 B 口服，奥美拉唑抑酸护胃，以及补充氨基酸、脂溶性维生素等对症支持治疗。

▶ 初步诊断

1. 腹痛查因：肠激惹综合征？小肠占位性病变？重金属中毒？

2. 肠系膜淋巴结炎。

3. 两侧上颌窦炎（轻度）。

第五部分 消化系统疾病远程会诊

远程会诊

▶ 诊断与鉴别诊断

（一）诊断思路

1. 从主要症状及疾病特点出发，患者腹痛、纳差、呕吐、黑便20余天，首先应考虑消化道疾患。

2. 从定位诊断的角度分析，13岁男童，腹痛、纳差、呕吐、黑便20余天，伴消瘦，体查：腹稍凹，未见胃肠型及蠕动波，触软，腹壁皮肤弹性正常，剑突下及双下腹轻压痛，无反跳痛，墨菲氏征阴性，麦氏点无压痛及反跳痛，肝、脾肋下未扪及，双肾区无叩击痛，移动性浊音阴性，肠鸣音正常。考虑上消化道及中消化道疾患。

（二）诊断及诊断依据

1. 诊断

消化性溃疡。

2. 诊断依据

（1）13岁男童，腹痛、纳差、呕吐、黑便20余天。

（2）日常喜食麻辣、方便面等食品。

（3）体查：剑突下及双下腹轻压痛，无反跳痛，墨菲氏征阴性，麦氏点无压痛及反跳痛。

（4）辅助检查无特殊阳性发现。

（三）需鉴别诊断的疾病

1. 糜烂性胃炎。

2. 过敏性紫癜（腹型）。

3. 克隆恩病。

4. 肠结核。

5. 小肠淋巴瘤。

▶ 处理建议

（一）实验室检查

完善免疫全套检查，幽门螺杆菌检测，结核菌素试验、胃镜及结肠镜检查。

（二）治疗

1. 予奥美拉唑制酸、铝碳酸镁护胃。

2. 止呕、止血，加强营养等对症支持治疗。

3. 根据胃镜、幽门螺旋杆菌检测结果，必要时联用阿莫西林、克拉霉素等抗生素。

临床诊疗指南

腹痛是慢性胃炎或消化性溃疡患者极为常见的就诊原因。因此，对于以腹痛就诊者，明确病因对于能否给予正确及时的治疗非常重要。临床面对腹痛患儿，需要明确腹痛的部位、性质、持续时间、诱发或缓解因素、相关伴随症状等。慢性胃炎或消化性溃疡是由于各种物理、化学或生物性有害因子反复作用而产生的胃黏膜损伤性病变。

▶ 临床表现

1. 儿童患慢性胃炎或消化性溃疡，腹痛症状往往不典型，多位于中上腹或脐周，腹痛较弥散。大多无明显节律性或周期性，呈反复阵发性发作，症状时轻时重。儿童原发性消化性溃疡的发病年龄多在 8～17 岁（平均 12 岁），而继发性溃疡可发生于任何年龄。低龄儿童不能准确指出腹痛在中上腹，可能仅表现为恶心、激惹，特别是进餐时。8～10 岁及以上儿童消化性溃疡症状与成人类似。餐后中上腹部疼痛或不适，夜间痛醒常是儿童消化性溃疡的症状，当然它们也可能是更为常见的非溃疡性消化不良和便秘的症状。

2. 上腹部压痛并不是胃炎或溃疡性疾病的可靠体征。胃炎或消化性溃疡的症状与食管炎、肝胆系统病变、肺炎、胰腺炎等类似。

3. 尽管临床症状提示有罹患消化性疾病的可能，但是胃炎、十二指肠炎和消化性溃疡常常需要依靠内镜和胃黏膜组织学检查确诊，而不是临床诊断。

▶ **诊断要点**

（一）临床表现

腹痛、呕吐、呕血、恶心、黑便、食欲不振等消化道症状。

（二）体查

上腹部或脐周压痛或压痛位置不确定。

（三）胃镜检查

内镜直视下慢性胃炎可表现为胃黏膜充血、水肿、糜烂、出血，有时可见黏液斑或反流的胆汁，微小结节形成。消化性溃疡多呈圆形、椭圆形、线形、不规则形或霜斑样，底部平坦，边缘整齐，为白苔或灰白苔所覆盖。根据病变部位可分为胃溃疡、十二指肠溃疡、复合性溃疡（胃和十二指肠溃疡并存）。

消化性溃疡根据内镜所见分为以下几期：

1. 活动期：溃疡基底部有白色或灰白色厚苔，边缘整齐，周围黏膜充血、水肿，有时易出血；水肿消退，呈黏膜向溃疡集中。十二指肠有时表现为一片充血黏膜上散在小白苔，形如霜斑，称"霜斑样溃疡"。

2. 愈合期：溃疡变浅，周围黏膜充血水肿消退，基底出现薄苔，薄苔是愈合期的标志。

3. 瘢痕期：溃疡基底部白苔消失，留下红色瘢痕，若红色瘢痕转为白色瘢痕，其四周黏膜呈辐射状，表示溃疡完全愈合，可遗留轻微凹陷。

（四）幽门螺杆菌检测

符合下述三项之一者，可判断为幽门螺杆菌现症感染：①胃黏膜组织 RUT、组织切片染色或细菌培养三项中任意一项阳性；② 13C-UBT 或 14C-UBT 阳性；③ SAT（经临床验证的单克隆抗体法）阳性。

▶ 治疗方案

（一）一般治疗

培养良好的生活习惯，饮食规律、定时、适当、易消化，避免过硬、过冷、过酸、粗糙的食物和酒类及含咖啡因的饮料，改变睡前进食的习惯，避免精神紧张。尽量不用或少用对胃有刺激性的药物，如非甾体抗炎药和肾上腺皮质激素等药物；对于应激性溃疡应积极治疗原发病。

（二）药物治疗

1. 抑制胃酸药物：包括 H_2 受体拮抗剂（H2RI）与质子泵抑制剂（PPI）。
2. 保护胃黏膜药物：如硫糖铝、铝碳酸镁。

（三）幽门螺杆菌相关性慢性胃炎或溃疡的治疗

标准三联疗法为：PPI+ 克拉霉素 + 阿莫西林或 PPI+ 克拉霉素 + 甲硝唑，每日给药 2 次，疗程 7～14 天。

（四）消化性溃疡手术指征

消化性溃疡大出血经内科紧急处理无效；急性穿孔；瘢痕性幽门梗阻；内科治疗无效的顽固性溃疡；疑有癌变。

▶ 疾病研究进展

幽门螺杆菌相关性胃炎和消化性溃疡是儿童腹痛的常见病因之一。幽门螺杆菌自发现至今已有 30 多年，尽管我国在其临床诊治方面已取得了明显的进展，但儿童 HP 的特异性研究尚不多，目前一些治疗方法和观点多来自于成人；国外关于儿童 HP 感染的研究虽多，但有地域和人种的差别（如细菌的耐药情况及 HP 感染特点），只能作为借鉴。中国儿童 HP 的诊断、治疗仍需要规范。

有研究比较序贯疗法与三联疗法的差别，序贯疗法方案是指治疗的前 5 天应用奥美拉唑 + 阿莫西林克拉维酸，后 5 天应用奥美拉唑 + 克拉霉素

+甲硝唑,均为早晚各1次口服,并分别与三联疗法的7天组、10天组、14天组比较,结果显示序贯疗法较标准三联疗法(疗程7天)根除率高,且两者在不良反应方面无明显差别。

目前,国内外有研究人员将中药、益生菌、植物提取物等非抗生素制剂逐步应用于HP感染的治疗,并在减少不良反应、提高根除率方面取得了较为满意的结果。

第六部分 感染性疾病远程会诊

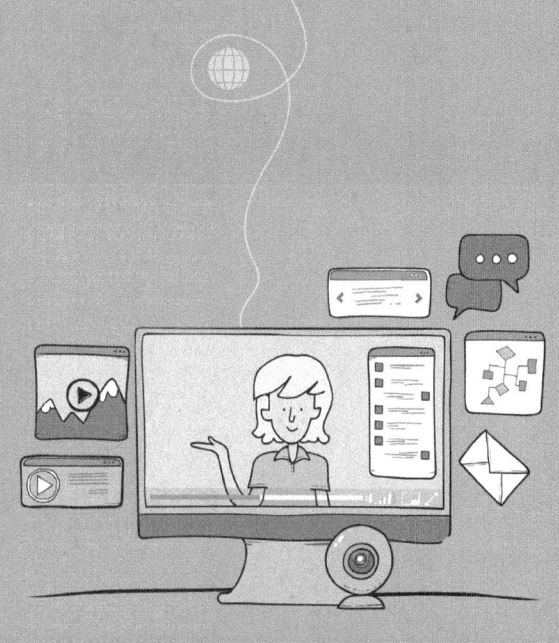

儿科远程会诊病案精选

病案一 肺寄生虫病（肺吸虫病）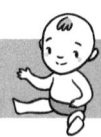

3岁6个月男童，急性起病，喉痛、扁桃体肿大，伴发热。患儿居住在河边，有饮生水、吃蛇肉等情况。多次查血常规嗜酸性粒细胞增高，肺吸虫抗体（+）、裂头蚴抗体（+）。CT检查提示左下肺感染，左侧少量胸腔积液。先后给予头孢甲肟、头孢地嗪、单磷酸阿糖腺苷抗感染治疗，并予吡喹酮，每日75mg/kg，每天3次，连服3天，病情好转较为缓慢。故而申请上级医院远程会诊，以明确是否合并其他感染和是否继续抗寄生虫病药物治疗，以免延误诊治，并减少肺部后遗症。

病例介绍

▶ 一般资料

李××，男，3岁6个月。因"喉痛、扁桃体肿大3天"于2018年6月26日入住五官科，经过头孢噻肟钠抗感染、补液等对症治疗7天后，复查胸部CT提示病变无明显好转，于2018年7月2日转入儿科进一步治疗。

▶ 现病史

家属代诉：患儿于3天前无明显诱因出现咽痛不适，睡觉打鼾，伴有发热，体温最高38℃，在家口服消炎药物治疗后，发热消退，具体药名不详，无咳嗽咳痰、鼻塞流涕、恶心呕吐等。门诊以"慢性扁桃体炎急性发作"收住院。患者起病以来食纳、睡眠、精神均稍差，大小便正常，体重无明显变化。

▶ 既往史及个人史

既往有反复感冒史，否认结核、伤寒、肝炎等传染病史及接触史，无药物过敏史，无外伤、手术、输血史。患儿居住在河边，有饮生水、吃蛇肉等情况。

▶ 入院体查

体温36.5℃，脉搏90次/分，呼吸22次/分，血压100/60 mmHg，体重13 kg。

头颅五官无异常，颈软，气管居中，心肺正常，咽红，双侧扁桃体Ⅲ°肿大，表面覆盖脓性分泌物，呼吸自如，胸廓皮下无捻发音及骨擦感，双肺呼吸音清晰，未闻及干、湿啰音。心前区无隆起，心率90次/分，节律齐，无杂音。腹软，肝脾未触及，移动性浊音阴性。四肢肌力及肌张力正常，腱反射存在，病理征阴性。

▶ 辅助检查

（一）三大常规

1. 血常规检查结果：见表6-1。

表6-1 血常规检查结果

日期	WBC ($\times 10^9$/L)	N (%)	L (%)	E (%)	HGB (g/L)	PLT ($\times 10^9$/L)	CRP (mg/L)
6月27日	11.78	30.0	32.0	32.9	109	573	—
7月3日	13.03	22.4	36.9	34.8	107	577	—
7月9日	10.56	21.1	28.0	41.9	101	343	—
7月20日	14.95	48.0	25.2	16.7	105	415	14.1

2. 大小便常规：未见异常。

（二）实验室检查

1. G试验、GM试验阴性，γ干扰素阴性。

2.寄生虫检查：肺吸虫抗体（+）、裂头蚴抗体（+）。

3.肝肾功能、心肌酶、电解质、肝代谢、脂代谢、风湿三项（抗链球菌溶血素O、类风湿因子、C-反应蛋白）、血糖、输血前五项（甲肝、乙肝、丙肝、梅毒及艾滋病）、肺炎支原体、肿瘤标志物、巨细胞病毒IGM、弓形虫IGM、单纯疱疹病毒Ⅰ型+Ⅱ型IGM、风疹病毒IGM、凝血功能检查均无异常。血沉50 mm/L。

（三）影像学检查

6月27日胸部DR：左下肺野纹理模糊，其内见小片状模糊阴影，左侧肋膈角变钝，右侧水平裂轻度增厚改变，余心、肺、纵隔未见明显异常。诊断意见：左下肺病变，暂考虑感染；左侧胸腔少量积液。建议行CT检查。

6月27日CT：鼻咽顶后壁轻度增厚，双侧咽隐窝及咽鼓管入口稍变浅，鼻咽腔无受压变形、变窄。双侧咽旁间隙未见异常。双侧上颌窦黏膜稍增厚。左下肺见条片状实变影，左下肺叶间斜裂轻度增厚；余肺未见异常密度灶，气管及较大主支气管通畅，纵隔内未见肿大淋巴结，左侧胸腔见弧形游离积液。诊断意见：鼻咽顶后壁轻度增厚，考虑增殖性肥大；双侧上颌窦炎；左下肺感染；左侧少量胸腔积液。

7月2日复查CT：与6月27日胸部CT片对比显示：左下肺感染灶较前增多，右上肺叶及右肺中叶病灶同前。左侧胸腔积液较前稍增多。纵隔内多发稍增大淋巴结。诊断意见：左下肺感染较前增多；左侧胸腔积液较前稍增多；纵隔内多发稍增大淋巴结。

7月2日复查胸部CT：左上肺新增少许病灶，余左肺病灶大致同前；左侧胸腔积液较前增加，左侧胸膜增厚；纵隔肿大、淋巴结同前，疑诊结核、真菌感染，建议治疗后追踪复查。

7月19日复查CT：两肺感染性病变较前吸收好转；双侧胸腔积液较前吸收减少。

7月8日彩超：双侧胸腔暂未见明显液暗区声像。

7月10日头颅MRI：颅脑非增强MRI未见明显异常；副鼻窦及两侧中耳腔异常信号，疑炎性病变、未完全气化、腺样体肥大。

▶ 治疗

先后给予头孢甲肟、头孢地嗪、单磷酸阿糖腺苷抗感染，氨溴索雾化祛痰，西咪替丁护胃等对症支持治疗。给予吡喹酮，每日75 mg/kg，每天3次，连服3天。

▶ 初步诊断

1. 胸腔积液查因：寄生虫感染？结核感染？真菌感染？
2. 肺部感染。
3. 慢性扁桃体炎急性发作期。
4. 轻度贫血。

远程会诊

▶ 诊断与鉴别诊断

（一）诊断思路

1. 患儿以咽痛、发热起病，结合胸片和胸部CT显示左下肺条片状实变影、左侧少量胸腔积液，从常见病考虑，初步考虑为：肺炎，肺结核待排除。

2. 血常规提示嗜酸性粒细胞明显增高，最高达41.94%，应警惕寄生虫、过敏性疾病及真菌感染的可能。患儿居住河边，有饮生水史，寄生虫病可能性大。

（二）诊断及诊断依据

1. 诊断

肺寄生虫病、肺炎。

2. 诊断依据

（1）3岁6个月男童，因"咽痛、扁桃体肿大3天"入院。

（2）居住河边，有饮生水史。

（3）查体：双侧扁桃体Ⅲ°肿大，表面脓性分泌物覆盖，双肺呼吸音清晰，无啰音，心律齐，无杂音。

（4）血常规：白细胞 $10.56 \times 10^9/L \sim 14.95 \times 10^9/L$，中性粒细胞 $21.14\% \sim 48.04\%$，淋巴细胞 $25.24\% \sim 36.98\%$，嗜酸性粒细胞 $16.74\% \sim 41.94\%$。

（5）胸片：左下肺野纹理模糊，其内见小片状模糊阴影，左侧肋膈角变钝。

（6）胸部CT：左下肺见条片状实变影，左侧胸腔见弧形游离积液，考虑左下肺感染、左侧少量胸腔积液。

（7）寄生虫检查：肺吸虫抗体（+）、裂头蚴抗体（+）。

（三）需鉴别诊断的疾病

1. 肺结核。

2. 肺部肿瘤。

3. 肺部真菌感染。

▶ **处理建议**

1. 建议间隔1周再使用吡喹酮，每日75 mg/kg，每天3次，连服3天。

2. 调整抗生素为头孢美唑、头孢西丁或头孢硫咪等。如反复发热不退，可加用阿奇霉素治疗。

3. 复查血常规、CRP、ESR、肝功能、血培养、咽拭子培养、呼吸道病毒、支原体、衣原体等，用药期间监测心电图。

临床诊疗指南

肺吸虫病即并殖吸虫病，是因并殖吸虫寄生于人体而引起的疾病。肺吸虫病是一种人兽共患病，呈全球性分布，但以亚洲、非洲及拉丁美洲经济较落后国家中多见。本病的传染源主要是感染本病的猫、犬及虎、豹、狼等野生动物,传播途径主要是经吃食生的或未熟的溪蟹或蝲蛄而受感染。

▶ 临床特点

(一)潜伏期时间

潜伏期在1～27个月,平均为6个月。

(二)急性并殖吸虫病

急性并殖吸虫病,起病急,可有全身不适、腹痛、腹泻、食欲减退,继之出现畏寒、发热、胸痛、胸闷、咳嗽、气短等症状;患者末梢血液中嗜酸性粒细胞数明显增多。

(三)慢性并殖吸虫病

慢性并殖吸虫病,大多数患者在发现时已处于慢性期,表现为胸痛、气短、咳嗽,初起时无痰,后痰量逐渐增多,并出现果浆样痰,痰中可以找到并殖吸虫卵。如累及神经系统时,可出现头痛、癫痫、半身不遂、失语等症状。慢性卫氏并殖吸虫病的临床表现可归纳为以下类型:

1. 腹型:见于发病早期,可有腹痛、腹胀、腹泻。

2. 胸肺型:此型最常见,可有胸痛、气短、咳嗽,咳果酱样或烂桃样痰。

3. 皮肤型:主要表现为皮下结节,一般并不游走,在皮下结节内可以找到成虫或虫卵。

4. 肝脏型:在儿童病例中较多见,可有低热、食欲缺乏、肝脏轻度肿大。

5. 阴囊肿块型:阴囊部出现大小不等肿块,大者如鸡蛋大小。

6. 心包型:心包有大量积液。

7. 中枢神经型:表现为头痛、颅压增高、癫痫发作、偏瘫等症状。

8. 亚临床型:在流行区常见到无临床症状患者,但血清免疫学检查阳性。

▶ 诊断要点

(一)临床表现

发热、咽痛起病。

（二）实验室检查

1. 嗜酸性粒细胞占比 16.74％～41.94％。

2. 胸片：左下肺野纹理模糊，其内见小片状模糊阴影，左侧肋膈角变钝。

3. 胸部 CT：左下肺见条片状实变影，左侧胸腔见弧形游离积液，考虑左下肺感染、左侧少量胸腔积液。

4. 寄生虫检查：肺吸虫抗体（＋）、裂头蚴抗体（＋）。

5. 患儿居住河边，有饮生水史。

▶ 治疗方案

1. 首选药物是吡喹酮，每日 75 mg/kg，分 2～3 次口服，3 天为 1 个疗程，必要时停药后 1 周再予 1～2 个疗程治疗。

2. 三氯苯达唑治疗本病效果良好，单剂 10 mg/kg 的疗效可达 91.3％，10 mg/kg 两剂一天疗法，其疗效可达 100％。

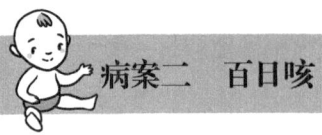

病案二 百日咳

4月龄女婴,起病以来主要表现为咳嗽,逐渐进展为痉挛性咳嗽,且表现出昼轻夜重的特点,基层医院门诊检查显示血象升高,淋巴细胞升高为主,胸片显示肺纹理增多增粗,中内带见点片状模糊影,右肺下野内带见斑片状模糊影。考虑支气管肺炎、类百日咳综合征,给予头孢哌酮钠舒巴坦钠及红霉素静脉输注,镇咳、糖皮质激素雾化吸入等。治疗过程中,病情稳定,但百日咳诊断无法明确,治疗中痉挛性咳嗽好转不明显,数次复查血常规白细胞均在 $50×10^9/L$ 以上,对于白细胞升高的风险不明确。故申请远程会诊以明确百日咳的确诊方法、痉挛性咳嗽的对症治疗及是否还有其他方法、白细胞升高是否需要做其他检查(包括骨髓细胞学检查排查血液系统疾病等)。

病例介绍

▶ 一般资料

杨××,女,4月龄。因"咳嗽1周,加重1天"于2018年9月19日入院。

▶ 现病史

家属代诉:患儿1周前无明显诱因出现咳嗽,为阵发性连声咳嗽,晨起及夜间明显,无鸡鸣样尾声及犬吠音,无发热,无憋咳、气喘,无腹泻、呕吐。在家中予口服及雾化药物治疗多日,无好转。1天前咳嗽加重,夜间明显,咳嗽剧烈时面部涨红,无发绀。门诊血常规、胸片检查提示为肺炎,以"婴儿支气管肺炎、类百日咳综合征"收入院。患儿自起病以来,精神、食欲尚可,睡眠好,大便稍稀,小便正常,体重无明显下降。

▶ 既往史及个人史

患儿系第2胎第2产,足月剖宫产,出生体重3 kg。既往无特殊病史,无传染病及传染病接触史。已接种乙肝疫苗、卡介苗、脊髓灰质炎疫苗及百白破三联疫苗。无手术、外伤史。无药物、食物过敏史。出生时无窒息青紫,Apgar评分不详。3个月抬头,4个月翻身。

▶ 入院体查

体温36.6 ℃,脉搏132次/分,呼吸36次/分,血压100/62 mmHg,体重6 kg。

发育正常,营养中等,精神反应好,面色红润,皮肤弹性正常,皮肤黏膜无黄染,全身浅表淋巴结无肿大。头颅无畸形,前囟未闭合,囟门平坦,大小约2 cm×2 cm,张力不高。双侧瞳孔等大等圆,直径3 mm,对光反射灵敏,巩膜无黄染,鼻翼无扇动,唇红润,咽部充血,双侧扁桃体无肿大,口腔黏膜无疱疹。颈软,双侧甲状腺无肿大。胸廓正常,无隆起或凹陷,肋间隙正常,呼吸运动自如,无吸气性三凹征。双肺呼吸音粗,双肺可闻及少许痰鸣音。心率132次/分,心律齐,无病理性杂音。腹壁柔软,肝脾肋下未触及,未扪及腹部包块。双下肢无浮肿,四肢肌力、肌张力正常,手足无疱疹。克氏征、布氏征、巴氏征均为阴性。

▶ 辅助检查

1. 血常规:白细胞 51.13×10^9/L,红细胞 5.07×10^{12}/L,血红蛋白 114 g/L,血小板 746×10^9/L,中性粒细胞占比 14.90%,淋巴细胞占比 79.10%,中性粒细胞 7.61×10^9/L,C-反应蛋白 0.5 mg/L。

2. 血生化:未见明显异常。

3. 肺炎支原体 1:80(-)、1:160(-)、1:320(-)。

4. 免疫检验报告:甲型流感病毒(-),乙型流感病毒(-),腺病毒(-),呼吸道合胞病毒(+),副流感病毒Ⅰ型(-)、Ⅱ型(-)、Ⅲ型(-)。痰培养结果提示无致病菌生长。

5. 胸部正位片提示：双肺纹理增多增粗，中内带见点片状模糊影，右肺下野内带见斑片状模糊影，心膈影未见明显异常。

▶ **治疗**

予"头孢哌酮钠舒巴坦钠 0.3 g 静脉泵入，Bid""红霉素 0.12 g 静脉泵入，Bid"联合抗感染，氨溴索化痰，复方福尔可定口服液止咳，丙卡特罗扩张支气管，维生素 K_1 解痉，地衣芽孢杆菌调理肠道菌群，布地奈德、异丙托溴铵、沙丁胺醇雾化吸入缓解气道炎症等综合治疗。

▶ **初步诊断**

1. 婴儿支气管肺炎。

2. 类百日咳综合征。

3. 继发性血小板增多症。

远程会诊

▶ **诊断与鉴别诊断**

（一）诊断思路

1. 咳嗽 1 周，逐渐加重，入院前已发展为典型的痉挛性咳嗽，符合百日咳发病特点。

2. 百日咳通常经过 1 周左右卡他期后发展为痉咳期，痉咳期主要表现为昼轻夜重的痉挛性咳嗽，咳嗽间歇期一般情况良好。

（二）诊断及诊断依据

1. 诊断

百日咳（痉咳期），肺炎，血小板增多。

2. 诊断依据

（1）病程 1 周，逐渐加重至痉挛性咳嗽，昼轻夜重，一般情况好，无明显阳性体征。

(2）外周血象升高明显，以淋巴细胞为主。

（三）需鉴别诊断的疾病

1. 支气管内膜结核。

2. 支原体感染。

3. 呼吸道合胞病毒所致毛细支气管炎。

▶ 处理建议

1. 做百日咳病原学检查，进一步明确诊断。

2. 镇咳治疗。局部激素雾化吸入可以用苯巴比妥＋福尔可定，必要时静脉输入糖皮质激素。

3. 因病原学治疗及镇咳治疗不能缩短咳嗽病程，应做好解释工作。

4. 严密监测白细胞数量变化，必要时检查心脏彩超，排除肺动脉高压；暂时不需要考虑骨髓穿刺排除血液系统疾病。

临床诊疗指南

百日咳是一种具有高度传染性的急性呼吸道疾病，其特征性临床症状为阵发性痉挛性咳嗽，伴吸气时鸡鸣样回声；病程可迁延数月，易引起流行。近年来，儿童百日咳的发病率逐年升高，并出现一些新的特征，百日咳已成为儿科临床医师广泛关注的传染性疾病。在我国，有关儿童百日咳的诊断和治疗、抗菌药物的使用与疗程、对症处理等诸多问题亟待规范。

▶ 流行病学特点

1. 传染源：家庭内成人患者和潜在感染者是儿童百日咳的主要传染源。百日咳的传染源76％～83％来源于家庭成员，其中55％来源于患儿父母，母亲为传染源者占32％。百日咳的流行模式已从既往的儿童—儿童模式转变为现在的青少年（成人）—儿童模式。

2. 传播途径：百日咳具有高度传染性，百日咳鲍特菌可以在人的鼻咽部密集聚集。当咳嗽或者打喷嚏时病原菌随飞沫迅速传播，易感者吸入带菌飞沫而被感染。

3.易感人群：人是百日咳鲍特菌的唯一感染宿主，人群普遍易感。由于疫苗接种产生的抗体会随着年龄增长而逐渐下降，而孕妇体内的抗体很少传送给胎儿，因此小婴儿对百日咳鲍特菌的抵抗力弱，6月龄以下婴儿因未达疫苗接种年龄，百日咳的发病率较其他年龄组明显要高。

4.流行特征：百日咳在世界范围内流行，大部分病例来自于发展中国家，小婴儿是最易感人群；近年来青少年和成人发病率也有明显增加。发病率上升的原因很多，与儿科医生对该病的重视增加和相关实验技术的开展有关，如百日咳鲍特菌培养、PCR及血清百日咳毒素抗体IgG（PT-IgG）检测，特别是PCR检测技术的使用，使该病诊断率提高。目前，在亚洲、非洲和南美洲地区的发展中国家，关于百日咳发病的详细资料较少。由于诊断手段和条件的限制，我国百日咳的发病率也可能被低估。

▶ **病原学特点**

传统认为百日咳鲍特菌是引起百日咳的唯一病原菌。鲍特菌属的其他种，如副百日咳鲍特菌、支气管败血鲍特菌和霍氏鲍特菌也可以引起痉挛性咳嗽，临床常把这些非百日咳鲍特菌导致的咳嗽或病原不明的痉挛性咳嗽统称为类百日咳综合征。

百日咳鲍特菌在初代分离时为革兰氏阴性小球杆菌或短细棒杆菌，次代培养可呈多形性，大小为（0.2～0.5）μm×（0.5～2.0）μm，无芽孢，无鞭毛，为严格需氧菌，营养要求高。百日咳鲍特菌可因环境改变而发生表型变化，毒力因子的表达也可不同。毒力因子包括毒素及黏附素，毒素有百日咳毒素（pertussiu toxin, PTX）的s1亚单位、腺苷酸环化酶毒素（adenylate cyclase toxin, ACT）、皮肤坏死毒素（dermonecrotic toxin, DNT）、气管细胞毒素（tracheal cytotoxin, TCT）和百日咳鲍特菌内毒素；黏附素包括丝状血凝素（filamentous hemagglutinin, FHA）、百日咳黏着素（pertactin, PRN）、菌毛（fimbria, FIM）2型、3型和百日咳毒素的s2、s3亚单位等。

FHA、PRN 和 FIM 可以帮助细菌黏附在宿主细胞上，PTX、TCT 和 ACT 可破坏细菌上皮层，并躲避宿主的免疫系统，在其致病过程中起重要作用。

▶ **临床特点**

患儿吸入含有百日咳鲍特菌的气溶胶后，百日咳鲍特菌吸附到呼吸道纤毛上皮细胞并在细胞内增殖，经过一段时间的潜伏期后，进入典型百日咳的3个临床阶段：卡他期、痉咳期和恢复期。病程约6～12周，部分病例可以更长。潜伏期2～21天，一般为7～14天。

（一）卡他期

持续1～2周。临床症状较轻，可表现为流涕、打喷嚏、流泪、结膜充血、咽喉微痛、轻微咳嗽，类似感冒症状，没有特异性。该期细菌数量达到高峰，可通过咳嗽或打喷嚏经飞沫传播。同时，由于早期不能被识别，导致该阶段传染性最强。

（二）痉咳期

一般持续2～6周，亦可长达2个月以上。咳嗽加重，出现明显的阵发性、痉挛性咳嗽，特点为成串的、痉挛性咳嗽后，伴一次深长吸气，此时因较大量空气急促通过痉挛缩窄的声门而发出一种特殊的、高调鸡鸣样吸气性回声，之后又发生一次痉咳，反复多次，直至咳出较多黏稠痰液。痉咳时患儿常面红唇绀，常出现咳嗽后呕吐或吃奶后呛咳。患儿在两次发作间隔期多无明显症状。随着疾病的进展，痉咳的频率及严重程度逐渐增加，特别在夜间表现更为明显。痉咳严重时已有切齿的小儿可见舌系带溃疡。小婴儿较容易出现并发症，常见呼吸暂停、肺炎、百日咳脑病等，还可能出现结膜下出血、脐疝、气胸等气压性损伤，病情重，病死率高。少部分患儿会出现肺动脉高压，特别是患有先天性心脏病的患儿；严重肺动脉高压可导致猝死。此期罕见发热或仅有一过性低热，若有明显发热常提示合并其他病原体感染。

(三)恢复期

一般持续2~3周。咳嗽频率和严重程度逐渐减轻,咳嗽后呕吐也逐渐缓解。此期患儿病情反复,可再次出现痉咳,病情迁延,可达数月之久。

百日咳患儿在整个发病过程中,较少出现肺部阳性体征,因此,一些临床表现不典型的病例常常被忽视。百日咳鲍特菌感染后,3月龄以下婴儿尤其是新生儿常不出现典型痉咳,多咳嗽数声后即发生发绀、气促、三凹征甚至窒息等。较大年龄儿童临床表现也可以很轻或很不典型,特别是已经接受百日咳疫苗免疫的人群,主要表现为无回声、病程缩短的咳嗽,甚至一些具有较强免疫力的儿童和成人可呈无症状携带。

▶ 实验室检查

(一)标本采集和运送

正确的标本采集是获得准确诊断结果的重要条件。采集可疑患儿的鼻咽拭子或者鼻咽抽吸物后,立即于床旁接种或置于转运培养基内运送至实验室接种。拭子材料有严格要求,藻酸钙拭子无毒,最适宜且仅适合于培养取材;尼龙或涤龙拭子同时适用于培养和PCR检测;棉花纤维对细菌生长有抑制作用,应避免用于培养取材。

(二)核酸检测

核酸扩增法如PCR是诊断百日咳非常敏感的方法。最好在发病3周内采集标本,但即使超过4周,也可能获得准确结果。百日咳鲍特菌主要定植在上呼吸道,特别是鼻咽部。可以取鼻咽拭子或鼻咽抽吸物,用涤龙、尼龙或棉花纤维材料的拭子采样后直接送检,须注意避免液体转运培养基的污染和干扰。口咽拭子用于PCR法检测百日咳的研究较少,目前发现与鼻咽拭子的敏感性一致。PCR技术敏感性高,特异性强,特别要注意防止污染,包括检测前、检测中和检测后各个环节,须严格按标准要求对实验室进行分区。实时PCR是一个封闭的反应系统,可减少污染机会,有利于实验质量控制。

需要注意的是,PCR阳性结果并非总是与临床表现相关,因为PCR不能区分有无活的细菌生长。有资料证实抗生素有效治疗 21 天后仍可检出百日咳鲍特菌 DNA。

（三）培养

细菌培养法具有较高的特异性，但其敏感性受到病程、抗菌药物使用、标本质量、标本转运条件及培养方法等多种因素的影响。因此，建议在不能开展 PCR 检查的实验室使用，或作为 PCR 检查方法的补充。

（四）血清学检查

百日咳鲍特菌自然感染或百日咳疫苗免疫后，机体可针对腓、FHA、PRN、凝集原 1、2、3（AGG1、AGG2、AGG3）等抗原产生不同抗体。PTX 为百日咳鲍特菌特有，而针对其他抗原产生的抗体可与副百日咳鲍特菌、支气管败血鲍特菌等发生交叉。目前检测包括：

1.急性期和恢复期的双份血清标本中特异性抗体滴度、酶联免疫吸附试验（EusA），主要用于回顾性诊断或不典型病例的辅助诊断。

2.单份血清中百日咳特异性 IgM、IgG、IgA 抗体，由于 IgA、IgM 抗体检测在敏感性、特异性及可重复性方面不及 IgG 抗体，因此，最常用 PT-IgG 抗体检测，可以作为早期诊断的参考。但需要充分考虑患儿年龄和免疫状态，且商品化的试剂盒仍需进一步改进和标准化。

（五）外周血常规和血涂片检查

发病早期外周血白细胞计数即明显升高，以痉咳期最为明显，达 $(20 \sim 50) \times 10^9/L$，其至 $70 \times 10^9/L$ 以上，以淋巴细胞为主，比例 60% ~ 90%。由于百日咳毒素促使外周血储备池淋巴细胞释放到循环池而显著增加。此种淋巴细胞增多症在未接种疫苗的儿童中更为常见，而在年长儿及接种过疫苗的百日咳患儿中相对少见，其外周血白细胞和淋巴细胞往往正常或很少升高。有文献报道外周血涂片有时可见特异性的裂隙淋巴细胞，其诊断价值及意义尚不明确。

▶ **诊断标准**

我国现行的两个诊断标准存在很大的局限性，参考其他国家标准及全球百日咳计划（global pertussis initiative，GPI）建议，结合我国实际情况，现将儿童分为3个年龄段，百日咳的临床诊断标准和实验室诊断标准建议如下：

（一）临床诊断标准

1. 3月龄以下婴儿：表现为无热或低热，以及频率和严重程度均进行性增加的咳嗽；加上鸡鸣样回声、呼吸暂停或咳嗽后呕吐、发绀、抽搐，感染肺炎，以及密切接触长期无热咳嗽的患者（多为家庭成员）中的1项即可诊断。也可不出现咳嗽，仅表现为阵发性呼吸暂停、发绀和抽搐。

2. 4月龄至9岁：表现为无热或低热，阵发性咳嗽≥7天，非脓性鼻炎；加上鸡鸣样回声、咳嗽后呕吐、呼吸暂停、抽搐，感染肺炎等，症状夜间加重，以及密切接触长期无热咳嗽的患者（多为家庭成员）中的1项即可诊断。

3. ≥10岁：表现为阵发性干咳≥2周，非脓性鼻炎，无发热；加上鸡鸣样回声、呼吸暂停、发作间期阵发性多汗、咳嗽后呕吐、症状夜间加重中的1项即可诊断。

（二）实验室确诊标准

1. 3月龄以下婴儿：符合临床诊断标准，实验室检查有以下一项即可确诊。

（1）血常规：白细胞计数升高（≥20×10^9/L），伴淋巴细胞增多（淋巴细胞比例≥60%）。

（2）PCR检出百日咳鲍特菌核酸。

（3）血培养检出百日咳鲍特菌。

（4）发病初期与恢复期双份血清PT-IgG滴度显著升高，>2~4倍。不推荐本年龄段儿童使用单次ELISA检测PT-IgG。

2. 4月龄至9岁：符合临床诊断标准，实验室检查有以下一项即可确诊。

（1）PCR检出百日咳鲍特菌核酸。

（2）培养检出百日咳鲍特菌。

（3）免疫接种超过 1 年后单次 ELISA 检测 PT-IgG 滴度出现明显升高，超过 80～100 U/mL。

（4）发病初期与恢复期双份血清 PT-IgG 滴度显著升高，>2～4 倍。

3.≥10 岁：符合临床诊断标准，实验室检查有以下一项即可确诊。

（1）PCR 检出百日咳鲍特菌核酸。

（2）培养检出百日咳鲍特菌。

（3）单次 ELISA 检测 PT-IgG 滴度明显升高，>80～100 U/mL。

（4）发病初期与恢复期双份血清 PT-IgG 滴度显著升高，>2～4 倍。

▶ 治疗

（一）抗菌治疗

百日咳的抗菌治疗首选大环内酯类抗生素，如红霉素、阿奇霉素、罗红霉素或克拉霉素等，疗效与用药早晚有关。卡他期应用抗生素可以减轻症状，甚至不发生痉咳。进入痉咳期后应用抗生素，不能缩短百日咳的临床过程，但可以缩短排菌期及预防继发感染。

抗生素使用方法：红霉素 30～50 mg/(kg·d)，每天 3 次，静脉滴注或口服，7～14 天为 1 个疗程；阿奇霉素 5～10 mg/(kg·d)，1 次顿服，总量 30 mg/kg，3～5 天为 1 个疗程；罗红霉素 5～10 mg/(kg·d)，分两次口服，7～10 天为 1 个疗程；克拉霉素 15 mg/(kg·d)，分两次口服，7 天为 1 个疗程。绝大多数患儿治疗 1 个疗程即可。

除新生儿外均推荐红霉素，其他大环内酯类抗生素可根据依从性和耐受性酌情选用。新生儿由于使用红霉素有肥厚性幽门狭窄的风险，故不推荐使用，可使用阿奇霉素，但须注意阿奇霉素有导致致命性心律不齐的风险。另外，其他大环内酯类抗生素也可导致异常心脏电生理活动，如 QT 间期延长、室性心律失常等。

近年来国内有报道百日咳鲍特菌耐红霉素比例较高，临床使用红霉素静脉滴注近 1 个疗程症状仍无改善时，可考虑服用复方新诺明（SMz-TMP）

50 mg/（kg·d），分两次口服，疗程 3～5 天。因 SMz-TMP 可与胆红素竞争在血浆蛋白上的结合部位，增加发生新生儿胆红素脑病的危险，因此，该类药物禁忌应用于 2 个月以下婴儿。此外使用前还需排除 G-6-PD 缺乏症。

（二）一般治疗

呼吸道隔离至有效抗生素治疗 5 天后。若未予抗生素治疗，则呼吸道隔离至起病后 21 天。保持室内空气流通及环境的安静舒适，避免环境刺激诱发患儿痉咳。痰液黏稠者可予雾化吸入及吸痰护理，发生窒息时应及时吸痰、给氧，若发生脑水肿须及时予脱水治疗，防止出现脑疝。进食营养丰富及易于消化的食物，补充各种维生素和钙剂。必要时使用镇静剂，可减少患儿因恐惧、烦躁而引发的痉咳。同时，应保证睡眠，可服用 10% 水合氯醛灌肠或服用异丙嗪（非那根）、苯巴比妥等药物。

（三）对症治疗

百日咳痉咳期最大的困扰是频繁剧烈的咳嗽。目前还没有特别有效的干预措施。对症治疗的药物主要包括糖皮质激素、支气管舒张药、抗组胺药和白三烯受体阻滞剂等。由于缺乏严谨的临床研究论证，故目前没有公认的推荐意见。中医称百日咳为"顿咳""鹭鸶咳""疫咳"，除在急性期需要应用抗生素治疗外，中医药治疗可以改善症状，缩短病程。

（四）其他治疗

并发肺实变和（或）肺不张时，需要支气管镜检查及肺泡灌洗。对于危重百日咳患儿，肺动脉高压是不良预后的主要危险因素，淋巴细胞增多可能是肺动脉高压的成因之一。国外有报道采用换血疗法移除循环血液中的白细胞，也有用一氧化氮、西地那非舒张肺血管等治疗方法。但治疗的有效性及安全性有待更多高质量的临床对照研究来证实。百日咳免疫球蛋白内含高效价抗毒素及特异性免疫球蛋白，可用于脑病患儿，亦可使痉咳减轻，用量 15 mL/kg，静脉注射，72 小时内见效，但目前国内市场暂无供应，只能使用普通人免疫球蛋白每次 400～500 mg/kg，静脉注射 1～2 次。

第七部分　儿科重症远程会诊

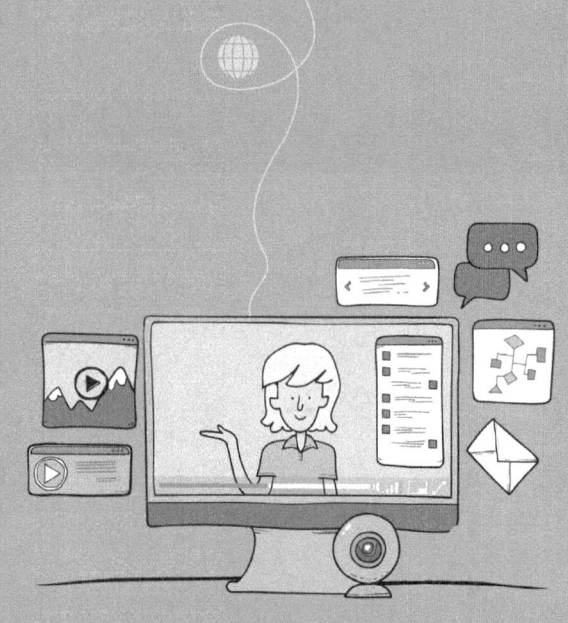

儿科远程会诊病案精选

病案一　免疫炎症性心肌炎

11岁男童，双下肢疼痛、活动受限，经抗病毒口服液及外用膏药治疗后缓解。入院前3天出现胸痛，劳累后加重，伴有双侧耳郭皮肤红肿、疼痛、瘙痒。基层医院根据肌钙蛋白、心肌酶增高，心电图多导联ST段抬高、T波倒置，诊断为心肌炎。但是病人无前驱病毒感染病史、无阳性病原学依据，血清补体水平下降、抗核抗体1∶320阳性，抗dsDNA抗体、抗心磷脂抗体阳性。考虑心肌炎的病因不清楚，故而申请上级医院远程会诊以明确诊断及指导下一步检查、治疗。

病例介绍

▶ 一般资料

刘××，男，11岁。因"左下肢疼痛10余天，胸痛、双耳郭红肿3天"于2017年3月2日入院。

▶ 现病史

患儿于10余天前无明显诱因出现左下肢疼痛，呈持续性，行走着地时明显，左侧下肢腓肠肌有紧绷感，于某县医院就诊，膝关节X线检查未见异常，给予钙片、抗病毒口服液口服及外用膏药等治疗，下肢疼痛稍缓解。后出现偶发阵发性腹痛，以脐周为主，可自行缓解。入院前3天出现左胸刺痛，每次持续数秒，可自行缓解，劳累后明显。同时出现双侧耳郭皮肤红肿、轻微疼痛、瘙痒，伴全身皮肤瘙痒，未见皮疹，于当地某医院住院予口服及静脉给药治疗（具体药物不详），自觉症状无缓解，为求进一步诊治再次赴医院就诊，门诊以"下肢疼痛查因"收入院。患儿自起病以来，无发热、咳嗽，无呕吐、腹泻，食纳减少，精神佳，大小便无异常。

▶ 既往史及个人史

患儿系第3胎第2产，孕34周平产，出生体重3.25 kg，无窒息抢救史。2008年行腹股沟斜疝手术。2010年因颈部一小肿块行切除手术，病理检查结果提示为良性肿块（未见病检单）。无肝炎、结核、疟疾病史，无甲型流感、手足口病接触史，无特殊疾病史，无外伤、输血史，无食物、药物过敏史，无异物吸入史。按计划免疫程序进行预防接种。出生后生长发育与同龄儿童无差异。

▶ 入院体查

体温37.0 ℃，脉搏89次/分，呼吸23次/分，血压110/70 mmHg，体重32 kg。

神志清楚，全身皮肤无黄染，皮肤干燥，弹性正常。双侧颌下、颈前、颈后均可触及花生米至蚕豆大小淋巴结，质中，与周围组织无粘连，无触痛。双侧耳郭红肿，红肿部位可见少许血痂，左耳垂可见陈旧红斑，右侧颈后可见长约6 cm手术瘢痕。球结膜无充血，巩膜无黄染，瞳孔等大等圆，对光反射正常，咽部稍红，无疱疹，扁桃体无肿大。颈软，双肺呼吸音清晰。心前区无隆起，心尖搏动正常，心界无扩大，心率89次/分，律齐，心音有力，各瓣膜区未闻及杂音。腹软，无压痛及反跳痛，肝脏肋下2 cm，脾脏未触及，肾区无叩击痛，腹部无移动性浊音，肠鸣音正常，右侧腹股沟区可见一长约2 cm的手术瘢痕。脊柱正常生理弯曲。四肢关节无畸形，无红肿，活动自如，无静脉曲张，无杵状指。四肢肌力、肌张力未见异常。

▶ 辅助检查

（一）三大常规

1.血常规检查结果：见表7-1。

表7-1 血常规检查结果

日期	WBC(×10⁹/L)	N(%)	L(%)	HGB(g/L)	PLT(×10⁹/L)
2月22日	10.62	82.1	15.6	132	216
3月2日	7.08	69.4	21.9	118	246
3月6日	4.45	60.9	26.5	115	163
3月8日	5.61	65.7	24.6	119	123
3月10日	5.03	58.2	30.8	129	126

2.尿常规：尿蛋白阳性。

3.大便常规+隐血试验：阴性。

（二）实验室检查

1.肝功能：白蛋白33.70 g/L，白蛋白/球蛋白（I/G）1.10，其余正常。

2.血电解质：钠144.30 mmol/L，钾、氯、钙水平正常。

3.肾功能：尿酸383 μmol/L，尿素氮及血肌酐正常。

4.心肌酶：肌酸激酶同工酶35.40 IU/L，乳酸脱氢酶468 IU/L。

5.肌钙蛋白I：4.49 ng/mL（3月2日）；0.4 ng/mL（3月10日）；0.25 ng/mL（3月12日）。

6.甲状腺：游离三碘甲状腺原氨酸2.62 pg/mL，游离甲状腺素1.23 ng/dL，TSH-3GEN 2.7929 μIU/mL。

7.PPD皮试：阴性。

8.免疫学检查

（1）ESR、CRP、类风湿因子、抗链球菌溶血素O、肺炎支原体抗体检查结果：见表7-2。

表7-2 ESR、CRP、类风湿因子、抗链球菌溶血素O、肺炎支原体抗体检查结果

日期	CRP(mg/L)	ESR(mm/h)	类风湿因子(IU/mL)	抗链球菌溶血素O(IU/mL)	肺炎支原体抗体
3月2日	63.54	45	2.7	111	阴性
3月6日	22.71	53	—	—	—
3月8日	5.15	37	—	—	—
3月10日	2.81	22	—	—	—

（2）自身抗体检查结果：见表7-3。

表7-3 自身抗体检查结果

日期	抗核抗体	抗dsDNA抗体	抗Nucleosomes	抗心磷脂抗体	抗ENA抗体
3月2日	1：320	阳性	−	−	−
3月6日	−	−	−	−	阴性
3月10日	−	阳性	弱阳性	−	−
3月12日	−	−	−	阳性	−

（3）免疫全套：IgG 13.85 g/L，IgM 1.19 g/L，IgA 1.9 g/L，C_3 55.9 mg/dL，C_4 2.8 mg/dL。

（三）影像学检查

1. X线：心肺未见明显异常；左膝关节未见明显异常（2月22日）；双肺未见明显病变（3月2日）。

2. 彩超

（1）腹部肝、胆、胰、脾B超未见明显异常（2月27日）。

（2）心脏彩超：EF 64.6%，二、三尖瓣轻度反流；左心功能正常（3月15日）。

3. 心电图：窦性心律不齐；ST段（V3～V5、Ⅱ、Ⅲ、aVF）抬高0.05～0.30 mV；T波（Ⅲ、aVF、V3、V4）倒置（3月2日）；窦性心律不齐；多导联T波倒置改变；短P-R间期（3月15日）。

4. 24小时动态心电图：无明显异常。全程ST（Ⅱ、Ⅲ、aVF、V4～V6抬高0.05～0.15 mV），T（Ⅱ、Ⅲ、aVF、V3～V5倒置或双向）；Ⅱ、Ⅲ、aVF、V5、V6导联异常Q波（3月4日）。

▶ **治疗**

予头孢西丁抗感染，炎琥宁清热解毒，磷酸肌酸钠、极化液护心等对症支持治疗。中医方面予血府逐瘀汤加减治疗。3月5日患儿胸痛、胸闷症状好转，左下肢站立时仍觉小腿肌肉疼痛。3月8日左侧胸痛好转，站立时感觉左下肢小腿肌肉轻微疼痛。3月9日右侧耳垂红肿消退、脱皮。3月12日双侧耳垂红肿消退。

▶ 初步诊断

1.胸痛、左下肢疼痛查因:系统性红斑狼疮？系统性血管炎？皮肌炎？

2.心肌炎。

远程会诊

▶ 诊断与鉴别诊断

（一）诊断思路

1.患儿主诉胸痛，实验室检查显示心肌酶、肌钙蛋白升高，心电图及24小时动态心电图显示 ST-T 改变，可以明确诊断为心肌炎。

2.儿童时期心肌炎的常见病因为病毒感染，该患儿无病毒前驱感染史，临床无病原学依据，不支持病毒性心肌炎。患儿有下肢肌痛、有耳部皮损，入院后检查抗核抗体、抗 dsDNA 抗体、抗心磷脂抗体阳性，补体下降，考虑心肌炎有可能是风湿免疫性疾病所致心脏损害。

3.儿童风湿免疫性疾病种类繁多，但根据患儿临床特点，目前主要考虑系统性红斑狼疮、皮肌炎。

（1）系统性红斑狼疮：该病特点为多系统损害，临床表现多样，首发症状各异。除有发热、乏力等全身症状外，还可表现出皮肤黏膜症状、肌肉骨骼症状、心脏损害、血管炎表现、肾脏损害、神经和精神症状、肺部及胸膜症状、胃肠道症状、肝脾及淋巴结肿大、血液系统症状、眼部症状、免疫学检查异常、自身抗体阳性等。该患儿有肌肉疼痛、耳郭皮损、心肌炎、肝脏及淋巴结增大;抗核抗体阳性、抗 dsDNA 阳性、抗心磷脂抗体阳性、尿常规提示尿蛋白阳性；并有炎症指标升高（CRP、ESR 均升高）；血清补体下降；故考虑系统性红斑狼疮。但尚未达到系统性红斑狼疮的诊断标准，需要临床进一步追踪。

(2)系统性血管炎：大动脉炎（大血管性血管炎）主要表现为高血压、血管杂音、发热等；该患儿无高血压、无血管杂音，双上肢血压对称，为110/70 mmHg左右，双下肢血压对称，为160/110 mmHg左右，故不支持大动脉炎。川崎病为中等血管性血管炎，该患儿无相应特殊表现，故不符合。小血管性血管炎主要有过敏性紫癜、ANCA相关性血管炎，后者包括：显微镜下多血管炎、肉芽肿性血管炎、嗜酸性肉芽肿性血管炎，ANCA相关性血管炎主要表现为肾、肺损害；该患儿胸部X线检查基本正常，肾功能正常，亦不考虑小血管炎，但可以完善抗中性粒细胞胞浆抗体检测以进一步排除。

(3)皮肌炎：是一种以累及皮肤、横纹肌和小血管炎症为特征的非化脓性自身免疫性结缔组织病。该患儿存在皮肤损害、肌肉疼痛、炎症指标ESR、CRP等增高，肌酶升高，要考虑皮肌炎。皮肌炎的诊断标准包括：①典型的皮肤损害，即Gottron's征；②近端肌群对称性、进行性肌无力、肌痛、肌压痛，可伴吞咽困难及呼吸肌无力；③血清肌酶升高；④肌电图呈肌源性损害；⑤肌肉活检提示肌肉变性、再生、坏死等符合皮肌炎病理改变。上述5条中包括皮损在内有4条或以上即可确诊为皮肌炎，有3条为可疑诊断皮肌炎。显然，该病例目前不能诊断皮肌炎，需进一步追踪，完善肌电图检查，必要时行肌活检。

(二)诊断及诊断依据

1. 诊断

心肌炎（免疫炎症性），系统性红斑狼疮追踪、皮肌炎待排查。

2. 诊断依据

(1)男性，学龄期儿童。

(2)多系统受累：下肢疼痛跛行、面部皮肤红肿、心肌损害、胸痛、轻度蛋白尿。

(3)全身高炎症状态：CRP及ESR均显著升高。

（4）抗核抗体 1∶320（斑点型）阳性，抗 dsDNA 抗体及抗心磷脂抗体阳性，血清补体下降。

（三）需鉴别诊断的疾病

1. 混合性结缔组织疾病。

2. 系统性血管炎。

3. 幼年特发性关节炎。

4. 感染后肌炎。

▶ **处理建议**

1. 实验室检查：复查尿常规及尿沉渣、24 小时尿蛋白排出量、抗中性粒细胞胞浆抗体、血清髓过氧化物酶、蛋白酶 3、肌电图、关节影像学检查、肌炎相关抗体检查，复查肌酶及心电图。

2. 治疗：继续对症支持治疗。动态观察自身抗体、补体、心肌酶、心电学等指标。

临床诊疗指南

系统性红斑狼疮（SLE）是由自身免疫介导的，以免疫性炎性反应为突出表现的弥漫性结缔组织病。血清中出现以抗核抗体为代表的多种自身抗体和多系统受累是系统性红斑狼疮的两个主要临床特征。

▶ **临床特点**

系统性红斑狼疮为多器官、多脏器损害，临床表现多样，首发症状各异。除少数病例呈急性起病外，早期表现多为非特异全身症状如发热（尤以低热常见）、全身不适、乏力、体重减轻、关节酸痛等；也可以是某一系统或某一器官的征象为早期表现，如皮疹、雷诺现象、口腔溃疡、脱发、淋巴结肿大、贫血、皮肤紫癜等；也可能是以某一项或几项实验室指标异常为早期表现，如蛋白尿或血尿、不明原因血沉增快、γ球蛋白增高、肝功能某一项或几项数据异常、心电图异常等。上述任一特殊表现可单独存在，持续数月至数年，而并不出现其他系统表现。

▶ **诊断要点**

（一）诊断

儿童系统性红斑狼疮的诊断标准与成人相同，须符合美国风湿病学会2009年修订的系统性红斑狼疮分类标准，包括临床标准及免疫学标准。

1.临床标准：①急性或亚急性皮肤狼疮表现；②慢性皮肤狼疮表现；③口腔或鼻咽部溃疡；④非瘢痕性秃发；⑤炎性滑膜炎；⑥浆膜炎；⑦肾脏病变；⑧神经病变；⑨溶血性贫血；⑩白细胞减少或淋巴细胞减少；⑪血小板减少症。

2.免疫学标准：①抗核抗体阳性；②抗dsDNA抗体阳性（酶联免疫吸附测定法2次阳性）；③抗Sm抗体阳性；④抗磷脂抗体：狼疮抗凝物阳性/梅毒血清试验假阳性/中高水平抗心磷脂抗体/抗β_2糖蛋白1抗体阳性；⑤补体降低；⑥无溶血性贫血，但Coombs试验阳性。

3.确诊条件：①肾脏病理证实为狼疮性肾炎并伴有抗核抗体或抗dsDNA抗体阳性；②临床及免疫指标中有4条以上符合标准（其中至少包含1个临床指标和1个免疫学指标）。符合确诊条件①或②，可诊断为系统性红斑狼疮。

（二）活动度和疾病严重程度的评估

1.活动度评估：活动性判断标准以SLEDAI积分表最为常用，总积分105分，大部分病人的活动积分＜45分，活动积分在20分以上者提示有明显活动。

2.病情轻重程度的评估：①轻型：诊断明确或高度怀疑者，但临床稳定且无明显内脏损害，SLEDAI积分≤9分；②中度：累及重要脏器且需要治疗的患者，SLEDAI积分10～14分；③重型：重要脏器损害较严重，SLEDAI积分≥15分；④狼疮危象：是指急性危及生命的重症SLE。如急进性LN、严重中枢神经系统损害、严重溶血性贫血、血小板减少性紫癜、粒细胞缺乏症、严重心脏损害、严重狼疮性肺炎或肺出血、严重狼疮性肝炎、严重血管炎等。

▶ **治疗方案**

根据疾病的严重程度，实施个体化治疗原则，积极控制狼疮活动，长期随访，预防复发，防治并发症。

（一）轻型狼疮

针对关节炎症状可使用非甾体抗炎药，抗疟药物可用于控制皮疹和减轻光敏感，对抗疟药不敏感的顽固性皮损可选用沙利度胺，病情无好转者也可以应用小剂量糖皮质激素。

（二）重型狼疮

应用大剂量糖皮质激素联合免疫抑制剂、生物制剂，血液净化，骨髓移植等。

（三）禁用或慎用药物

1. 磺胺、肼苯达嗪、普鲁卡因酰胺、保泰松、对氨基水杨酸。
2. 米索前醇、双氯芬酸或吲哚美辛。

▶ **疾病研究进展**

2019年欧洲抗风湿病联盟和美国风湿病学会更新了系统性红斑狼疮诊断分类标准，最新系统性红斑狼疮分类标准如下：

（一）入围标准

抗核抗体滴度≥1∶80（HEp-2细胞方法）。如果不符合，不考虑系统性红斑狼疮；如果符合，进一步参照附加标准。

（二）附加标准说明

如果该标准可以被其他比SLE更符合的疾病解释，不计分；标准至少出现1次；系统性红斑狼疮分类标准要求至少包括1条临床分类标准及总分≥10分方可诊断；所有标准不需要同时发生；在每个定义维度，只计算最高分。

(三)附加标准

1. 临床分类标准及权重

(1) 全身状态:发热>38.3℃,2分。

(2) 血液学:白细胞减少症,外周血白细胞<4000/mm^3,3分;血小板<100000/mm^3,4分;溶血性贫血,4分。

(3) 神经精神症状:谵妄,2分;精神错乱,3分;癫痫,5分。

(4) 皮肤黏膜病变:非瘢痕性秃发,2分;口腔溃疡,2分;亚急性皮肤狼疮或盘状狼疮,4分;急性皮肤狼疮,6分。

(5) 浆膜炎:胸膜或心包渗出液,5分;急性心包炎,6分。

(6) 肌肉骨骼症状:关节受累,6分。

(7) 肾脏病变:尿蛋白>0.5g/24小时,4分;肾脏病理WHO Ⅱ或Ⅴ型狼疮肾炎,8分;肾脏病理WHO Ⅲ或Ⅳ型狼疮肾炎,10分。

2. 免疫学分类标准及权重

(1) 抗磷脂抗体:抗心磷脂抗体/β$_2$GP1/狼疮抗凝物一项及以上阳性,2分。

(2) 补体:补体C3或补体C4下降,3分;补体C3和补体C4下降,4分。

(3) 系统性红斑狼疮特异性抗体:抗dsDNA或抗Sm抗体阳性,6分。

按照2019年欧洲抗风湿病联盟和美国风湿病学会联合发布的系统性红斑狼疮诊断标准:该病例抗核抗体1:320,达到系统性红斑狼疮诊断入围标准;补体C3及C4下降、抗心磷脂抗体阳性、抗dsDNA抗体阳性,计12分;但是病人有关节痛症状,没有局部肿胀、压痛,关节影像学检查阴性,不能认定关节炎,故没有达到临床分类标准,需要进一步追踪观察。

病案二 严重脓毒症

5岁女童,急性起病,主要表现为呕吐、腹痛,伴有发热、腹胀,在基层医院治疗后,病情未见好转,经胸腹立位片和腹部B超确诊为肠梗阻,在全麻下行剖腹探查术+肠坏死肠穿孔修补+肠闭锁盲端切除+近端造瘘术,术后仍有发热,炎症指标明显增高,伴随多器官功能损伤,呼吸系统症状及内环境紊乱,经过治疗未见明显好转,并有加重趋势。因此基层医院申请远程会诊以解决患儿治疗过程中存在的问题,如呼吸机参数的调节、抗感染治疗、营养支持和内环境的稳定。

病例介绍

▶ 一般资料

龚××,女,5岁。因"呕吐、腹痛、发热2天",于2017年12月2日抱送入院。

▶ 现病史

家属代诉:患儿于2天前无明显诱因出现呕吐,呕吐物为胃内容物,无胆汁及咖啡色液体,呈非喷射状,共2次,量多,伴有明显腹痛,以脐周为甚,呈阵发性胀痛,无明显放射痛,无呕血及黑便,抚摸腹部后疼痛稍有缓解,排大便1次,量中等,大便为黄色稀便,无果酱样便及红白黏液便,有肛门排气。病程中伴低热,最高体温38.2℃(腋温),无畏寒、寒战,曾于附近诊所输液治疗（具体用药不详），治疗后呕吐好转，但腹痛无明显缓解，腹痛部位及性质同前。为求进一步诊治赴医院就诊，腹部立位片提示肠梗阻，门诊以"肠梗阻"收住院。患儿起病以来，精神、睡眠欠佳，食欲差，小便尚可。

▶ 既往史及个人史

患儿系第2胎第2产，顺产，孕35周早产，出生体重2.3 kg。出生后第2天因先天性肠闭锁行十二指肠-空肠侧侧吻合术，住院10余天病情好转出院。出院后食欲欠佳，有反复呕吐现象，于2013年在某省级医院行胃镜检查，诊断为贲门肥厚、贲门失弛缓症、胃下垂。2014年因腹痛、呕吐诊断为肠梗阻，经保守治疗后病情好转。此后反复出现肠梗阻现象，均经保守治疗后好转。无肝炎、结核、伤寒等传染病史及接触史，无外伤史，无输血及血制品史，无药物及食物过敏史，按计划免疫程序实施预防接种。现体格落后于同龄儿，智力发育与同龄儿相似。

▶ 入院体查

体温38.2 ℃，脉搏100次/分，呼吸23次/分，血压104/78 mmHg，体重12.0 kg。

神志清楚，精神差，营养不良貌，查体合作。全身皮肤黏膜无黄染、出血点及皮疹。皮肤弹性欠佳，眼窝无明显凹陷。口唇红润，咽充血，颈软，无三凹征，呼吸23次/分。双肺叩诊清音，双肺呼吸音粗，未闻及啰音。心率100次/分，心律齐，心音强，各瓣膜区未闻及病理性杂音。腹部隆起，脐右侧可见一长约5 cm陈旧性手术瘢痕，无胃肠型及蠕动波，腹壁可见少量静脉曲张，腹部皮肤无发红，腹胀，腹软，脐周及左上腹轻压痛，无反跳痛，麦氏点无压痛，肝脾肋下未扪及，腹部叩诊呈鼓音，移动性浊音阴性，双肾区无叩击痛，肠鸣音减弱，1~2次/分。四肢肌张力正常，腱反射可引出，神经系统体查未见病理征。

▶ **辅助检查**

（一）三大常规

1. 血常规检查结果：见表7-4。

表7-4 血常规检查结果

日期	WBC (×10⁹/L)	N (%)	L (%)	RBC (×10¹²/L)	PLT (×10⁹/L)	HGB (g/L)	CRP (mg/L)	PCT (ng/mL)
12月2日	9.1	0.8	0.13	4.3	70	135	164	−
12月3日	6.5	0.71	0.19	3.7	55	115	−	6.1
12月4日	5.1	0.76	0.12	3.4	30	105	92	99
12月5日	7.3	0.89	0.37	2.5	125	76	−	28
12月6日	14	0.88	0.07	3	108	90	−	23.6
12月7日	14	0.9	0.07	3.47	101	102	−	8.5
12月8日	12	0.89	0.08	3.3	189	98	36.5	−
12月9日	14	0.92	0.05	3.2	270	95	−	−
12月12日	9.2	0.84	0.09	3.4	321	104	37.4	0.76
12月12日	6.7	0.71	0.17	3.1	257	97	12.3	−
12月21日	5.6	0.68	0.18	3.6	299	110	−	−
12月28日	6.1	0.73	0.21	4	349	125	8.7	−
12月30日	5.7	0.65	0.25	4.1	156	121	−	−

2. 大小便常规：无异常。

（二）实验室检查

1. 凝血功能检查结果：见表7-5。

表7-5 凝血功能检查结果

日期	PT (s)	TT (s)	APTT (s)	FIB (g/L)	INR	D-二聚体 (μg/mL)
12月3日	32.7	15.5	66.6	3.7	2.7	2.49
12月4日	23.3	11.5	46	1.85	1.9	0.8
12月4日	14.2	138	40.4	3.3	1.1	3.07
12月5日	12.2	14.7	40.9	3.3	0.9	2.84
12月7日	10.7	13	22.2	2.2	0.85	4.14
12月9日	12.1	18	32.8	2.39	0.97	2.78

2. 血电解质检查结果：见表 7-6。

表 7-6　血电解质检查结果

日期	K⁺（mmol/L）	Na⁺（mmol/L）	Cl⁻（mmol/L）	Ca²⁺（mmol/L）
12月2日	2.36	134	94	1.08
12月2日	2.91	134	96	1.24
12月3日	3.85	135	97	1.2
12月4日	2.77	145	104	1.18
12月5日	2.91	135	88.7	1.12
12月6日	4.73	133	91	1.2

3. 血气分析结果：见表 7-7。

表 7-7　血气分析结果

日期	pH	PCO$_2$（mmHg）	PO$_2$（mmHg）	HCO$_3$（mmol/L）
12月4日	7.34	32	62	16.6
12月4日	7.54	25.3	164	21
12月5日	7.55	42	95	36.6
12月7日	7.42	51.2	85	32

4. ABO+Rh 血型检测为 O 型 Rh（D）血型阳性。肝功能、肾功能、心肌酶谱及淀粉酶测定结果均正常。MP-Ab＜1:40 阴性，血清肌钙蛋白测定 0.005 ng/mL，脑脊液常规和生化检查未见异常，脑脊液培养无细菌生长，BNP 12900 mg/L。痰培养阴性，血培养 2 次均为阴性。腹腔液培养见肺炎克雷伯菌肺炎亚种，穿刺液培养阴性。

（三）影像学检查

1. 肠管彩超：胃泡及中上腹部肠管扩张，腹腔内淋巴结稍大。

2. 肝胆 B 超：腹腔胀气。

3. 心电图：窦性心动过缓。

4. 腹部立位片：初步诊断为肠梗阻。治疗后复查提示左上腹部一宽液气平面，中下腹部多个小液气平面，腹部肠气较少，膈下未见游离气体。

5. 胸片：初诊未见异常，复查提示双肺纹理增多。

6. 腹部CT：①肠梗阻，中上腹部肠管明显扩张积液，暂不能确定为空肠或回肠，建议复查及必要时进行钡餐检查；②右肾小结石；③肝实质密度减低，建议结合临床判断。

▶ 治疗

入院后予禁食，在全麻下行剖腹探查术+肠坏死肠穿孔修补+肠闭锁盲端切除+近端造瘘术。予气管插管机械通气2天（第1天呼吸机参数为A/C模式下FiO_2 40%，PEEP 5 cmH_2O，PIP 20 cmH_2O，RR 25次/分；第2天呼吸机参数为SIMV模式下FiO_2 40%，PEEP 5 cmH_2O，PIP 16 cmH_2O，RR 20次/分）。予中心吸氧10天，输去白细胞悬浮红细胞1.5 U,冷沉淀2 U 3次，冰冻同型血浆100 mL 3次，血小板1个治疗量，肝素钠（30 U/kg，Q6h，3天），右旋糖酐40葡萄糖（5 mL/kg，Q12h，5天），羟乙基淀粉100 mL，美罗培南（20 mg/kg，Q8h，15天），万古霉素（10 mg/kg，Q6h，13天），头孢他啶（50 mg/kg，Bid，8天），甲硝唑氯化钠（1.5 mL/kg，Q12h，8天），奥美拉唑（0.7 mg/kg，Bid，5天），多巴胺、酚妥拉明［4 μg/（kg·min），8天］，多索茶碱（4 mg/kg，3天），人血白蛋白50 mL 2次，呋塞米1 mg/kg 2次，静脉营养（葡萄糖、氨基酸、脂肪乳、水溶性维生素、脂溶性维生素、氯化钾、浓氯化钠）25天。

▶ 初步诊断

1. 肠梗阻。

2. 肠坏死并穿孔。

3. 弥漫性腹膜炎。

4. 严重脓毒血症。

（1）弥漫性血管内凝血。

（2）毛细血管渗漏综合征。

（3）电解质紊乱（低钠、低氯、低钙、低钾血症）。

5. 支气管肺炎。

6. 蛋白质 – 能量营养不良。

7. 肠闭锁术后。

8. 肠旋转不良。

9. 肠系膜发育畸形。

远程会诊

诊断与鉴别诊断

（一）诊断思路

1. 从主要症状及疾病特点出发，患儿呕吐、腹痛起病，有发热，体格检查有明显腹胀，结合患儿既往有腹部手术史，且有反复发作的肠梗阻病史，体查肠鸣音减弱，需高度考虑弥漫性腹膜炎。

2. 从定性诊断的角度，胸腹立位 X 线片提示有明确肠梗阻，且临床判断主要病变以外科急腹症可能性大，有外科手术指征，遂在急诊全麻下行剖腹探查术 + 肠坏死穿孔修补 + 肠闭锁盲端切除 + 近端造瘘术。定性为肠梗阻、肠坏死、肠穿孔，引起弥漫性腹膜炎，导致脓毒血症，且出现并发症。

3. 关注基础疾病，患儿存在蛋白质 – 能量营养不良（消瘦型），须关注营养不良带来的并发症，如继发感染、内环境紊乱、胃肠功能障碍等。

（二）诊断及诊断依据

1. 诊断

（1）肠梗阻。

（2）肠坏死并穿孔。

（3）弥漫性腹膜炎。

（4）严重脓毒症：①弥漫性血管内凝血；②毛细血管渗漏综合征；③电解质紊乱（低钠、低氯、低钙、低钾血症）。

（5）支气管肺炎。

（6）蛋白质–能量营养不良。

（7）肠闭锁术后。

（8）肠旋转不良。

（9）肠系膜发育畸形。

2.诊断依据

（1）5岁患儿，呕吐、腹痛、发热2天。

（2）呕吐胃内容物，量多，有明显腹痛、腹胀，伴低热。

（3）患儿孕35周早产，出生后第2天因先天性肠闭锁行十二指肠空肠侧侧吻合术，此后食欲欠佳，有反复呕吐现象，曾诊断为贲门肥厚、贲门失弛缓症、胃下垂，2014年及之后反复出现过肠梗阻。

（4）查体：精神差，营养不良貌，皮肤弹性欠佳。腹部隆起，脐周及左上腹轻压痛，肠鸣音减弱，约1～2次/分。

（5）辅助检查：胸腹立位X线片及腹部CT片提示肠梗阻，血常规提示白细胞降低，以中性粒细胞为主，伴有明显血小板降低、凝血功能障碍，CRP及PCT增高，有明显低钾血症、低钙血症及轻度低氧血症。

（6）患儿腹胀明显，剖腹探查见肠梗阻、肠坏死、肠穿孔及弥漫性腹膜炎改变，支持肠梗阻诊断，且出现了肠梗阻后并发症。

（三）需鉴别诊断的疾病

1.中毒性肠麻痹。

2.低钾血症肠麻痹。

▶ **处理建议**

（一）辅助检查

动态监测机体内环境情况，定期复查血常规、感染指标、凝血全套及肝肾功能、心肌酶等。动态监测腹部情况，行胸腹立位平片及腹部B超检查。高热时复查双份血培养。

（二）治疗建议

1. 继续禁食，动态观察肠道功能恢复情况，尽早给予肠内营养，注意营养评估，联合肠外营养，从低热卡开始 [40～60 kcal/（kg·d）]，液体量维持在120～150 mL/（kg·d）。

2. 维持机体内环境平衡。

（1）纠正低血钾：静脉补钾浓度一般不超过0.3%，每日总量可增至300～450 mg/（kg·d），应均匀分配于全日静脉所输液体中；需维持给钾4～6天，并根据钾丢失情况，延长给钾时间。对于特别严重的低钾血症，尤其血钾<2 mmol/L者，可采用高浓度钾持续微泵推注补钾，输入钾浓度可高达0.8%，补钾速度0.3～0.5 mmol/（kg·h）。治疗期间需监测血钾及心电图。

（2）纠正低血钙：予10%葡萄糖酸钙1～2 mL/kg（相当于元素钙9～18 mg/kg），用等量葡萄糖液稀释后缓慢静脉推注，待症状好转后改口服氯化钙。

3. 治疗脓毒症：积极进行抗感染治疗，应根据病原学特点选择抗生素，抗生素选择需要覆盖到G^+、G^-及厌氧菌。建议选择哌拉西林、他唑巴坦或者亚胺培南，根据血培养及腹腔引流液培养结果进行降阶梯治疗，疗程7～10天。

临床诊疗指南

脓毒症（sepsis）是指感染（可疑或证实）引起的全身炎症反应综合征。严重脓毒症（severe sepsis）是指脓毒症导致器官功能障碍或组织低灌注。脓毒性休克（septic shock）是指脓毒症诱导组织低灌注和心血管功能障碍。脓毒性休克主要为分布异常性休克，儿童常同时伴低血容量性休克。儿童脓毒性休克早期可以表现为血压正常，晚期呈难治性低血压。

▶ **临床特点**

发热（肛温＞38.5℃）或低体温（肛温＜35℃）；心动过速，超过正常年龄相关值2个标准差，低体温者可以无心动过速伴以下至少1个脏器功能异常：意识改变、低氧血症、血清乳酸增高或洪脉。

▶ **诊断要点**

1. 有感染或可疑感染病灶，如呼吸道、消化道、血液、腹腔、骨髓、颅内等感染。

2. 实验室检查提示白细胞增多（＞$12×10^9$/L），白细胞减少（＜$4×10^9$/L）或白细胞计数正常，未成熟白细胞＞10%；血浆C-反应蛋白水平超过正常值的2个标准差；血浆前降钙素水平超过正常值的2个标准差。

3. 符合以下脏器功能障碍的诊断标准

（1）血流动力学指标：血压低于正常年龄相关值的2个标准差。

（2）器官功能障碍指标：低氧血症（PaO_2/FiO_2 300 mmHg）；急性少尿：足量液体复苏后尿量仍＜0.5 mL/（kg·h），至少持续2小时；血肌酐＞44.2 μmol/L（0.5 mg/dL）。

（3）凝血功能异常：INR＞1.5或APTT＞60秒。

（4）肠梗阻：肠鸣音消失。

（5）血小板减少：血小板＜$100×10^9$/L。

（6）高胆红素血症：血浆总胆红素＞70 μmol/L（4 mg/dL）。

（7）组织低灌注表现：高乳酸血症（乳酸＞1 mmol/L），CRT延长（≥3秒）或花斑。

▶ **治疗方案**

1. 抗感染治疗：须依据流行病学和地方病原流行特点，选择覆盖所有疑似病原微生物的经验性药物治疗。尽可能在应用抗生素治疗前获取血培养（外周、中央或深静脉置管处各1份）或其他感染源（如尿液、脑脊液、呼吸道分泌物、伤口、其他体液等）培养结果。但也不能因等待感染源培养结果而延误抗生素治疗。降钙素原（PCT）、C-反应蛋白（CRP）动态检测有助于指导抗生素治疗。应积极寻找感染源，可选择合适的影像学检查。尽快确定和去除感染灶，如采取清创术、引流、冲洗、修补、去除感染装置等措施。诊断脓毒性休克后1小时内应静脉使用有效抗微生物制剂。

2. 抗休克治疗：一旦诊断脓毒性休克，应在第1个6小时内达到CRT ≤ 2秒，血压正常（与同龄人比），脉搏正常且外周和中央动脉搏动无差异，肢端温暖，尿量 1 mL/（kg·h），意识状态正常。如果有条件进一步监测如下指标应争取达到：中心静脉压（CVP）8～12 mmHg（1 mmHg=0.133 kPa），中央静脉混合血氧饱和度（ScvO$_2$）≥ 70%，心脏指数（CI）3.3～6.0 L/（min·m^2）。初始液体复苏时血乳酸增高者应使血乳酸降至正常水平，血糖和离子钙浓度应维持正常。

3. 血管活性药物：经液体复苏后仍然存在低血压和低灌注者，需考虑应用血管活性药物提高和维持组织灌注压，改善氧输送。

（1）多巴胺：用于血容量足够和心脏节律稳定的组织低灌注和低血压患儿。

（2）多巴酚丁胺：有正性肌力作用，用于心输出量降低者。对于多巴酚丁胺无效者，可用肾上腺素。

（3）肾上腺素：小剂量有正性肌力作用。较大输注剂量用于多巴胺抵抗型休克。

（4）去甲肾上腺素：暖休克时首选去甲肾上腺素，当需要增加剂量以维持血压时，建议加用肾上腺素或用肾上腺素替换去甲肾上腺素。

4. 呼吸支持：确保气道畅通，给予高流量鼻导管供氧或面罩氧疗；如鼻导管或面罩氧疗无效，则予无创正压通气或尽早气管插管机械通气。在气管插管前，如血流动力学不稳定应先予适当的液体复苏或血管活性药物输注，以避免插管过程中加重休克。如患儿对液体复苏和外周正性肌力药物输注无反应，应尽早行机械通气治疗。

5. 凝血功能障碍的治疗：脓毒性休克患儿因内皮细胞损伤，常诱发凝血功能异常，尤其易导致深静脉栓塞。对高危患儿（如青春期前）可应用普通肝素或低分子肝素预防深静脉血栓的发生。如出现血栓紫癜性疾病（包括弥散性血管内凝血、继发性血栓性血管病、血栓性血小板减少性紫癜）时，应给予新鲜冰冻血浆治疗。

6. 连续血液净化（continuous blood purification，CBP）：脓毒性休克常因组织低灌注而导致急性肾损伤（acute kidney injury，AKI）或急性肾衰竭。下列情况下应行连续血液净化治疗：

（1）AKI Ⅱ期。

（2）脓毒症至少合并1个器官功能不全时。

（3）休克纠正后存在液体负荷过多经利尿剂治疗无效者，可予连续性血液净化，防止总液量负荷超过体重的10%。

7. 体外膜肺氧合：对于难治性休克或伴有急性呼吸窘迫综合征（acute respiratory distress syndrome，ARDS）的严重脓毒症患儿，如医疗机构有条件且患儿病情允许，可行体外膜肺氧合治疗。

8. 其他治疗

（1）镇痛镇静：脓毒性休克机械通气患儿应给予适当的镇痛镇静治疗，以降低氧耗，有利于保护器官功能。

（2）营养支持：能耐受肠道喂养的严重脓毒症患儿应及早予以肠内营养支持，如不耐受可予以肠外营养支持。

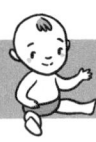 ## 病案三　颅内出血并颅高压综合征

患儿男，57日龄，急性起病，主要表现为发热，伴随有神经系统症状：精神反应差、抽搐。在基层医院经过治疗后，病情未见好转，经头颅CT检查颅内出血诊断明确，入院时凝血功能检查提示PT、APTT明显异常，予维生素K_1可纠正凝血功能障碍，但是颅高压仍明显，遂通过医联体远程会诊以进一步明确诊断和治疗方案，并规范基层医院颅高压的诊疗，特别是提高基层医务人员对于维生素K_1依赖因子缺乏引起颅内出血的认识和预防治疗经验。

病例介绍

▶一般资料

王××，男，57日龄。因"发热3天，精神差1天，抽搐3次"于2017年6月20日抱送入院。

▶现病史

家属代诉：患儿3天前无明显诱因出现发热，体温最高达38.9℃，无畏冷、呕吐症状，伴肢体抖动2次，每次持续1分钟可缓解；无脑性尖叫、昏迷，无咳嗽、咳痰，无鼻塞、流涕，在家自行予退热处理（具体用药不详），体温降至正常，但仍有反复；1天前精神欠佳，喜睡，眼神较淡漠，血常规提示白细胞$16.54 \times 10 \times 10^9$/L，血红蛋白65 g/L，建议住院治疗，但家长

拒绝，要求予口服药物（头孢丙烯干混悬剂、抗病毒口服液、芩暴红止咳合剂）治疗。回家后体温仍反复，在38℃～38.5℃波动，精神差，出现抽搐，表现为双手握拳，口吐白沫，双下肢滑动，头后仰，双眼凝视，持续10分钟，急送入院。患儿自起病来精神差，睡眠、食欲欠佳，大便稀，小便可。

▶ 既往史及个人史

患者系第2胎第2产，足月剖宫产，无宫内窘迫及窒息史，无产伤史，出生体重2.8 kg，纯母乳喂养，既往有黄疸病史，出生时肌注维生素K_1 1 mg，无肝炎、结核、伤寒等传染病史及传染病接触史，无外伤、手术史，无输血及血制品史，无药物及食物过敏史，按计划免疫程序进行预防接种。

▶ 入院体查

体温37.4℃，脉搏180次/分，呼吸50次/分，血压98/48 mmHg，血氧饱和度90%，体重5 kg。

发育正常，营养中等，精神反应差，昏睡状态，Glasgow评分10分。全身皮肤苍灰，见大量花斑纹，皮肤黏膜无黄染，无出血点，无皮疹。全身浅表淋巴结未触及肿大。头颅无畸形，前囟隆起。眼窝无凹陷，双侧瞳孔等大等圆，直径3 mm，对光反射迟钝。口唇发绀，咽充血，颈软，无三凹征，双肺呼吸音粗，可闻及痰鸣音。心前区无隆起，心界叩诊无扩大，心率180次/分，心律齐，心音强，各瓣膜区未闻及病理性杂音。腹平软，未见胃肠型及蠕动波，无压痛，肝脏肋下2 cm，脾脏肋下未触及，肠鸣音减弱。四肢肌张力可，双下肢凉至膝关节，双上肢凉至腕关节，CRT 5秒，病理反射未引出。

▶ 辅助检查

（一）三大常规

1. 血常规检查结果：见表7-8。

表 7-8 血常规检查结果

时间	WBC (×10⁹/L)	RBC (×10¹²/L)	N (%)	L (%)	HGB (g/L)	PLT (×10⁹/L)	CRP (mg/L)	ESR (mm/h)	PC (Tng/dL)
6月19日	16.1	2.13	47.50	44.80	65	356	5.48	—	—
6月20日	16.54	1.57	48.40	42.90	106	428	24.11	50	0.15

2.大小便常规：未见异常。

（二）血气分析

血气分析结果：见表7-9。

表 7-9 血气分析结果

时间	pH	PCO$_2$ (mmHg)	PO$_2$ (mmHg)	HCO$_3$ (mmol/L)	K (mmol/L)	Na (mmol/L)	Cl (mmol/L)	Ca (mmol/L)
8：40	7.34	48.1	24	25.1	4.49	128.45	91.25	1.29
14：00	7.46	32	93	22.5	4.47	137	98	1.24

（三）凝血功能

凝血功能检查结果：见表7-10。

表 7-10 凝血功能检查结果

时间	PT(s)	PT-INR	APTT(s)	TT(s)	FIB(g/L)	D-二聚体(μg/mL)
9：30	100.4	9.1	100.3	13.2	3.92	1.63
14：10	12.1	0.97	39.3	13.2	3.98	0.51

（四）肝功能

TB 41.6 μmol/L，DB 16.6 μmol/L，IB 25 μmol/L，ALT 24 U/L，AST 45 U/L，TBA 23.8 μmol/L，LDH 288 U/L。

肾功能、心肌酶未见异常。cTnI 0.004 ng/mL，肌红蛋白定量 11.30 ng/mL。

（五）其他检查

MP-Ab：＜1：40，EV71（-）。血型 B 型 RhD（+）。

（六）头颅CT

1.蛛网膜下腔出血，请结合临床判断。

2. 右侧大脑外积液，脑疝形成；建议结合临床判断。

▶ **治疗**

予气管插管机械通气（A/C 模式 FiO_2 35%，PEEP 5 cmH_2O，PIP 16 cmH_2O，RR 30 次/分），0.9% 氯化钠 100 mL 扩容，美罗培南（20 mg/kg，Q8 h）抗感染，甘露醇（2.5 mL/kg，Q6 h）脱水降颅压，3% 氯化钠 30 mL，维生素 K_1 10 mg，输同型冰冻血浆 75 mL，冷沉淀 1 U，去白细胞悬浮红细胞 100 mL。患儿出现瞳孔不等大，对光反射迟钝，反复抽搐，拟转上级医院进一步治疗。

▶ **初步诊断**

1. 颅内出血。
（1）急性颅高压综合征。
（2）脑疝。
（3）重度贫血。
（4）低血容量性休克。
2. 晚发性维生素 K_1 依赖因子缺乏症。
3. 电解质紊乱（低钠、低氯血症）。
4. 颅内感染？

远程会诊

▶ **诊断与鉴别诊断**

（一）诊断思路

1. 从主要症状及疾病特点出发，患儿 1 月 27 日龄，急性起病，发热，伴有神经系统症状，主要为精神反应差，惊厥，同时伴明显贫血。纯母乳喂养，1 月龄时未注射过维生素 K_1。

2. 从定性诊断的角度考虑，患儿有明显诱因出现神经系统症状，主要表现为惊厥、意识障碍，颅高压表现明显，伴有呼吸功能衰竭。头颅CT检查提示有明显颅内出血，可定性为颅内出血引起颅高压综合征、呼吸衰竭。

3. 关注基础疾病，如先天性脑血管畸形。

（二）诊断及诊断依据

1. 诊断

（1）颅内出血。

（2）急性颅高压综合征。

（3）脑疝。

（4）重度贫血。

（5）低血容量性休克。

（6）晚发性维生素 K_1 依赖因子缺乏症。

（7）电解质紊乱（低钠、低氯血症）。

2. 诊断依据

（1）急性起病，发热3天，精神差1天，抽搐3次。

（2）起病初期有发热，最高达38.9℃，伴肢体抖动2次，每次持续1分钟可缓解；无脑性尖叫、昏迷，无咳嗽、咳痰，无鼻塞、流涕，精神欠佳，喜睡，眼神较淡漠。

（3）有黄疸消退延迟病史，出生时肌注维生素 K_1 1 mg，无外伤史，否认宫内窘迫及窒息史，无产伤史，出生体重2.8 kg，纯母乳喂养，满月时未肌注维生素 K_1。

（4）37.4℃，脉搏180次/分，呼吸50次/分，血压98/48 mmHg，血氧饱和度90%，体重5 kg。发育正常，营养中等，精神反应差，昏睡状态，Glasgow评分10分。全身皮肤苍灰，见大量花斑纹，皮肤黏膜无黄染，无出血点、皮疹。全身浅表淋巴结未触及肿大。头颅无畸形，前囟隆起。眼窝无凹陷，双侧瞳孔等大等圆，直径3 mm，对光反射迟钝。口唇发绀，咽充血，颈软，无三凹征，双肺呼吸音粗，可闻及痰鸣音。心率180次/分，心律齐，心音强，腹平软，未见胃肠型及蠕动波，无压痛，肝脏肋下2 cm，脾脏肋下未触及，肠鸣音减弱。四肢肌张力可，双下肢凉至膝关节，双上肢凉至腕关节，CRT 5秒，病理反射未引出。

（5）辅助检查：PT、APTT明显延长，中度贫血，血小板正常，CRP正常。

（三）需鉴别诊断的疾病

1. 脑血管畸形。

2. 血友病。

▶ 处理建议

（一）实验室检查

动态监测内环境情况，定期复查血常规、感染指标、凝血全套，病情允许情况下行脑脊液常规、生化及培养检查等。动态监测颅内出血进展，复查头颅B超及头颅CT。

（二）治疗建议

1. 做好监护目标管理（血钠水平140~150 mmol/L，PaO_2 90~12 mmHg，$PaCO_2$ 30~35 mmHg，HGB 90 g/L，MAP 50 mmHg，血钾水平3.5~5.5 mmol/L，血糖正常）。

2. 继续补充维生素K_1，剂量每次1~2 mg/kg，连续使用3~5天。

3. 继续脱水降颅压治疗：20%甘露醇1 g/kg，Q6h，根据病情调整剂量，根据血钠水平使用3%氯化钠5 mL/kg，每天1~2次。

4. 继续呼吸机支持治疗：根据血气分析调整呼吸参数。

5. 预防感染。

6. 动态监测颅内情况，必要时行外科手术治疗。

7. 预后评估：患儿预后取决于颅内出血后引起的并发症，可能出现急性期脑疝甚至脑死亡，或出现瘫痪等神经系统后遗症。

临床诊疗指南

维生素 K_1 依赖因子缺乏症

正常情况下，凝血因子Ⅱ、Ⅶ、Ⅸ、Ⅹ在肝脏合成并羧化，其分子结构中含有1-羧基谷氨酸，能与 Ca^{2+} 螯合成有活性的凝血酶，此羧化过程需要维生素K（一种羧基化辅酶）参予，缺乏维生素K则上述四种凝血因子不能参加凝血过程，因而容易导致出血。

引起维生素 K_1 依赖因子缺乏症的原因是维生素K缺乏，具体病因如下：

1. 维生素K经过胎盘的通透性差，孕母维生素K很少进入胎儿体内，胎儿血液中维生素K水平低，只及成人的50%，而其肝内基本上无维生素K储存。

2. 早产儿、小于胎龄儿等低出生体重儿血液中维生素K的水平更低。因此，新生儿（特别是早产儿和小于胎龄儿）出生后都有发生出血的倾向。

3. 母乳喂养儿发生维生素K缺乏性出血的概率是牛奶喂养者的15～20倍，原因是人奶中含维生素K很少（1～4μg/L），远低于牛奶中的含量（60μg/L）。另外，与母乳喂养儿肠道菌丛基本上不产生维生素K也有关。因此单纯母乳喂养儿要特别注意预防迟发性出血。

4. 肝胆疾患、先天性胆道闭锁等患者，因胆汁分泌减少，可影响维生素K的吸收；肠道炎症或口服抗生素等可抑制肠道正常菌群，致使维生素K合成更少，因而加重维生素K缺乏。

5. 某些因素可促使维生素K不足的新生儿发生出血，如母亲产前应用抗惊药、抗凝药或抗痨药等药物，妊娠或分娩过程发生合并症等。

▶ **临床特点**

患儿一般情况良好而突然发生出血，血小板计数和纤维蛋白原正常，通常注射维生素 K_1 后可在几小时内停止出血。根据出血发生时间，可分为三种类型：

1. 早期出血：少数于出生后 24 小时内发生出血，多与母亲产前用药（抗惊药、抗凝药或抗痨药等）有关，多表现为头颅出血、颅内出血、胸腔或腹腔出血。

2. 典型维生素 K 缺乏性出血症：是指出生后第 2 天至第 7 天出血（早产儿可迟至两周），以脐残端、胃肠道和皮肤受压处出血多见。穿刺部位长时间渗血、鼻衄、尿血、阴道出血等亦偶见，颅内出血则多见于未成熟儿。出血量一般为少量或中量，个别大量出血可导致休克。

3. 迟发性出血：是指出生后第 2 天至第 12 周出血，个别至 6 个月。往往表现为预后较差的颅内出血。主要见于单纯母乳喂养儿，特别是未曾接受过维生素 K 预防注射或注射剂量不足者。另外，与腹泻、口服抗生素（抑制肠道正常菌群）或长时间饥饿也有关。

▶ **诊断要点**

1. 出血

出生后 1 周内无特殊诱因而突然发生出血，主要见于脐残端、胃肠道和皮肤受压处。晚发性出血一般发生在出生后 1 个月，一般伴有呼吸道或者消化道症状，有精神反应差、嗜睡、哭闹不安、尖叫，体格检查有皮肤出血点、接种疫苗处出现血肿，出现颅内出血患儿体查可发现前囟隆起。

2. 凝血时间延长

凝血酶原时间延长（为对照的 2 倍以上有诊断意义），部分凝血活酶时间延长，血清脱羧基凝血酶原（PIVKA-Ⅱ）增高。正常足月儿 INR 为 1.4～1.6，如 INR ≥ 4 或凝血酶原时间 ≥ 4 倍对照值，而血小板计数和纤维蛋白原正常，则诊断可确定。

3. 静脉或肌内注射维生素 K_1，数小时内停止出血，凝血功能恢复正常。

▶ **鉴别诊断**

注意出血的部位

1. 胃肠道出血如呕血、便血，应与咽血综合征、应激性溃疡、消化道畸形等鉴别。咽血综合征是指婴儿娩出时吞下母亲产道的血性液体，血液来自母亲。如婴儿娩出后不久呕出血液，可用1%氢氧化钠1份，加入呕出物加水混匀沉淀后的上清液5份，如呈棕黄色提示为母血，红色则为儿血（Apt试验）。

2. 脐残端出血要排除结扎松脱或脐部感染。

3. 阴道出血要与"假月经"鉴别。

4. 头颅血肿等先露部出血，要排除产科因素如产钳助产、产伤等。

5. 注意婴儿血液系统是否存在缺陷：如先天性血小板减少性紫癜、血友病、感染或冻伤综合征导致的DIC等。

▶ **预防措施**

全部活产婴儿出生后应立即肌注维生素 K_1，早产儿 0.4 mg/kg，足月儿 1 mg。人工合成的水溶性维生素 K_3、K_4 等可导致溶血和黄疸，不宜采用。需经常服用苯妥英钠或其他影响维生素 K 代谢药物的孕妇，在妊娠最后 3 个月应肌注维生素 K_1 一次，临产时再静脉注射一次，婴儿出生后需立即静脉注射维生素 K_1，并密切观察（静脉注射维生素 K_1 时要注意防止过敏反应）。有可能早产的孕妇，预防性注射维生素 K_1 对预防颅内出血有一定作用。哺乳母亲可口服维生素 K_1，一周两次，每次 20 mg。如哺乳母亲需服抗凝药，则婴儿应每周口服维生素 K_1 1 mg。

出生后 24 小时内肌注维生素 K_1 对预防早期、典型和迟发出血的效果是肯定的。美国儿科学会（AAP）2003 年方案中，建议全部初生婴儿肌注维生素 K_1 0.5～1 mg。口服维生素 K_1 血浓度不高，维持时间短，需重复服用。口服法多用"三剂"方案，主要用于健康足月儿，每次口服维生素 K_1 1～2 mg，于出生后第 1 日、7 日、14 日各一次，或于出生后第 1 日、第 1～2 周和第 4 周各一次。近年来国内外均有专家提出，为防止发生迟发性 VKDB，建议维生素 K_1 干预持续至出生后 3 个月。由于需多次服药，要取得家长良好配合，避免"忘记"或"抗拒"按时服药。如有黄疸、肝胆疾患（胆汁淤滞），口服维生素 K_1 吸收不良，则改用肌注法。要注意目前不少婴儿（主要是在城市）喂哺配方奶，配方奶中（特别是外国生产的）往往含大量维生素 K_1。其次，给早产婴儿及低出生体重儿的人奶强化剂（fortifiers）亦含维生素 K_1。另外，全肠道外营养液如20%的英脱利匹特（intralipid）内亦含维生素 K。

▶ 治疗方案

如已发生出血，可立即静脉注射或肌注维生素 K_1 1～5 mg，出血可迅速改善，静脉给药要注意慢注，避免发生不良反应。出血较重者，可输新鲜血浆或全血 10～15 mL/kg，以提高血液中活性凝血因子水平。如婴儿表现苍白和休克 [HGB < 80～100 g/L，收缩压 < 4 kPa（30 mmHg），pH < 7.10]，应立即快速输新鲜血 15～20 mL/kg，如婴儿仍然面色苍白和低血压，可重复一次输血。为防止血容量过多，可用一次呋塞米 1.0 mg/kg 静脉注射。

不论出生时是否接受过维生素 K_1 注射或口服，6个月内婴儿出现出血如鼻衄、脐端或皮肤等处出血，即使出血轻微，都要引起重视，特别要注意发生颅内出血的可能，应及时采取措施，包括必要时追加维生素 K_1 剂量。

第八部分　外科疾病远程会诊

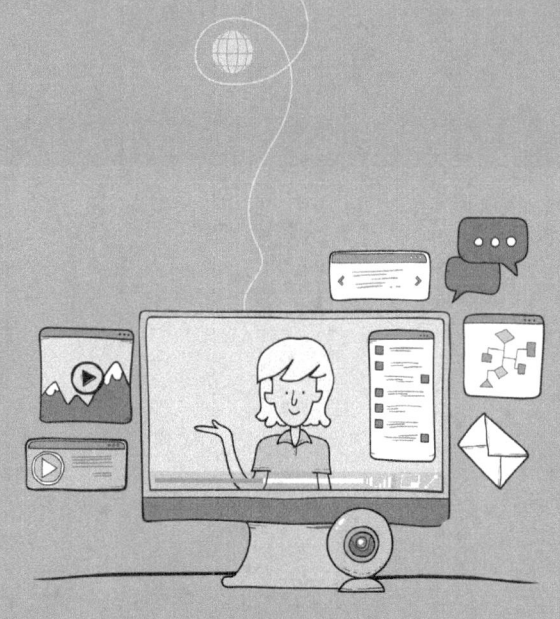

儿科远程会诊病案精选

病案一 重型颅脑损伤

2岁5个月女童,因"车祸外伤后昏迷6小时"入院。入院体查:神志中度昏迷,GCS评分9分,双侧瞳孔对光反射灵敏,头部CT检查提示双侧额叶脑挫裂伤、颅内血肿形成、肺挫伤。立即予镇静、抗炎、止血、补充人血白蛋白、甘露醇降颅压等处理,并急诊行颅内血肿清除术,术后复查头部CT,显示为双侧额叶血肿术后改变,大面积低密度改变,疑外伤性脑梗死、脑挫裂伤、肺挫伤。予呼吸机辅助呼吸,并加用甘油果糖、呋塞米脱水治疗3天,患儿病情无改善,颅脑损伤严重,术后脑水肿持续加重,颅内压增高,是否应行去骨瓣减压术,基层医院陷入决断困境。故而申请上级医院远程会诊评估是否需立即行去骨瓣减压术,以免延误诊治,并促进患儿意识恢复,降低致残发生率。

病例介绍

▶ 一般资料

马××,女,2岁5个月。因"车祸伤后昏迷6小时"于2019年2月18日第一次住院。

▶ 现病史

家属代诉:患儿因乘车时车辆刹车失灵发生车祸,伤及头部,当时车速约40~50km/h,车辆左侧中部撞击树木,患儿乘坐于车辆左侧后排,未系安全带，车祸时具体撞击部位不详。被发现时呼之不应，双侧鼻孔流血，四肢无力，无抽搐、呕吐，伴小便失禁，右侧颞顶部、面部见皮肤擦伤。家属予按压人中约40分钟后能自行睁眼，呼之不应，不能言语，紧急送往某县人民医院。就诊过程中突发抽搐1次，表现为呼之不应，牙关紧闭，口周青紫，四肢强直抖动，立即予胞磷胆碱钠0.25g、蛇毒血凝酶0.5U输液治疗，抽搐持续约20分钟后缓解，缓解后仍呈昏迷状态，被转入某市人民医院急诊科，急查头部CT，结果提示矢状缝颅缝分离骨折，双侧额叶脑挫裂伤，血肿形成（最大血肿约1.5 cm×3.6 cm），蛛网膜下腔出血，疑左侧大脑镰硬膜下血肿形成、左下肺创伤性肺炎，双侧胸膜腔未见明确积气积液。胸部CT平扫未见明确肋骨骨折征象，建议半个月后复查DR片排除隐匿性骨折。经神经外科会诊后，建议转入PICU监护治疗，遂由120医务人员护送至医院，以"颅脑外伤"收住院。患儿车祸后至入院期间呈昏迷状态，未进食，无呕吐，大便未解，小便正常。

▶ 既往史及个人史

患儿系第2胎第2产，孕36周因前置胎盘经剖宫产出生，出生时体重3.2kg，无窒息抢救史。既往体健，无食物、药物过敏史，无手术、外伤、输血史，无肝炎、结核等传染病史。按计划免疫程序进行预防接种。出生后生长发育与同龄儿童无差异。

▶ 入院体查

体温37.2℃（腋温），脉搏105次/分，呼吸37次/分，血压111/66mmHg。

中度昏迷，GCS评分9分（睁眼2分，语言2分，运动反应5分），血氧饱和度90%。右侧颞顶部、面部见皮肤擦伤，局部组织肿胀，无活动性出血，双侧瞳孔等大等圆，直径约3.0mm，对光反射灵敏，无口角歪斜，鼻唇沟无变浅，胸廓对称，未见吸气性三凹征，双肺呼吸音粗，未闻及明显啰音。胸腹查体未见异常。四肢脊柱外生殖器无畸形。右上臂软组织肿胀，四肢肢端温暖，毛细血管充盈时间（CRT）2秒。四肢肌张力检查不配合，脑膜刺激征阴性，双膝腱反射正常，腹壁反射可引出，克氏征、布氏征及双侧巴氏征均为阴性。

▶ **辅助检查**

（一）三大常规

血常规检查结果：见表 8-1。

表 8-1　血常规检查结果

日期	WBC ($\times 10^9$/L)	RBC ($\times 10^{12}$/L)	N ($\times 10^9$/L)	L ($\times 10^9$/L)	HGB (g/L)	PLT ($\times 10^9$/L)	CRP (mg/L)	PCT (ng/mL)
2月18日	17.0	4.8	15.12	1.1	91	252	5	0.351
2月19日	14.1	4.73	12.42	1.06	103	181	24.54	0.563
2月21日	17.0	4.27	12.41	2.45	92	192	76	0.530

（二）实验室检查

1. 血生化检查结果：见表 8-2。

表 8-2　血生化检查结果

日期	K (mmol/L)	Na (mmol/L)	Ca (mmol/L)	ALT (U/L)	AST (U/L)	CK (U/L)	CK-MB (U/L)	肾功能
2月18日	4.17	131	2.34	18	42	316	37	正常
2月19日	5.09	150	2.42	20	27	125	23	正常
2月21日	4.81	154	2.62	15	28	23	21	正常

2. 凝血功能检查结果：见表 8-3。

表 8-3　凝血功能检查结果

日期	PT (s)	PA (%)	FIB (g/L)	APTT (s)	TT (s)	D-二聚体 (μg/L)	FDP (μg/mL)
2月18日	14.2	74.9	1.6	23.4	18	73	354.89
2月19日	12.9	82.9	2	19	16.8	12.5	75.47
2月21日	12	89	4	15.9	15.8	4.2	13.22

3. TORCH：风疹病毒 IgG 56.244 IU/mL，其余均为阴性。肥达氏试验及外斐试验、EB 病毒抗体谱、传染病五项（甲肝、乙肝、丙肝、梅毒及

艾滋病）、呼吸道九联检（嗜肺军团菌、肺炎支原体、肺炎衣原体、Q热立克次体、呼吸道合胞病毒、腺病毒、甲型流感病毒、乙型流感病毒、副流感病毒等9种病原体抗体）均未见异常。血培养无细菌、真菌生长。

（三）影像学检查

1. 床旁尺桡骨未见确切骨折征象。

2. 颅脑CT平扫：双侧额叶及胼胝体膝部脑挫伤并血肿形成；蛛网膜下腔出血；左侧顶骨骨折，矢状缝略增宽。由于幼儿颅骨缝较多，部分颅骨无法评价有无骨折，建议复查（图8-1）。

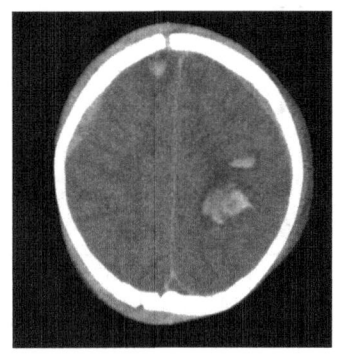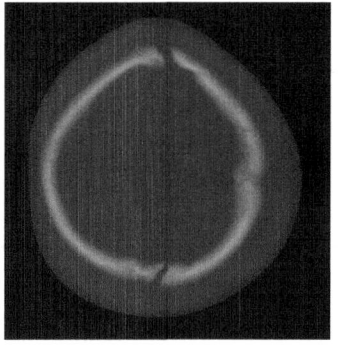

图8-1 颅脑CT片

3. 胸部及颅脑CT平扫：①双侧额叶及胼胝体膝部脑挫伤并血肿形成；②双侧额叶血肿术后改变，与前一日CT片对比（图8-2），出血少许减少，伴少许积气；③双侧额骨术后缺损改变，临近组织稍肿胀、积气；④蛛网膜下腔出血；⑤左枕叶及扣带回条片状、大面积低密度改变，外伤性脑梗死？脑挫裂伤？⑥左侧顶骨骨折，矢状缝略增宽；⑦由于幼儿颅骨缝较多，部分颅骨无法评价有无骨折，建议随诊复查；⑧右肺上叶、左肺下叶条片状渗出及实变影，考虑肺挫伤，不排除感染，请结合临床判断；⑨平扫外围内肋骨、胸骨及胸椎未见确切错位性骨折，建议必要时在骨痂形成期随诊复查及三维重建观察，以防漏诊细微骨折。

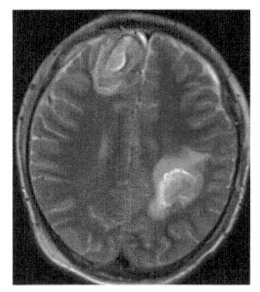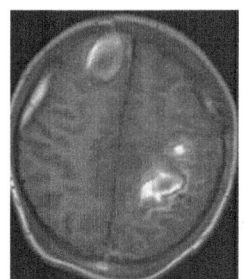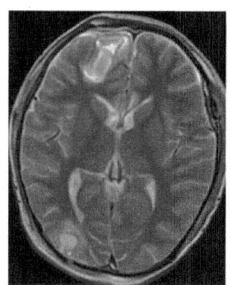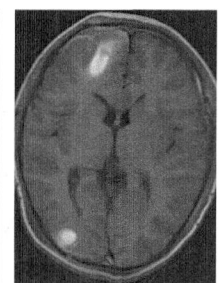

图 8-2 颅脑 CT 片

4. 床旁胸片：双肺野病变，须与感染、肺挫伤相鉴别。支气管镜肺泡灌洗后复查床旁胸片，提示创伤性肺炎，与之前胸片对比明显吸收好转。

▶ **治疗**

予头孢曲松抗感染，酚磺乙胺＋氨甲苯酸＋蛇毒血凝酶止血，奥美拉唑抑酸，咪达唑仑镇静止惊，甘露醇脱水降颅压，氨溴索祛痰等处理；2月19日行颅内血肿清除术，同时行支气管镜肺泡灌洗治疗，术中输注去白细胞悬浮红细胞1U，术后改美罗培南抗感染，输入人血白蛋白（5g，Qd，连用4天），予呼吸机辅助通气。

▶ **初步诊断**

1. 车祸伤。

2. 外伤性脑梗死。

3. 双侧额叶脑挫裂伤。

4. 双侧额叶血肿。

5. 蛛网膜下腔出血。

6. 左侧大脑镰硬膜下血肿形成？

7. 矢状缝颅缝分离骨折。

8. 左下肺创伤性肺炎。

9. 右上臂软组织挫伤。

远程会诊

诊断与鉴别诊断

（一）诊断思路

1. 从病史、主要症状、临床特点和影像学检查结果来看，患儿有外伤史，临床表现中度昏迷，有颞顶部皮肤擦伤，头部CT提示颅内血肿，可明确诊断。

2. 从定位诊断角度，患儿有严重车祸外伤病史，从症状、体格检查和头部CT结果来看，可考虑诊断为重型颅脑损伤。此外，需要完善颈、胸、腹、四肢等相关检查，排除多脏器损伤的可能。

（二）诊断及诊断依据

1. 诊断

重型颅脑损伤，左侧创伤性脑梗死，颅内血肿清除术后。

2. 诊断依据

（1）车祸外伤，有昏迷、抽搐史。

（2）体格检查：中度昏迷，GCS评分9分（睁眼2分，语言2分，运动反应5分），右侧颞顶部、面部见皮肤擦伤，局部组织肿胀，无活动性出血，双侧瞳孔等大等圆，直径约3.0 mm，对光反射灵敏。

（3）头部CT提示：矢状缝颅缝分离骨折，双侧额叶脑挫裂伤，颅内血肿形成（最大血肿约1.5 cm×3.6 cm），蛛网膜下腔出血，左侧大脑镰硬膜下血肿形成？

（4）2月19日行颅内血肿清除术，术后复查头部CT提示：双侧额叶及胼胝体膝部脑挫伤并血肿形成；双侧额叶血肿术后改变。与前一日CT对比，出血少许减少，伴少许积气；同时，双侧额骨术后缺损改变，临近组织稍肿胀、积气，蛛网膜下腔出血，左枕叶及扣带回条片状、大面积低密度改变，外伤性脑梗死？脑挫裂伤？

（三）需鉴别诊断的疾病

1. 弥漫性轴索损伤。

2. 脑干损伤。

▶ 处理建议

1. 完善头颅 MRI+MRA。

2. 如水肿持续加重，则脑组织受压会加重，如家长同意可行开颅去骨瓣减压术。

临床诊疗指南

颅脑损伤是因暴力直接或间接作用于头部引起的颅脑组织损伤。重型颅脑损伤是指患者伤后昏迷 6 小时以上，或 GCS 评分 ≤ 8 分，幸存者多遗留不同程度残疾。重型颅脑损伤患者的预后和治疗给患者本人、家庭及社会造成了沉重的生理、心理及经济负担。2016 年美国脑创伤基金会（brain trauma foundation）在 PubMed 数据库在线发表了《重型颅脑创伤治疗指南（第四版）》，成为广大神经外科医师在临床工作中处理颅脑损伤的重要参考。

▶ 临床特点

1. 头部受伤后出现意识障碍。意识障碍由轻到重，表现为嗜睡、意识朦胧、浅昏迷、昏迷和深昏迷。

2. 头痛、呕吐是最常见的症状，严重者甚至有抽搐、偏瘫等表现。

3. 瞳孔改变，如果伤后一侧瞳孔立即散大，光反应消失，病人意识清醒，一般为动眼神经损伤；若双侧瞳孔大小不等且多变，表示中脑受损；若双侧瞳孔极度缩小，光反应消失，一般为桥脑损伤；如果一侧瞳孔先缩小，继而散大，光反应差，病人意识障碍加重，为典型小脑幕切迹疝的表现；若双侧瞳孔散大固定，光反应消失，多为濒危状态。

4. 生命体征变化，如出现呼吸、脉搏浅弱，节律紊乱，血压下降，常提示脑干损伤；如出现剧烈喷射性呕吐，血压升高，呼吸和脉搏变慢，常提示有颅内高压，需考虑颅内血肿、蛛网膜下腔出血、急性梗阻性脑积水的可能。

5. 新生儿及婴儿颅脑损伤常病情变化急骤，特殊临床表现主要在前囟张力的变化，囟门张力可明显升高，并伴有频繁呕吐，甚至还有颅骨变形及意识障碍。

▶ **诊断要点**

应结合病史，从生命体征、神志、GCS 评分、瞳孔、鼻腔及外耳道症状、四肢感觉运动等方面进行评估。此外，颅脑损伤的早期诊断除了根据病人的致伤机制和临床征象以外，还要尽早完善头部 CT 及头部 MRI 等影像学检查，如没有枕骨大孔疝，必要时可行腰椎穿刺检查脑脊液。

▶ **治疗方案**

（一）急性幕上硬膜外血肿

1. 手术指征：①急性幕上硬膜外血肿＞20 mL，最大厚度＞5 mm，中线移位＞3 mm 时，须立刻行开颅手术清除血肿；②急性幕上硬膜外血肿＜15 mL，最大厚度＜5 mm，中线移位＜3 mm，GCS 评分＞8 分，没有脑局灶损害症状和体征者，可予保守治疗，但必须严密观察病情变化，行头部 CT 动态观察血肿变化。一旦出现意识改变、高颅压症状，甚至瞳孔变化或 CT 提示血肿增大，应立刻行开颅血肿清除手术。

2. 手术方法：按照血肿部位选取相应区域骨瓣开颅，清除血肿，彻底止血，于骨窗缘悬吊硬脑膜，骨瓣原位复位固定。但对于巨大硬膜外血肿、中线移位明显、瞳孔散大的病人，可采用去骨瓣减压和硬脑膜减张缝合术，避免手术后大面积脑梗死造成继发性高颅压和脑疝而需要再次行去骨瓣减压手术。

(二)急性硬膜下血肿

1. 手术指征:①急性硬膜下血肿＞30 mL,颞部＞20 mL,血肿厚度＞10 mm,或中线移位＞5 mm的患儿,需立刻行手术清除血肿;②急性硬膜下血肿＜30 mL,颞部＜20 mL,血肿最大厚度＜10 mm,中线移位＜5 mm,GCS评分＜9分的急性硬膜下血肿患儿,可先行非手术治疗,如果出现进行性意识障碍,GCS评分下降＞2分,应立刻采用手术治疗;③对于具有颅内压监测技术的医院,GCS评分＜8分的重型颅脑创伤合并颅内出血患儿应行颅内压监测。

2. 手术方法:对于临床最常见的额颞顶急性硬膜下血肿,特别是合并脑挫裂伤、高颅压的患儿,提倡采用标准大骨瓣开颅血肿清除术。根据术前GCS评分、有无脑疝及术中颅内压情况决定保留或去骨瓣减压、硬膜原位缝合或减张缝合。对于双侧额颞顶急性硬膜下血肿患儿,应行双侧标准外伤大骨瓣手术,也可采用前冠状开颅去大骨瓣减压术。

(三)急性脑内血肿和脑挫裂伤

1. 手术指征

(1)对于急性脑实质损伤(脑内血肿、脑挫裂伤),如果出现进行性意识障碍和神经功能损害,药物无法控制高颅压,CT检查显示明显占位效应,应立刻行手术治疗。

(2)额颞顶叶挫裂伤体积＞20 mL,中线移位＞5 mm,伴基底池受压,应该立刻行手术治疗。

(3)急性脑实质损伤患儿,经脱水等药物治疗后颅内压≥25 mmHg,脑灌注压≤65 mmHg,应行手术治疗。

(4)急性脑实质损伤(脑内血肿、脑挫裂伤)患儿无意识改变和神经损害表现,药物能有效控制高颅压,CT检查未显示明显占位效应者,可在严密观察意识和瞳孔等病情变化下,继续药物保守治疗。

2.手术方法

(1)对于额颞顶广泛脑挫裂伤合并脑内血肿、CT检查出现明显占位效应患儿，提倡采用标准外伤大骨瓣开颅清除脑内血肿和失活脑挫裂伤组织，彻底止血，常规行去骨瓣减压、硬膜减张缝合。

(2)对于无脑内血肿、额颞顶广泛脑挫裂伤、脑肿胀，合并难以控制高颅压，出现小脑幕切迹疝征象的病人，应常规行标准外伤大骨瓣开颅、硬膜减张缝合、去骨瓣减压。

(3)对于单纯脑内血肿、无明显脑挫裂伤、CT检查提示明显占位效应的病人，按照血肿部位，采用相应部位较大骨瓣开颅清除血肿，彻底止血，根据术中颅内压情况决定保留或去骨瓣减压、硬膜原位缝合或减张缝合。

(4)对于脑后枕部着地导致的减速性损伤、对冲伤导致的双侧大脑半球脑实质损伤（脑内血肿、脑挫裂伤）所致脑内多发血肿，应首先对损伤严重侧病灶进行开颅手术，必要时行双侧开颅大骨瓣减压手术。

(四)急性后颅窝血肿

1.手术指征

(1)后颅窝血肿＞8 mL，CT扫描有占位效应（第四脑室变形、移位或闭塞，基底池受压或消失，梗阻性脑积水）者，应立即予手术治疗。

(2)后颅窝血肿＜8 mL，无神经功能异常，CT扫描显示不伴有占位征象或有轻微占位征象者，可以严密观察，同时定期复查CT。

2.手术方法：采用枕下入路开颅，彻底清除血肿，行硬脑膜原位或减张缝合。

(五)慢性硬膜下血肿

1.手术指征

(1)临床出现高颅压症状和体征，伴或不伴有意识改变和大脑半球受压体征。

(2)CT或MRI扫描显示单侧或双侧硬膜下血肿厚度＞10 mm，单侧血肿导致中线移位＞10mm。

（3）无临床症状和体征，CT或MRI扫描显示单侧或双侧硬膜下血肿厚度＜10mm，中线移位＜10mm者，可动态临床观察。

2.手术方法

（1）对低密度硬膜下血肿，通常采用单孔钻孔引流术。

（2）对混合密度硬膜下血肿可采用双孔钻孔引流冲洗方法。

（3）对于慢性硬膜下血肿反复发作、包膜厚、血肿机化的病人，须行骨瓣开颅手术剥除血肿膜、清除机化血肿。

（六）凹陷性颅骨骨折

1.手术指征

（1）闭合性凹陷性骨折＞0.5cm。

（2）闭合性凹陷性骨折位于脑功能区、因压迫而导致神经功能障碍。

（3）开放性凹陷性骨折。

（4）闭合性凹陷性颅骨骨折压迫静脉窦导致血液回流障碍，出现高颅压。

（5）凹陷性颅骨骨折位于静脉窦未影响血液回流、无高颅压者不宜手术。

2.手术方法

（1）无污染的骨折片取出塑型后原位固定。

（2）严重污染骨折片应取出，待二期修补。

（3）合并颅内出血和脑挫裂伤者按相应外科手术规范处置。

（七）颅骨修补术

1.手术指征

（1）儿童期全身各系统处于生长发育阶段，颅骨缺损有自行生长修复的倾向，通常认为，直径＞3cm的颅骨缺损，大多数不会自愈，且常会在缺损4个月以后出现硬脑膜钙化。硬脑膜钙化似颅骨愈合，但与正常颅骨不同，钙化区较薄，曲度较平直，可限制大脑的发育，须手术治疗。

（2）伤后1～3个月是神经功能恢复最快时期，尽早恢复颅腔的完整性是促进神经功能进一步恢复的先决条件，既能改善局部脑组织血运，又可解除大气压对缺损区脑组织的压迫。对部分颅脑损伤患儿后期出现的与损伤部位相关的肢体瘫痪、失语、精神或智能障碍有不同程度的促进恢复作用。前提是第一次手术后切口已经愈合，颅内压正常，减压窗张力不高，病情已经稳定。

（3）关于修补的年龄，有学者认为可以适当放宽到2岁，这是由于2岁以上婴幼儿运动发育迅速，意外跌倒等伤害增多，颅骨缺损的存在使脑部受伤的风险增加。同时，2岁以上婴幼儿颅骨已经具有一定的厚度，能适应钛钉的长度和牢固度。

（4）颅脑外伤后发生颅内外感染的病人，颅骨修补术必须在感染治愈1年以后实施。

2. 手术方法

（1）按照颅骨缺损大小和形态，相应选择可塑性良好的钛网或其他材料。

（2）在颞肌筋膜下与硬脑膜外仔细分离，尽量不要分破硬脑膜，将修补材料固定在颅骨边缘。

（3）亦可采用自体颅骨保存和修补术。

▶ 疾病研究进展

（一）去骨瓣减压术

对于颅脑损伤患者，去骨瓣减压手术的治疗效果争议较多，主要集中于缺少高等级证据佐证。而对此手术的手术时机、手术方式及患者病情等，研究报道也不完全一致，甚至令人困惑。如澳大利亚Cooper教授等研究显示，颅内压≤20 mmHg（1 mmHg=0.133 kPa）的脑挫裂伤患者行去骨瓣减压术无效。

《重型颅脑创伤治疗指南（第四版）》推荐如下：

1. 对于发生弥漫性脑损伤的重型颅脑创伤患者，以及伤后 1 小时内颅内压升至 20 mmHg 以上，持续超过 15 分钟，一线治疗无效的患者，双额去骨瓣手术不能改善其预后（以伤后 6 个月改良 Glasgow 预后分级为标准），但可降低 ICP，并缩短在重症监护室（ICU）的住院时间。

2. 推荐额颞顶去大骨瓣开颅减压（骨瓣不小于 15 cm×12 cm 或直径 15 cm），与去小骨瓣开颅减压相比，前者可显著降低重型颅脑创伤患者的病死率和改善神经功能预后。

（二）亚低温治疗

低温治疗可分为轻度（亚）低温（mild hypothermia, 33 ℃～35 ℃）、中度低温（moderate hypothermia, 28 ℃～32 ℃）、深度低温（profound hypothermia, 17 ℃～27 ℃）和超深低温（ultraprofound hypothermia, ≤16 ℃）。临床上各种研究所采取的低温治疗策略不同，目前多数研究使用 33 ℃～35 ℃ 的亚低温治疗救护重型颅脑创伤患者，但治疗时机和目的有所不同。根据临床使用时机可分为"预防性"亚低温（在 ICP 升高前使用）和"治疗性"亚低温（顽固性颅内压增高时使用）。《重型颅脑创伤治疗指南（第四版）》指出：早期（2.5 小时内）、短时程（伤后 48 小时）内不推荐采取"预防性"亚低温治疗来改善弥漫性脑损伤患者的预后。

（三）颅内压监测

关于颅内压监测在重型颅脑创伤中的价值，在《重型颅脑创伤治疗指南（第四版）》得到肯定。该指南指出：利用颅内压监测所获得的信息来管理重型颅脑创伤患者，可以减少住院日和降低伤后 2 周的病死率。建议对颅内压＞22 mmHg 的患者予以治疗。

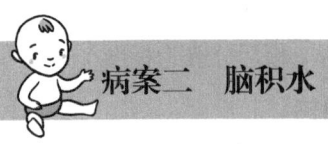

病案二 脑积水

1月龄男婴,急性起病,反复呕吐伴纳差2天,继而出现双手划船样动作及颈后仰现象。基层医院头部CT提示蛛网膜下腔出血、脑室出血、脑室扩张明显。患儿年龄小,突发颅内大量出血并脑室系统扩张,呈进行性加重,有行脑室外引流手术指征;颅内出血原因不明,须进一步检查(如磁共振增强、脑血管造影等)来明确出血原因;患儿家属对该患儿的远期预后存在较多疑虑,如评估远期预后差则有可能放弃治疗。但基层医院手术技术力量不够,对手术并发症的处理及远期预后的判断经验尚有欠缺,故而申请上级医院远程会诊,以解决是否能转诊手术治疗及对患儿的远期预后进行科学评估。

病例介绍

▶ 一般资料

谢××,男,1月龄。因"反复呕吐,伴纳差2天"于2018年12月16日入院。

▶ 现病史

家属代诉:患儿于2天前予喂服栀子花及菊花水后出现呕吐,为奶汁样液,伴恶心,未予特殊处理。之后精神反应、吃奶欠佳,每次喂奶后不久即呕吐奶汁,量不等,偶为喷射性呕吐,呕吐物无粪样及血性物。1天前患儿出现双手划船样动作及颈后仰现象,持续约10余秒后自行恢复,当时无发热，无昏迷，无口吐白沫、发绀等，无咳嗽气促，无尖叫，无腹胀。家属带其去医院门诊就诊，头颅 CT 提示蛛网膜下腔出血，脑室出血，考虑脑积水，门诊以"颅内出血"收入院。自起病以来，患儿小便正常，4 天前排黄色稀水样大便，约 8 次 / 日，予口服益生菌后腹泻好转，约 1～2 次 / 日，为黄色稀烂便，酸臭味，未见黏液脓血。

▶ 既往史及个人史

患儿系第 4 胎第 1 产，胎龄 39^{+5} 周，出生体重 3.2 kg，剖宫产出生，无窒息史，羊水清亮，无脐带绕颈，胎盘、胎膜娩出完整，胎膜早破 1 天余，出生后 1 分钟、5 分钟、10 分钟 Apgar 评分均为 10 分。无擦口腔或者挑马牙史，无食物、药物过敏史，无输血、手术、外伤史。出生后第 3 天发现皮肤黄染，胆红素约 220 μmol/L，自行予"田基王"洗浴处理，出生后约 10 天黄疸消退。已接种卡介苗及乙肝疫苗。

▶ 入院体查

体温 36.5 ℃，脉搏 144 次 / 分，呼吸 50 次 / 分，血压 67/38 mmHg，体重 4.05 kg。

神志清楚，反应欠佳，皮肤口唇红润，无出血点，臀部皮肤稍潮红。颈软，无抵抗，前囟 5 cm×5 cm，隆起，稍紧张，双侧瞳孔等大等圆，直径约 2.5 mm，对光反射灵敏，呼吸欠规则，无明显吸气性三凹征，双肺呼吸音粗，无啰音。心律齐，心音有力，无杂音。腹平软，未见胃肠型及蠕动波，脾未扪及，肠鸣音正常。双上肢肌张力偏高，双下肢肌张力正常，握持、拥抱、觅食、吸吮反射均正常。

▶ 辅助检查

（一）血常规检查结果

白细胞总数 8.71×10^9/L，淋巴细胞占比 60.3%，中性粒细胞占比 31.7%，红细胞 2.75×10^{12}/L，血红蛋白 98 g/L，血小板 437×10^9/L。

（二）实验室检查

1. 血生化：钾 4.95 mmol/L，钠 140.7 mmol/L，氯 99.9 mmol/L，总钙 2.55 mmol/L，二氧化碳 22.4 mmol/L，尿素氮 3.13 mmol/L，肌酐 22.9 μmol/L，尿酸 130.5 μmol/L，谷丙转氨酶 35 U/L，谷草转氨酶 58 U/L，乳酸脱氢酶 309 U/L，碱性磷酸酶 300 U/L，谷酰转肽酶 87 U/L，总胆红素 76.4 μmol/L，直接胆红素 7.4 μmol/L，间接胆红素 69.0 μmol/L，总胆汁酸 7.2 μmol/L，前白蛋白 150.62 mg/L，总蛋白 51.9 g/L，白蛋白 37.5 g/L，球蛋白 14.4 g/L，肌酸激酶 187 U/L，肌酸酶同功酶 20 U/L。

2. C-反应蛋白 0.50 mg/L。

3. 凝血功能：凝血酶原时间 10.88 秒，国际标准化比值 0.91，部分凝血酶原时间 36.09 秒，凝血酶时间 15.01 秒，纤维蛋白原 3.59 g/L。

4. 脑脊液常规：总细胞数 2650×10^6/L，白细胞数 75×10^6/L，红细胞数 $2\,575 \times 10^6$/L。脑脊液生化：谷草转氨酶 11 U/L，乳酸脱氢酶 43 U/L，蛋白 0.33 g/L，氯化物 112.2 mmol/L，葡萄糖 2.20 mmol/L。

5. 脑脊液培养及染色：无菌生长，墨汁染色未见新型隐球菌，抗酸染色未见抗酸杆菌，革兰氏染色未见细菌。

（三）影像学检查

1. 头颅 CT：蛛网膜下腔出血，脑室出血，脑积水。

2. 头颅 B 超：颅脑结构清晰，脑中线结构无偏移，右侧侧脑室体部宽约 16 mm，左侧侧脑室体部宽 21 mm，侧脑室内清晰，脉络丛可见，脑实质未见明显异常回声。考虑双侧脑室扩张。

3. 头颅 B 超：脑室系统增宽（左侧侧脑室前角宽 11.3 mm，体部宽约 14.8 mm，尾部宽 22.3 mm；右侧侧脑室前角宽 12.1 mm，体部宽约 16.6 mm，尾部宽 19.7 mm；第三脑室宽 8.6 mm）。

4. 头颅 B 超：脑室系统增宽（左侧侧脑室前角宽 14.8 mm，体部宽约 14.6 mm，后角宽 24.4 mm；右侧侧脑室前角宽 15.2 mm，体部宽约

16.3 mm，后角宽 21.6 mm；第三脑室宽 9.3 mm）。

5.胸腹 X 线片：两肺少许炎症，部分肠郁张。

▶ 治疗

予鼻导管给氧、苯巴比妥镇静止惊，呋塞米、甘露醇降颅压，控制液体入量，维生素 K_1、酚磺乙胺止血，抗感染，腰椎穿刺放脑脊液等对症支持治疗。现患儿抽搐缓解，无呕吐，吃奶好，前囟紧张减轻。

▶ 初步诊断

1.脑积水。

2.颅内出血。

3.小儿贫血。

4.小儿肺炎。

远程会诊

▶ 诊断与鉴别诊断

（一）诊断思路

1.从主要症状及病程特点来看，呕吐、抽搐应首先考虑神经系统相关疾病。因为患儿无明显发热，排除感染相关疾病。

2.从定位诊断来看，患儿出现双手划船样动作及颈后仰现象，有脑膜刺激征的表现，考虑存在颅内病变，建议完善头部 CT 以明确诊断。

（二）诊断及诊断依据

1.诊断

脑积水，颅内出血，蛛网膜下腔出血。

2.诊断依据

（1）1月龄男婴，反复呕吐，伴纳差 2 天入院。

（2）喂服栀子花及菊花水后出现呕吐，双手划船样动作及颈后仰现象。

（3）神志清楚，反应欠佳，颈软，无抵抗，前囟 5 cm×5 cm，隆起，稍紧张，双侧瞳孔等大等圆，直径约 2.5 mm，对光反射灵敏，呼吸欠规则。

（4）头颅 CT 提示：蛛网膜下腔出血，脑室出血，考虑脑积水。

（三）需鉴别诊断的疾病

1. 颅内感染。

2. 颅内肿瘤。

▶ 处理建议

1. 完善血常规、凝血功能、肝肾功能、胸片、心电图等术前常规检查。

2. 急诊行侧脑室外引流术。

3. 病情平稳后完善头颅 MRI 平扫+增强+MRA+功能成像，明确引起脑出血的原因。

4. 根据有无脑血管畸形及外引流后脑室扩张是否进行性加重决定下一步治疗方案。

临床诊疗指南

颅内蛛网膜下腔或脑室内脑脊液异常积聚，使其一部分或全部异常扩大，为脑积水。单纯脑室扩大者称为脑内积水，单纯颅内蛛网膜下腔扩大者称为脑外积水。脑积水不是一种单一的疾病改变，而是诸多病理因素引起的脑脊液循环障碍，是由于脑脊液循环障碍（通道阻塞）、脑脊液吸收障碍、脑脊液分泌过多、脑实质萎缩等原因所造成。

▶ 临床特点

1. 头颅及前囟增大（婴幼儿）。

2. 颅内压增高的临床症状和体征，如头痛、恶心、呕吐、视神经乳头水肿。

3. 脑组织受压引起进行性脑功能障碍的表现，如智力障碍、步行障碍、尿失禁。

▶ 诊断要点

（一）脑室穿刺测压

脑室穿刺测压高于正常值（小儿 40～110mmH$_2$O，成人 80～180mmH$_2$O）。成人正常压力脑积水的脑室内压力在正常值范围内。临床上常以患者侧卧位腰椎穿刺测得的蛛网膜下腔压力代表脑室内压力。对于梗阻性脑积水患者严禁做蛛网膜下腔穿刺测压。

（二）头颅影像学检查

1. 梗阻性脑积水：头颅 X 线片上颅骨内板可见指压痕（慢性病例）。CT 见脑室扩大，双额角径或颅内径（Evans 指数）＞ 0.33（是诊断脑积水的标志性指标），额角变锐＜ 100°，颞角宽度＞ 3mm，脑室边缘模糊，室旁低密度晕环，基底池、脑沟受压或消失。MRI 为矢状位 T1，可显示导水管梗阻，幕上脑室扩大；胼胝体变薄，向上拉伸；穹窿、大脑内静脉向下移位，第三脑室底疝入扩大的蝶鞍。T2 显示脑脊液样的指纹状高信号向脑室外延伸至脑组织，间质水肿在脑室角周围明显；脑室内脑脊液形成湍流；导水管流空消失。增强 T1 显示软脑膜血管淤滞，类似于脑膜炎改变。心电门控相位对比 MRI 电影表现为在导水管中无明显脑脊液流动。推荐影像学检查为 3D-CISS 序列，可减少脑脊液流动伪影，更好显示脑室轮廓及透明膈；心电门控相位对比 MRI 电影。

2. 正常压力脑积水：CT 见脑室扩大伴额角变钝。MRI 有脑室扩大；额角颞角扩大不伴海马萎缩；基底池、外侧裂扩大，脑沟正常；部分病例质子密度像及常规自旋回波序列可消失导水管流空现象；脑脊液电影可消失脑脊液流速增加。推荐影像学检查：心电门控相位对比 MRI 电影。

3. 蛛网膜下腔增宽（脑外积水）：CT 见双侧额部（前部半球间裂）蛛网膜下腔增宽≥ 5mm；脑池增宽；轻度脑室扩大；增强 CT 显示静脉穿过蛛网膜下腔。MRI 有蛛网膜下腔增宽伴穿行血管；在所有序列，蛛网膜下腔内为脑脊液信号。推荐影像学检查：多普勒超声显示静脉穿行蛛网膜下腔；MRI 排除慢性硬膜下积液；增强 CT 或 MRI 排除基础病因。

▶ 治疗方案

治疗的目的是为预防或治疗因颅内压增高或脑组织结构发生病理改变而引起的神经功能损伤。原则是解除病因和解决脑室扩大，综合考虑患者个体因素，采取个体化治疗。

（一）手术适应证

1. 新生儿和儿童脑积水中脑室扩大，并有颅内压增高、脑功能损害的临床表现者。

2. 无症状且脑室大小稳定不再增大的儿童脑积水，积极手术治疗对改善儿童神经功能有明确益处。

3. 颅内出血和脑脊液感染继发脑积水，在血性脑脊液吸收后，有脑脊液感染者采用静脉（脑室内或鞘内用药要根据《中华人民共和国药典》和药品说明书）用抗生素，待脑脊液感染控制后（接近或达到正常脑脊液指标）可行分流术。

4. 肿瘤伴发脑积水，如伴有脑积水的第三脑室和第四脑室内肿瘤，如估计手术不能全部切除肿瘤，或不能解除梗阻因素，则做术前脑室－腹腔分流术有助于肿瘤切除术后安全度过围手术危险期。

5. 伴有神经功能损害的正压性脑积水。

6. 脑外积水的处理原则是：狭义的脑外积水见于 1 岁以内婴幼儿，原因不明，表现为双额蛛网膜下腔增宽，前囟张力正常或轻度饱满。如无颅内压增高的表现，绝大多数患儿在 1 岁半以后积液消失，无须特殊治疗。

（二）手术禁忌证

1. 颅内出血急性期。

2. 颅内感染，有脑脊液感染或感染病灶。

3. 头皮、颈部、胸部、腹部皮肤有感染。

4. 腹腔内有感染。

（三）手术方式的选择原则

1. V-P 分流术，适合于大多数类型的脑积水。

2. L-P 分流术，适合于交通性脑积水和正压性脑积水，有小脑扁桃体下疝的患者为禁忌证。

3. 脑室-心房（V-A）分流术，常用于不适合 V-P 分流术者，如腹腔内感染，有严重呼吸、循环系统疾病者为禁忌证。

4. 第三脑室底造瘘术，适合于非交通性和部分交通性脑积水患者，以及因脑室内条件所限（如出血、感染、隔膜等）无法放入分流管的患者。对婴幼儿（尤其＜1岁的婴儿）和严重脑室扩大的患者，由于成功率低和极易引起严重硬膜下积液，选择此类手术要谨慎。

5. 其他分流术，包括透明隔造瘘术、托氏分流（肿瘤切除后做脑室-枕大池分流）。

▶ 疾病研究进展

（一）脑脊液循环动力学与脑积水分类研究进展

1. 脑积水分类的第一步是明确脑脊液循环的梗阻位置，可能的位置有 Monro 室间孔、中脑导水管、基底池、蛛网膜颗粒、硬脑膜静脉窦进入静脉出口。

2. 现代神经影像技术（MRI 序列、注射碘剂或放射性示踪剂）能明确中枢神经系统脑脊液循环的梗阻位置。根据不同梗阻部位，再依据不同病因选择不同的治疗方式。

3. 真正的交通性脑积水不存在梗阻性因素或阻碍脑脊液流动。

4. 梗阻位置的最初分类能被诱发病因、急性或慢性发病及年龄所影响。

（二）MRI 在脑积水中的应用进展

MRI 的新技术中三维稳态干扰序列（three-dimensional constructive interference in the steady state，3D-CISS）、快速自旋回波（turbo spin echo，TSE）和相位对比电影成像（cine phase contrast，cine PC）用于评估脑脊流

动和（或）脑池解剖已被广泛接受。3D-CISS 具有高信号噪声比、极高的空间分辨率和良好的脑脊液、脑组织对比度。此技术能提供脑池内详细的解剖和膈膜细节，显示膈膜的位置、数量和范围。cine PC 可获得有关流动液体如血流、脑脊液流动的波形、速率及流量的全面定量资料。cine PC 是目前唯一的观测脑脊液流动的非侵袭性技术，为脑脊液循环动力学提供了重要的信息，是明确梗阻性脑积水梗阻部位、程度的重要手段，并可对内镜下导水管成形术后导水管和三脑室造瘘手术前后脑脊液流动进行定性评估和定量测量，以评价其疗效。

▶ 治疗方案

脑积水的手术治疗需根据病因、发病年龄等因素个体化决策。婴儿因解剖生理特殊性，选择治疗时应与成人有所区别。脑脊液循环进入硬脑膜静脉窦，需颅内压和矢状窦之间有 5～7 mmHg 压力差，颅内容积固定，颅内压才能升高超过矢状窦而使脑脊液吸收。但小婴儿囟门、颅缝未闭，颅内压与大气压相通，可影响脑脊液吸收，这也可能是小婴儿中 ETV 失败率高的原因。Kulkarni 等总结 618 例 ETV 治疗儿童脑积水，预测的成功因素中年龄居首位，6 月龄以下婴儿预测成功率最差。另有报道称 ETV 可能出现导致突然死亡的急性或迟发性并发症，发生率低于 1%，且还可能被低估。因可能出现迟发性致命的并发症和治疗失败，ETV 的应用受到限制。有文献讨论婴儿中 ETV 治疗的最佳适应证是导水管狭窄高失败率（30%～90%）的原因，包括年龄、潜在病理改变、出血、感染后脑积水和其他影响脑脊液吸收的情况。而在许多婴儿获得成功的 ETV 也免不了分流的需求，分流仍是目前最常用和有效的方法。然而，经最初分流治疗的婴儿在 2 岁以后可经内镜治疗成功，其原因可能是一方面随着时间延长，影响吸收的原发损害如出血、感染消除，梗阻性因素减少；另一方面是脑脊液外引流后（即使是短时间）可能使蛛网膜下腔重新开放或使蛛网膜颗粒重新恢复吸收的能力。

病案三　阻塞性睡眠呼吸暂停低通气综合征

5岁6个月男童，病程4年，顽固性打鼾，夜间睡不踏实，睡眠时易出汗。基层医院生化检查无异常发现，ASO 146.35 IU/mL，血沉 10 mm/h，吸入性和食物性过敏原特异性 IgE 抗体（+++）。肺炎支原体抗体、EB病毒 IgM 抗体、抗结核抗体 –IgG 检测均为阴性。副鼻窦 CT 影像学检查诊断为左侧上颌窦炎、腺样体肥大。

已予红霉素抗感染治疗，但病情无改善，治疗陷入困境。故而申请上级医院远程会诊解决下一步检测和确定是否给予手术治疗，以免延误诊治，并减少睡眠打鼾缺氧对神经系统功能的损害，避免睡眠打鼾影响患者智力发育及面容的正常生长。

病例介绍

▶ 一般资料

李××，男，5岁6个月。因"顽固性打鼾4年"于2018年7月16日入院。

▶ 现病史

家属代诉：患儿于4年前无明显诱因出现打鼾，夜间睡不踏实，睡眠时易出汗，无流脓涕，无头痛头晕，无睡眠呼吸暂停，未予特殊治疗。门诊以"急性化脓性扁桃体炎、腺样体肥大"收入院。病程中患儿精神食欲一般，无发热、咳嗽，大小便无异常。

▶ 既往史及个人史

患儿系第1胎第1产,足月顺产,出生体重3.0 kg,无宫内窘迫及窒息史。既往体质一般,每年感冒3~4次,通常服药2天左右症状消失。无肝炎、结核、伤寒等传染病史及接触史。无外伤、手术及输血史。无食物、药物过敏史。无活禽、鸟类接触史。母亲孕期体健,无接触毒物及放射线史。按计划实施预防接种,无疫水接触史。体格及智力发育与同龄儿相仿。

▶ 入院体查

体温36.5 ℃,脉搏100次/分,呼吸16次/分,血压90/60 mmHg,体重22.9 kg。

慢性病容,发育正常,营养可,颜面无发绀,皮肤无黄染,未见皮疹及出血点,皮肤弹性正常,浅表淋巴结不肿大。头颅、五官大小形态正常。双眼结膜无充血,双侧瞳孔等大等圆,直径约3 mm,对光反射灵敏。耳郭无畸形,外耳道无分泌物,乳突区无压痛。鼻无畸形,鼻翼无扇动,口唇无发绀,牙列不齐,上切牙轻度凸出,咽部充血,双侧扁桃体Ⅱ°肿大,右侧扁桃见少许脓性分泌物。颈软,气管居中。胸廓无畸形,无吸气性三凹征,双肺呼吸音清晰,未闻及啰音。胸腹体查未见异常。神经系统未引出病理征。

▶ 辅助检查

1. 血常规:白细胞7.77×10^9/L,中性粒细胞占比46.8%,淋巴细胞占比40.7%,血红蛋白112 g/L,血小板276×10^9/L。

2. 大小便常规:无异常。

3. 心肌酶:LDH 418.10 U/L,其余正常。

4. 凝血功能及免疫球蛋白、微量元素检查正常。

5. ASO 146.35 IU/mL,血沉10 mm/h,吸入性和食物性过敏原特异性IgE抗体(+++),肺炎支原体抗体、EB病毒IgM抗体、抗结核抗体-IgG检测均为阴性。

6.副鼻窦CT片：提示左侧上颌窦黏膜增厚，窦壁骨质完整，未见骨质增生或破坏现象，窦腔未见积液；其他副鼻窦未见明显异常密度影；鼻中隔居中，鼻甲未见异常，鼻咽顶后壁软组织增厚，并凸向鼻腔。影像学检查诊断为左侧上颌窦炎，腺样体肥大。

▶ **治疗**

因青霉素皮试结果为阳性，遂予红霉素抗感染治疗。

▶ **初步诊断**

1.急性化脓性扁桃体炎。

2.左侧上颌窦炎。

3.腺样体肥大。

远程会诊

▶ **诊断思路**

1.从主要症状及疾病特点来看，患儿4年前无明显诱因出现打鼾，夜间睡眠不踏实，睡时易出汗，首先应考虑阻塞性睡眠呼吸暂停低通气综合征。病程中睡眠打鼾为持续性，中间偶有轻微减轻，可以排除急性上呼吸道病变导致上气道阻塞引发的睡眠打鼾。

2.通常气道阻塞的定位较为复杂，但儿童相对简单。一般为鼻咽部及口咽部的阻塞。该患儿查体见双侧扁桃体Ⅱ°增大，鼻窦及鼻咽部CT检查提示腺样体增生和鼻窦炎，考虑扁桃体肥大、腺样体增生是导致阻塞性睡眠呼吸暂停低通气综合征的主要原因。为明确腺样体堵塞后鼻孔的程度，须进一步完善电子鼻咽喉镜检查和睡眠呼吸监测，以明确睡眠呼吸暂停低通气综合征的性质，排除中枢性或混合性睡眠呼吸暂停低通气综合征的可能，并了解睡眠缺氧情况，为手术方案的确定提供依据。

诊断及依据

（一）诊断

阻塞性睡眠呼吸暂停低通气综合征，扁桃体肥大，腺样体肥大，鼻窦炎。

（二）诊断依据

1. 睡眠中打鼾4年。

2. 查体：双侧扁桃体Ⅱ°增大。

3. 辅助检查：鼻窦CT片提示腺样体增生，左侧上颌窦炎。

需鉴别诊断的疾病

1. 中枢性睡眠呼吸暂停低通气综合征。

2. 扁桃体肿瘤。

3. 鼻咽癌。

4. 先天性脑膜膨出。

5. 鼻咽纤维瘤。

处理建议

1. 完善电子鼻咽喉镜检查和睡眠呼吸监测。

2. 治疗

（1）予鼻内局部糖皮质激素治疗及大环内酯类抗生素口服治疗鼻窦炎。

（2）如患儿能吞服胶囊可考虑予桉柠蒎口服，以促进黏液稀释排出。

（3）择期手术治疗（扁桃体及腺样体切除术）。

临床诊疗指南

阻塞性睡眠呼吸暂停低通气综合征（obstructive sleep apnea hypopnea syndrome，OSAHS）是指睡眠时上气道反复发生塌陷、阻塞，引起睡眠时呼吸暂停和通气不足，伴打鼾、睡眠结构紊乱、频繁血氧饱和度下降、白天嗜睡等症状。OSAHS可发生于任何年龄，但以中年肥胖男性发病率最高。

▶ **临床特点**

1. 睡眠中打鼾，且随年龄和体重的增加而逐渐加重，呈间歇性，有反复呼吸停止现象，严重者夜间时或经常憋醒，甚至不能平卧睡眠。

2. 白天嗜睡，程度不一。轻者表现为轻度困倦、乏力，对生活无明显影响；重者在讲话或活动时出现入睡现象。患者入睡快，睡眠时间延长，睡眠后不能解乏。

3. 可有晨起头痛，血压升高；咽部干燥，有异物感；记忆力下降，注意力不集中；遗尿，学习成绩下降，胸廓发育畸形，生长发育差等。

▶ **诊断要点**

（一）多导睡眠监测表现

多导睡眠图（polysomnogram，PSG）是诊断 OSAHS 的"金标准"。监测指标包括：

1. 口鼻气流监测呼吸状态，评价有无呼吸暂停及低通气。

2. 血氧饱和度（SaO_2）监测，与呼吸暂停相关的 SaO_2 变化，是睡眠监测的重要指标。

3. 胸腹呼吸运动监测，以观察呼吸暂停时有无呼吸运动存在，据此判断中枢性呼吸暂停或阻塞性呼吸暂停。

4. 脑电图、眼动电图和颏下肌群肌电图检查，以判定患者睡眠状态、睡眠结构，并计算睡眠有效率（即总睡眠时间与总监测记录时间的比值）。

5. 体位测定：评价患者睡眠时体位及体位与呼吸暂停的关系。

6. 胫前肌肌电图：用于鉴别不安腿综合征，该综合征患者夜间有反复规律腿动，可引起多次睡眠觉醒，导致嗜睡。

诊断标准：PSG 检查每夜 7 小时睡眠过程中呼吸暂停及低通气反复发作 30 次以上，或睡眠呼吸暂停和低通气指数 ≥ 5，可诊断为 OSAHS。

（二）定位诊断及病因分析

可应用下述手段评估 OSAHS 患者上气道阻塞的部位和分析可能的病因。

1. 纤维鼻咽喉镜辅以 Müller's 检查法：可观察上气道各部位截面积和引起气道狭窄的结构性原因。Müller's 检查：嘱患者捏鼻、闭口，用力吸气，以模拟上气道阻塞状态下咽腔塌陷情况。二者结合是评估上气道阻塞部位最为常用的手段。

2. 上气道持续压力测定：即用含有微型压力传感器的导管自鼻腔置入上气道内并达食管，该导管表面含有多个压力传感器，分别位于鼻咽、舌根上口咽、舌根下口咽、喉咽、食管等部位，正常吸气时全部传感器均显示一致的负压变化。如气道某一部位发生阻塞，则阻塞平面以上的传感器无压力变化，据此可判定气道阻塞的部位，这是目前最为准确的定位诊断方法。

3. 头颅 X 线测量、拍摄和定位头颅侧位片：主要用于评估骨性气道狭窄。

4. 头颅 CT、MRI：可拍摄上气道各平面的三维结构，影像清晰，并可计算截面积，多用于科研工作，临床应用较少。

▶ **治疗方案**

（一）一般治疗及保健措施

减肥、戒酒、养成侧卧位睡眠习惯。

（二）内科治疗

1. 持续正压通气治疗：是目前应用较为广泛且有效的方法之一。其原理是通过一定压力的机械通气，保证 OSAHS 患者睡眠时呼吸道通畅，其工作压力范围为 4～20 cmH_2O，对接受 CPAP 治疗的患者需要测定最低有效治疗压力并设定为压力值，如果压力过低则达不到治疗的目的，并且有可能发生危险；而压力过高，则患者不易耐受。

2. 应用口器治疗：睡眠时佩戴特定口内装置，将下颌向前拉伸，借以使舌根前移，以扩大舌根后气道。主要适应于以舌根后气道阻塞为主、病情较轻的患者。长期佩戴有引起颞下颌关节综合征的危险。

（三）外科治疗

外科手术是治疗 OSAHS 的重要手段之一，手术疗效的预测及严重手术并发症的预防是手术成败的重要因素。

儿童阻塞性睡眠呼吸暂停低通气综合征的诊断标准与成人有较大差异，一般认为只要晚间出现睡眠呼吸暂停，无论次数，都需要积极治疗。

病案四 葡萄球菌烫伤样皮肤综合征

1岁1个月男童，急性起病，全身红斑水疱皮疹，始于面部，迅速泛发全身，伴瘙痒，无黏膜损害，有低热，血常规WBC升高。考虑皮肤表皮松解症、急性湿疹并感染，给予氟氯西林钠和复方甘草酸苷等治疗，有一定疗效，但诊断尚不完全清楚，故而申请上级医院远程会诊，以明确诊断和指导进一步治疗。

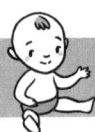 病例介绍

▶ 一般资料

程××，男，1岁1个月。因"皮疹5天"于2018年8月18日入院。

▶ 现病史

家属代诉：患儿5天前无明显诱因出现皮疹，自头部、唇周开始，逐渐蔓延至颈部、前胸、腹部。皮疹开始时为疱疹，破溃后有渗液，部分有融合，伴瘙痒，有少许脓性分泌物。低热，体温37.6℃，无寒战、抽搐，无咳嗽、流涕，无呕吐、腹泻。在医院皮肤科就诊，考虑脓疱疮，予头孢克肟、氯雷他定口服及外用药物，皮疹未见好转，为求进一步诊治再次来院就诊，门诊以"幼儿湿疹"收入院。起病以来，患儿精神、食纳及入睡欠佳，大小便正常，体重无减轻。

▶ 既往史及个人史

患儿系第1胎第1产,足月剖宫产出生,出生时体重2.65 kg,无窒息抢救史,母乳及牛奶混合喂养至今。现能抬头及左右翻身。出生后生长发育与同龄儿童无差异。既往体质差,4月龄时患"重症肺炎并呼吸功能不全、心力衰竭",治愈,日常易患呼吸道疾患。无食物、药物过敏史,无手术、外伤、输血史,无麻疹、水痘、肝炎、结核等传染病史及接触史,按计划免疫程序进行预防接种。

▶ 入院体查

体温37.3 ℃,脉搏118次/分,呼吸28次/分,血压98/64 mmHg,体重10 kg。

急性病容,神志清楚,精神欠佳。头部、眼周、唇周、外耳道、颈部、前胸、后背可见大小不等红色皮疹,高出皮面,压之褪色,部分融合成片,有渗出,部分有脓性分泌物及结痂,结痂脱落后皮肤变粗糙,无出血点,无黄染,浅表淋巴结未扪及。前囟平软,张力正常,面色红润,双下眼睑稍肿,鼻腔通畅,无异常分泌物,无鼻翼扇动,口唇无发绀,咽无充血,双侧扁桃体无肿大,未见脓性分泌物,口腔黏膜未见疱疹及溃疡,心肺腹体查未见异常。

▶ 辅助检查

(一)三大常规

1. 血常规:白细胞16.07×10^9/L,中性粒细胞4.67×10^9/L,淋巴细胞9.79×10^9/L,中性粒细胞比例29.14%,淋巴细胞比例60.94%,红细胞4.43×10^{12}/L,血红蛋白126.00 g/L,血小板328.00×10^9/L。

2. 大小便常规:结果正常。

(二)实验室检查

1. 心肌酶:乳酸脱氢酶335.00 U/L,α-羟丁酸脱氢酶312.00 U/L,肌酸激酶同工酶28.00 U/L,肌红蛋白91.00 μg/L。

2. 肝肾功能、血糖、电解质、二氧化碳结合力、微量元素均无异常。

3. 血沉、CRP、PCT、RF、ASO、肠道病毒、肺炎支原体、单纯疱疹病毒、巨细胞病毒检测未见异常。病变部位照片见图 8-3。

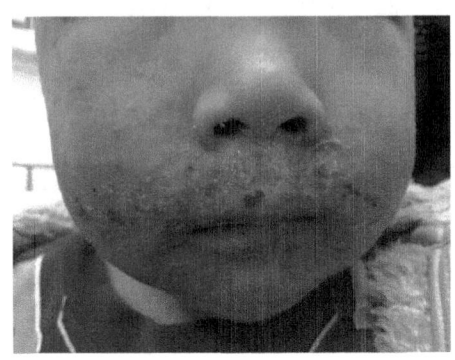

图 8-3　病变部位照片

▶ 治疗

予氟氯西林钠抗感染，复方甘草酸苷抗炎，维生素 C 改善血管通透性等对症支持治疗。

▶ 初步诊断

1. 皮肤表皮松解症。

2. 急性湿疹并感染。

远程会诊

▶ 诊断与鉴别诊断

（一）诊断思路

1. 从病史与皮疹特点分析，患儿起病急，皮疹以红斑和水疱为主，始于头面部，进展较快，很快泛发至全身。首先要考虑感染性皮肤病，结合病人无黏膜损害和系统受累，起病前无明显用药史，考虑葡萄球菌烫伤样皮肤综合征。其感染灶可能是颈背部的脓疱疮。

2.皮肤病的诊断应注意以下几个方面：

（1）首先是皮疹的特点：包括皮疹的性质、部位、分布、局限还是泛发等，典型的皮疹可能是疾病的诊断线索。

（2）起病和进展方式：急性或慢性，是否反复发作，有无快速进展。

（3）有无黏膜损害。

（4）全身症状：如发热与皮疹的关系。

（5）相关实验室和辅助检查结果。

3.皮肤病诊断分析的方式与儿科疾病类似，可以从病因入手，分为感染性疾病和非感染性疾病；但更多是从皮疹特点入手，如可分为大疱性疾病、红斑鳞屑性疾病、角化性疾病等。

（二）诊断及诊断依据

1.诊断

葡萄球菌烫伤样皮肤综合征，脓疱疮。

2.诊断依据

（1）葡萄球菌烫伤样皮肤综合征：①1岁1个月男孩，全身皮疹5天；②皮疹以红斑、水疱和糜烂为主，始于头面部，进展较快，很快泛发全身，无黏膜损害，口周有放射状裂纹；③起病前无明显用药史；④无全身系统受累证据；⑤查体：主要为皮肤红斑、水疱和糜烂，可见表皮剥脱，基本对称。皮疹泛发，以上半身为主；⑥辅助检查：WBC升高，无其他特殊阳性发现。

（2）脓疱疮：颈部皮疹符合脓疱疮改变。

（三）需鉴别诊断的疾病

1.中毒性表皮坏死松解症。

2.特应性皮炎并感染。

▶ 处理建议

（一）实验室检查

完善创面细菌培养和血培养。

（二）治疗

1. 继续抗感染治疗：选择针对金黄色葡萄球菌的有效抗生素，疗程7～10天。如果合并败血症，疗程14天。

2. 加强局部治疗：创面处用1∶5000高锰酸钾溶液外洗后外用莫匹罗星软膏，每天2次。注意眼部护理。

3. 加强对症支持治疗。

临床诊疗指南

葡萄球菌烫伤样皮肤综合征（staphylococcal scalded skin syndrome SSSS），又称Ritter病，是由葡萄球菌毒素介导的感染性皮肤疾病，主要见于6岁以下儿童，以婴幼儿多见。

SSSS大多由噬菌体Ⅱ组金黄色葡萄球菌引起，金黄色葡萄球菌分泌的表皮剥脱毒素、肠毒素和中毒性休克综合征毒素 –1 在 SSSS 的发病机制中起重要作用。

▶ 临床特点

1. 常有前驱症状：乏力、发热、易激惹、咽痛、皮肤触痛，或有皮肤感染灶。患者常有化脓性鼻炎或结膜炎。

2. 皮疹特点：自头面部开始的弥漫性红斑，随后出现表皮剥脱、松弛性大疱和皱纹纸样外观。口周有放射状裂纹。

3. 无黏膜损害。

4. 急性病程：病程3～5天后皮损开始脱屑和结痂，1～2周后消退。

5. 辅助检查：血常规WBC升高，中性粒细胞升高，CRP可升高，感染灶细菌培养阳性。如果病人合并败血症,则血培养提示金黄色葡萄球菌生长。

▶ 诊断要点

（一）临床表现

早期全身弥漫性红斑，后出现不同程度表皮剥脱、松弛性大疱，口周有放射状裂纹，无黏膜损害。

（二）化验及辅助检查

可能出现感染指标升高。

（三）鉴别诊断

1. 中毒性表皮坏死松解症（toxic epidermal necrolysis，TEN）：TEN 是一种严重药疹，表现为广泛表皮剥脱、黏膜损害及系统受累，病死率较高。其发病机制尚不完全清楚。引起该疾病的药物包括抗菌药物、抗癫痫类药物、解热镇痛药物、抗痛风类药物、生物制剂及中成药等。Bastuji-Garin 和 Roujeau 等提出 TEN 的诊断和分类标准，即在 2 处或以上黏膜同时受累的基础上，皮损符合下列两种情况之一：

（1）TEN 斑点型：表皮剥脱面积超过体表面积的 30%，伴有全身泛发的红色斑疹、紫癜样斑疹或非典型靶形皮损。

（2）TEN 非斑点型：表皮呈大片状剥脱，面积超过体表面积的 10%，不伴有紫癜样斑疹或靶形损害。

2. 特应性皮炎并感染：特应性皮炎是一种慢性复发性皮肤炎症性疾病，表现为早年发病，湿疹样皮疹，皮肤干燥，瘙痒剧烈；严重者合并感染，出现糜烂、渗出和化脓性皮疹。

▶ 治疗方案

1. 抗感染治疗

选择针对金黄色葡萄球菌的有效抗生素治疗，如二代头孢类抗生素，或选择夫西地酸静脉给药，疗程 7~10 天；如果合并败血症，则疗程 14 天。如果由耐甲氧西林的金黄色葡萄球菌引起，可以选择万古霉素。

2. 糖皮质激素的使用问题

一般不主张全身用糖皮质激素。但如果皮疹严重，剥脱面积大，进展迅速，可早期短期使用，一般为 3 天。

3. 外用治疗

外用治疗很重要，主要原则是促进愈合，预防感染，减少刺激。可选用湿润烧伤膏外涂糜烂面，对继发感染处外用莫匹罗星软膏或夫西地酸乳膏。

4. 眼部护理

化脓性结膜炎是 SSSS 常见的临床表现，需要积极治疗。可用抗生素眼膏或眼药水局部滴眼，每天 3 次。

5. 对症和支持治疗

因皮肤剥脱、渗出，容易引起水分丢失，应给予静脉输液，同时补充维生素。

参考文献

一、著作

[1] 邵肖梅，叶鸿瑁，丘小汕．实用新生儿学 [M]．第 5 版．北京：人民卫生出版社，2019．

[2] 王卫平，孙锟，常立文．儿科学 [M]．第 9 版．北京：人民卫生出版社，2018．

[3] 胡亚美，江载芳．诸福棠实用儿科学 [M]．第 7 版．北京：人民卫生出版社，2002．

[4] 赵祥文，肖政辉．儿科急诊医学手册 [M]．北京：人民卫生出版社，2015．

[5] 杜立中．新生儿高胆红素血症 [M]．北京：人民卫生出版社，2015．

[6] 张成．重症肌无力 [M]// 贾建平，陈生弟．神经病学．第 7 版．北京：人民卫生出版社，2013．

[7] 孙若鹏．重症肌无力 [M]// 薛辛东．儿科学．第 2 版．北京：人民卫生出版社，2010．

[8] 申昆玲，黄国英．儿科学 [M]．北京：人民卫生出版社，2016．

[9] 姜玉武．急性细菌性脑膜炎 [M]// 孙锟，沈颖．小儿内科学．第 5 版．北京：人民卫生出版社，2014．

[10] 王卫平. 儿科学 [M]. 第 8 版. 北京：人民卫生出版社，2013.

[11] 杨思源，陈树宝. 小儿心脏病学 [M]. 第 4 版. 北京：人民卫生出版社，2012.

[12] 江载芳，申昆玲，沈颖. 诸福棠实用儿科学 [M]. 第 8 版. 北京：人民卫生出版社，2015.

[13] 孙梅. 胃炎和消化性溃疡 [M]. 第 2 版，北京：人民卫生出版社，2010.

[14] 褚福棠. 实用儿科学 [M]. 北京：人民卫生出版社，2015.

[15] 赵祥文. 儿科急诊医学 [M]. 第 4 版. 北京：人民卫生出版社，2015.

二、期刊

[1] 中华医学会儿科学分会新生儿学组. 新生儿缺氧缺血性脑病诊断标准 [J]. 中华儿科杂志，2005，43（8）：584.

[2] 刘敬. 新生儿缺氧缺血性脑病的临床管理——英国《新生儿缺氧缺血性脑病临床管理指南》介绍 [J]. 中华实用儿科临床杂志，2012，27（2）：150-152.

[3] 卫生部新生儿疾病重点实验室，复旦大学附属儿科医院，《中国循证儿科杂志》编辑部，GRADE 工作组中国中心. 足月儿缺氧缺血性脑病循证治疗指南（2011 标准版）[J]. 中国循证医学杂志，2011，6（5）：327-334.

[4] 吴海兰，董世霄，刘红，等. 新生儿甲基丙二酸血症的临床特点分析 [J]. 山西医科大学学报，2018，49（1）：48-52.

[5] 帕拉提·热合曼，徐巍，严超英. 新生儿甲基丙二酸血症及丙酸血症各 2 例 [J]. 中国实用儿科杂志，2015，30（2）：154-157.

[6] 曹云，程国强，侯新琳，等. 新生儿细菌性脑膜炎病因、诊断与治疗 [J]. 中华围产医学杂志，2016，19（12）：881-884.

[7] 岳少杰. 新生儿细菌性脑膜炎诊断中的几个问题 [J]. 中国实用儿科杂志, 2011, 26 (1): 11-14.

[8] 陈小娜, 姜毅. 2018昆士兰临床指南: 缺氧缺血性脑病介绍 [J]. 中华新生儿科杂志, 2019 (1): 77-78.

[9] 毛健. 新生儿颅内出血 [J]. 中国实用儿科杂志, 2005 (6): 377-380.

[10] 马思敏, 杨琳, 周文浩. 新生儿惊厥诊断和治疗进展 [J]. 中国循证儿科杂志, 2015, 10 (2): 126-135.

[11] 郑侠, 陈娇阳, 黑明燕, 等. 不明原因新生儿惊厥基因分析的临床研究 [J]. 中华新生儿科杂志, 2020 (35): 346-351.

[12] 刘辉娟, 刘晶莹, 花媛媛, 等. 振幅整合脑电图在亚低温治疗新生儿缺氧缺血性脑病中的应用 [J]. 中华实用儿科临床杂志, 2017, 32 (2): 143-145.

[13] 李霞, 张伟, 刘单, 等. 3.0T磁共振SWI及MRS对新生儿HIE早期诊断影响及相关预测因素的回归分析 [J]. 海南医学院学报, 2019, 25 (1): 69-72.

[14] 孙伟伟, 李丽君, 李磊. 多导视频脑电图在新生儿脑损伤中的应用价值评估 [J]. 中华新生儿科杂志, 2018, 33 (2): 113-117.

[15] 陈信, 彭万胜, 张阵, 等. 选择性头部亚低温治疗新生儿缺氧缺血性脑病的疗效和安全性 [J]. 中华危重病急救医学, 2018, 30 (11): 1046-1050.

[16] 林芬, 杨辉, 杨立业. 我国葡萄糖-6-磷酸脱氢酶缺乏症的分布特征和基因突变 [J]. 分子诊断与治疗杂志, 2016, 8 (2): 73-77, 98.

[17] 侯家兴, 黄志浩, 谢意文. G6PD缺乏症基因型检测诊断与酶学诊断在应用中的比较分析 [J]. 临床和实验医学杂志, 2017, 16 (14): 1410-1413.

[18] 张娟，余朝文，苗静琨，等. 基于测序分析的新生儿葡萄糖 - 6 - 磷酸脱氢酶缺乏症分子诊断与基因新突变鉴定 [J]. 中华检验医学杂志，2016，39（11）：843-847.

[19] 宿军，王莉. 新生儿低血糖性脑损伤研究进展 [J]. 中国当代儿科杂志，2011，13（5）：446-451.

[20] 张晔，傅春江，方玉强，等. 中重度睡眠呼吸暂停综合征患者冠状动脉造影特点分析 [J]. 重庆医学，2010，39（2）：171-172，176.

[21] 早产儿母乳强化剂使用专家共识工作组，中华新生儿科杂志编辑委员会. 早产儿母乳强化剂使用专家共识 [J]. 中华新生儿科杂志，2019（5）：321-328.

[22] 郑佳平，陈国强，肖庆，等. 磁共振相位电影对比法在内镜下导水管成形术中的应用 [J]. 中华神经外科杂志，2011，27（4）：335-338.

[23] 茹喜芳，冯琪. 新生儿呼吸窘迫综合征的防治——欧洲共识指南2019版 [J]. 中华新生儿科杂志，2019（3）：239-240.

[24] 吴晓建，高尚志，王武军，等. 非胸外伤性纵隔气肿发病机理探讨及外科治疗 [J]. 中国胸心血管外科临床杂志，1998（2）：3.

[25] 谢宜旭. 自发性纵隔气肿18例临床分析 [J]. 河南外科学杂志，2011，17（4）：30-31.

[26] 李柱一. 中国重症肌无力诊断和治疗指南2015[J]. 中华神经科杂志，2015，48（11）：934-940.

[27] 余婕，郭虎，郑帼. 病毒性脑炎患儿的管理 [J]. 中华实用儿科临床杂志，2015，30（23）：1838-1840.

[28] 马孝煜，林佛君，余治健，等. 病毒性脑炎病原学及诊断技术研究进展 [J]. 临床内科杂志，2017，34（11）：734-735.

[29] 高玉兴. 急性脊髓炎的诊断与治疗 [J]. 中华实用儿科临床杂志，2013（12）：959-960.

[30] 夏恒磊, 周志明. 急性脊髓炎的诊断与治疗 [J]. 中华全科医学, 2019, 17（11）: 1800-1801.

[31] 胡学强. 对急性横贯性脊髓炎的再认识 [J]. 中国神经免疫学和神经病学杂志, 2011, 18（4）: 229-231.

[32] 吴春风, 廖建湘, 郑帼, 等. 发热感染相关性癫痫综合征生酮饮食治疗2例及文献复习 [J]. 南京医科大学学报(自然科学版), 2014, 34(11): 1624-1626.

[33] 吴春风, 廖建湘, 郑帼, 等. 生酮饮食治疗发热感染相关性癫痫综合征1例 [J]. 中国实用儿科杂志, 2013, 28（5）: 393-394.

[34] 关鸿志, 王佳伟. 中国自身免疫性脑炎诊治专家共识 [J]. 中华神经科杂志, 2017, 50（2）: 91-98.

[35] 陈向军, 邓波. 自身免疫性脑炎的诊断标准及其临床指导意义 [J]. 中国临床神经科学, 2016, 24（3）: 336-340.

[36] 陈矗, 林静芳, 龚雪, 等. 自身免疫性脑炎复发的研究进展 [J]. 解放军医学杂志, 2019, 44（6）: 508-514.

[37] 李昌崇, 尚云晓, 沈叙庄, 等. 儿童社区获得性肺炎管理指南（2013修订）[J]. 中华儿科杂志, 2013, 51（10）: 745-752.

[38] 中华人民共和国国家健康委员会, 国家中医药局. 儿童社区获得性肺炎诊疗规范（2019年版）[J]. 中华临床感染病杂志, 2019（1）: 6-13.

[39] 李熙鸿. 儿童重症肺炎诊断标准的优缺点 [J]. 中华实用儿科临床杂, 2017, 32（6）: 408-411.

[40] 范娟, 蒋虹, 陈昌辉. 3个月以上婴儿和儿童社区获得性肺炎的管理指南简介 [J]. 中华实用儿科临床杂志, 2013, 28（4）: 318-320.

[41] 曹玲, 徐保平, 刘钢, 等. 儿童流感诊断与治疗专家共识(2015年版) [J]. 中华实用儿科临床杂志, 2015, 30（17）: 1296-1303.

[42] 秦强,谢正德,申昆玲.美国感染病协会关于季节性流感诊断、治疗、药物预防和机构内流感暴发应对措施2018指南更新儿童相关内容解读[J].中华实用儿科临床杂志,2019,34（2）：87-90.

[43] 中华人民共和国国家卫生健康委员会.流行性感冒诊疗方案（2018年版修订版）[J].中华临床感染病杂志,2019,12（1）：1-5.

[44] 王亚军,曹玲.2018年至2019年美国儿科学会流感指南解读[J].中华实用儿科临床杂志,2019,34（2）：83-86.

[45] 曾玫,王晓红.流感相关性脑病[J].中国小儿急救医学,2007,14（4）：362-363,372.

[46] 杨仁池.血友病诊断与治疗中国专家共识（2017年版）[J].中华血液学杂志,2017,38（5）：364-370.

[47] 何颜霞,马伟科.重症流感的肺外并发症[J].中华实用儿科临床杂志,2017,32（18）：1370-1374.

[48] 梁慧,韩青,田曼,等.纤维支气管镜术在儿童肺炎支原体肺炎诊治中的应用[J].临床儿科杂志,2011,29（2）：122-126.

[49] 崔爱华,任青,王薇,等.电子支气管镜灌洗治疗儿童支原体大叶性肺炎的时机和疗效研究[J].中华医学会会议论文,2015：1-2.

[50] 应柳,陈雅,王海英,等.PDCA循环在预防儿童纤维支气管镜术不良事件中的应用[J].中国现代医生,2016,54（5）：54-57.

[51] 李冉,任立红.儿童渗出性多形性红斑的诊治进展[J].中国小儿急救医学,2015,22（10）：722-724.

[52] 胡群,蒋惠,吴润晖.儿童原发性免疫性血小板减少症诊疗建议[J].中华儿科杂志,2013（5）：382-384.

[53] 国家卫生健康委员会.儿童原发性免疫性血小板减少症诊疗规范（2019年版）.全科医学临床与教育,2019,17（12）:1059-1062.

[54] 赵煜, 张书红, 刘风林, 等. 儿童胆汁反流性胃炎与幽门螺杆菌感染的关系 [J]. 天津医药, 2014, 42（5）: 485-486.

[55] 周银斌, 陈东风. 胆汁反流性胃炎研究现状 [J]. 胃肠病学和肝病学杂志.2019, 28（6）: 689-692.

[56] 陈峻, 杨建, 杨飞.67 例儿童胆汁反流性胃炎临床表现及胃黏膜病理特征分析 [J]. 实用临床医药杂志, 2014, 18（13）: 159-162.

[57] 王吉, 顾玮, 葛心怡, 等. 胆汁反流性胃炎胃液总胆汁酸浓度与病理及内镜分级的相关性分析 [J]. 中华消化杂志, 2012, 32（7）: 473-475.

[58] 中华儿科杂志编辑委员会, 中华医学会儿科学分会感染消化学组, 陈洁. 小儿慢性胃炎、消化性溃疡诊断治疗推荐方案 [J]. 中华儿科杂志, 2000（4）: 2.

[59] 中华医学会儿科学分会感染消化学组, 陈洁. 小儿慢性胃炎、消化性溃疡胃镜诊断标准 [J]. 中华儿科杂志, 2003, 54（3）: 33.

[60] 黄瑛. 儿童幽门螺杆菌相关性慢性胃炎与消化性溃疡的诊治 [J]. 中国实用儿科杂志, 2014, 29（5）: 326-330.

[61] 邓继岿, 俞蕙. 中国儿童百日咳诊断及治疗建议 [J]. 中华儿科杂志, 2017, 55（8）568-572.

[62] 中华医学会儿科学分会心血管学组, 中华医学会儿科学分会心血管学组心肌炎协作组, 中华儿科杂志编辑委员会, 等. 儿童心肌炎诊断建议（2018 年版）[J]. 中华儿科杂志, 2019, 57（2）: 87-89.

[63] 何兵, 江钟炎, 庹虎. 儿童心肌炎诊断建议（2018 年版）解读 [J]. 中华儿科杂志, 2019, 57（2）: 90-92.

[64] 中国医师协会重症医学医师分会儿科专家委员会, 中华医学会儿科学分会急救学组, 中华医学会急诊医学分会儿科组. 连续血液净化治疗儿童严重脓毒症的专家共识 [J]. 中华儿科杂志, 2012, 50（9）: 678-681.

[65] 何川，陈勃，赵景伟，等.小儿颅骨凹陷性骨折手术治疗的临床研究[J].中华神经创伤外科电子杂志，2017，3（1）：12-16.

[66] 顾硕，鲍南，徐织.儿童颅骨缺损早期修补的实践及探讨[J].中华神经外科杂志，2012，28（10）：1001-1004.

[67] 徐珑，刘伟明，刘佰运.2016年美国《重型颅脑创伤治疗指南（第四版）》解读[J].中华神经外科杂志，2017，33（1）：8-11.

[68] 刘伟明,张擎,倪明,等.中国神经外科指南（共识）的整体评价[J].中华医学杂志，2015，95（15）：1122-1126.

[69] 刘佰运.规范开展大骨瓣开颅手术[J].中华神经外科杂志，2016，32（4）：336-337.

[70] 刘佰运.正确认识脑外伤大骨瓣开颅手术[J].中华创伤杂志，2012，28（8）：673-675.

[71] 刘佰运，张玉琪，张文.急性颅脑损伤治疗结果分析[J].中国急救医学，2004（6）：391-393.

[72] 孙一睿，胡锦，周良辅.低温疗法对脑保护作用的研究进展[J].中华神经外科杂志，2016，32（11）：1182-1185.

[73] 刘涛，何晓光，刘佰运.326例急性闭合性重型颅脑创伤早期死亡分析[J].中华神经外科杂志，2010，26（8）：731-733.

[74] 郭劲松，金延方，岳云龙，等.MR相位对比电影成像评价内镜导水管成形术治疗梗阻性脑积水的疗效[J].中国医学影像技术，2010，26（5）：832-835.

[75] European league against rheumatism/american college of rheumatology classification criteria for systemic lupus erythematosus [J]. Arthritis Rheumatol, 2019（9）: 1400-1412.

[76] Tan B, Wong J J M, Sultana R, et al. Globalcase fatalityrates in pediatric severe sepsis and septic shock[J]. JAMA Pediatrics, 2019（4）: 352.

[77] Ciascia S, Radin M, Roccatello D, et al. Recent advances in the management of systemic lupus erythematosus[J]. F1000Res, 2018（7）: 95.

[78] Darlow B A, Phillips A A, Dickson N P. New Zealand surveillance of neonatal vitamin K deficiency bleeding（VKDB）: 1998-2008[J]. Journal of Paediatrics and Child Health, 2011（47）: 460-464.

[79] Greer F R.Vitamin K the basics—What is new?[J]. Early Human Development, 2010（8）: 43-47.

[80] Pichler E, Pichler L.The neonatal coagulation system and the vitamin K deficiency bleeding—a mini review[J]. Wien Med Wochenschr, 2008,（13）: 385-395.

[81] Carney N, Totten A M, O'Reilly C, et al. Guidelines for the management of severe traumatic brain injury, fourth edition[J]. Neurosurgery, 2017（1）:6-15.

[82] Becker D P, Miler J D, Ward J D, et al. The outcome from severe head injury with early diagnosis and intensive management[J]. Neurosurgery, 2018（4）: 491-502.

[83] Polin R S, Shafrey M E, Bogaev C A, et al. Decompressive bifrontal craniectomy in the treatment of severe refractory posttraumatic cerebral edema[J]. Neurosurgery, 1997（1）: 84-92.

[84] Mao X, Miao G, Hao S, et al. Decompressive craniectomy for severe traumatic brain injury patients with fixed dilated pupils[J]. Ther Clin Risk Manag, 2018（11）: 1627- 1633.

[85] Cooper D J, Rosenfeld J V, Murray L, et al. Decompressive craniectomy in diffuse traumatic brain injury[J]. N Engl J Med, 2018（16）: 1493-1502.

[86] Oliveira M F, Pinto F C, Nishikuni K, et al. Revisiting hydrocephalus as a model to study brain resilience[J]. Front Hum Neurosci, 2012（5）: 181.

[87] Oi S. Hydrocephalus research update-controversies in definition and classification of hydrocephalus[J]. Neurol Med Chir (Tokyo), 2010 (9): 859-869.

[88] Dandy W E. Experimental hydrocephalus[J]. Ann Surg, 1919 (2): 129-142.

[89] Ransohoff J, Shulman K, Fishman R A. Hydrocephalus: a review of etiology and treatment[J]. Pediatrics, 1960 (56): 399-411.

[90] Raimondi A J. A unifying theory for the definition and classification of hydrocephalus[J]. Childs Nerv Syst, 1994 (1): 2-12.

[91] Beni-Adani L, Biani N, Ben-Sirah L, et al. The occurrence of obstructive vs absorptive hydrocephalus in newborns and infants: relevance to treatment choices[J]. Childs Nerv Syst, 2006 (12): 1543-1563.

[92] Oi S, Honda Y, Hidaka M, et al. Intrauterine high-resolution magnetic resonance imaging in fetal hydrocephalus and prenatal estimation of postnatal outcomes with "perspective classification" [J]. Neurosurgery, 1998 (4): 685-694.

[93] Oi S, DiRoccoC. Proposal of" evolution theory in cerebrospinal fluid dynamics" and minor pathway hydrocephalus in developing immature brain[J]. Childs Nerv Syst, 2006 (7): 662-669.

[94] Oertel J M, Mondorf Y, Schroeder H W, et al. Endoscopic diagnosis and treatment of far distal obstructive hydrocephalus[J]. Acta Neurochir (Wien), 2010 (2): 229-240.

[95] Oi S, Inagaki T, Shinoda M, et al. Guideline for management and treatment of fetal and congenital hydrocephalus: Center of Excellence-Fetal and Congenital Hydrocephalus Top 10 Japan Guideline 2011[J]. Childs Nerv Syst, 2011 (10): 1563-1570.

[96] Parati G, Ochoa J, Bilo G, et al. Obstructive sleep apnea syndrome as a cause of resistant hypertension[J]. Hypertens Res, 2014（7）: 601-613.

[97] Parati G, Lombardi C, Hedner J, et al. Position paper on the management of patients with obstructive sleep apnea and hypertension: joint recommendations by the European Society of Hypertension, by the European Respiratory Society and by the members of the European COST (Cooperation in Scientific and Technological Research) Action B26 on obstructive sleep apnea[J]. J Hypertens, 2012（4）: 633-645.

[98] Testelmans D, Tamisier R, Baronerochette G, et al. Profile of circulating cytokines: impact of OSA, obesity and acute cardiovascular events[J]. Cytokine, 2013（2）: 210-216.

[99] Fernandezmendoza J, Vgontzas A, Liao D, et al. Insomnia with objective short sleep duration and incident hypertension the penn state cohort[J]. Hypertension, 2012（4）: 929-935.

[100] Sunbul M, Kanar B, Durmus E, et al. Acute sleep deprivation is associated with increased arterial stiffness in healthy young adults[J]. Sleep Breath, 2013（1）: 215-220.

[101] Dettoni J L, Consolim-Colombo F M, Drager L F, et al. Cardiovascular effects of partial sleep deprivation in healthy volunteers[J]. J Appl Physiol, 2012（2）: 232-236。

[102] Lam J, Ip M. Obstructive sleep apnea and the metabolic syndrome [J]. Expert Rev Resp Med, 2014（2）: 177-186.

[103] Okur H, Pelin Z, Yuksel M, et al. Lipid peroxidation and paraoxonase activity in nocturnal cyclic and sustained intermittent hypoxia [J]. Sleep Breath, 2012（1）: 365-371.

[104] Savransky V, Nanayakkara A, Li J, et al. Chronic inter-mittent hypoxia induces atherosclerosis[J]. Am J Respir Crit Care Med, 2007 (12): 1290-1297.

[105] Baumgartner M R, Hörster F, Dionisi-Vici C, et al. Proposed guidelines for the diagnosis and management of methylmalonic and propionic acidemia[J]. Orphanet Journal of Rare Diseases, 2014 (1): 130-165.

[106] Mace S E. Acute bacterial meningitis[J]. Emenrg Med Clin North Am, 2008 (2): 281-327.

[107] Wilkinson D J, Casalaz D, Watkins A, et al. Hypothermia: a neuroprotective therapy for neonatal hypoxic-Ischemic encephalopathy [J]. Pediatrics, 2007 (2): 422-423.

[108] Looney C B.Smith J K, Merck L H.et al. Intracranial hemorrhage in asymptomatic neconates: prevalence on MR images and telationship to obstetric and neonatal risk factors[J]. Radiology, 2007 (1): 535-541.

[109] Jamwal M, Aggarwal A, Kumar V, et al. Disease-modifying influences of coexistent G6PD-deficiency, Gilbert syndrome and deletional alpha thalassemia in hereditary spherocytosis: A report of three cases[J]. Clinica Chimica Acta, 2016 (1): 51-54.

[110] Marquard J, Palladino A A, Stanley C A, et al. Rare forms of congenital hyperinsulinism[J]. Semin Pediatr Surg, 2011 (20): 38-44.

[111] Kapoor R R, Flanagan S E, James C, et al. Hyperinsulinaemichypog lycaemia[J]. Arch Dis Child, 2009 (3): 450-457.

[112] Arnoux J B, de Lonlay P, Ribeiro M J, et al. Congenital hyperinsulinism[J]. Early Hum Dev, 2010 (5): 287-294.

[113] Flanagan S E, Kapoor R R, Hussain K. Genetics of congenital hyperinsulinemic hypoglycemia[J]. Semin Pediatr Surg, 2011 (20): 13-17.

[114] Sakai M, Murayama S, GiboM. Frequent cause of the Maccklin effect in sponianeous pneumomediastinum: demonstration by mulidetector-row computed tomography[J]. Comput Assist Tomogra, 2006（1）: 92-94.

[115] Chalumeau M, Clainche L L, Sayeg N, et al. Spontaneous pneumomediastinum in children[J]. Pediatric Pulmonology, 2015（1）: 67-75.

[116] Macia I, Moya J, Ramos R, et al. Spontaneous pneumomediastinum: 41 cases[J]. European Journal of Cardio-Thoracic Surgery, 2007（6）: 1110-1114.

[117] Bacchi S, Kramer P, ChaikC. Autoantibodies to low-density lipoprotein receptor-related protein 4 in double seronegative myasthenia gravis: A systematic review[J]. Can J Neurol Sci, 2018（1）: 62-67.

[118] Yi J S, Guidon A, Sparks S, et al. Characterization of CD4 and CD8 T cel responses in MuSK myasthenia gravis[J]. J Autoimmun, 2014（4）: 130-138.

[119] Suzuki S, Murai H, Imai T, et al. Quality of life in purely ocular myasthenia gravis in Japan[J]. BMC Neurology, 2014（14）: 142-146.

[120] Carvill G L, Heavin X B, Yendle X C, et al. Targeted resequencing in epileptic encephalopathies identifies de novo mutations in CHD2 and XYNGAP1[J]. Nat Genet, 2013（7）: 825-830.

[121] Kasperaviciute D, Catarino C B, Matarin M, et al. Epilepsy, hippocampal sclerosis and febrile seizures linked by common genetic variation around XCN1A[J]. Brain, 2013（10）: 3140-3150.

[122] Viaccoz A, Desestret V, Ducray F, et al. Clinical specificities of adult male patients with NMDA receptor antibodies encephalitis[J]. Neurology, 2014（7）: 556-563.

[123] Hakami T, McIntosh A, Todaro M, et al. MRI - identified pathology in adults with new-onset seizures[J]. Neurology, 2013（10）: 920-927.

[124] French J, Kwan P, Fakhoury T, et al. Pregabalin monotherapy in patients with partial-onset seizures : a historical-controlled trial[J]. Neurology, 2014（7）: 590-597.

[125] Fernandez A, Lantigua H, Lesch C, et al. High-dose midazolam infusion for refractory status epilepticus [J]. Neurology, 2014（4）: 359-365.

[126] Irani X R, Xtagg C J, Xchott J M, et al. Faciobrachial dystonic seizures : the influence of immunotherapy on seizure control and prevention of cognitive impairment in a broadening phenotype[J]. Brain, 2013（10）: 3151-3162.

[127] DeGiorgio C M, Xoss J, Cook I A, et al. Randomized controlled trial of trigeminal nerve stimulation for drug-resistant epilepsy[J]. Neurology, 2013(9): 786-791.

[128] HasbunR. Update and advances in community acquired Bacterial meningitis[J]. CurrOpin Infect Dis, 2019（3）: 233-238.

[129] Young N, Thomas M. Meningitis in adults : diagnosis and Management [J]. Intern Med J, 2018（11）: 6-14.

[130] Giovane R A, Lavender P D. Central nervous system infections.Prim [J]. Care, 2018（3）: 505-518.

[131] Wright W F, Pinto C N, Palisoc K, et al. Viral（aseptic）meningitis : A review[J]. J Neurol Sci, 2019（3）: 40-50.

[132] Meyer P, Leboucq N, Molinari N, et al. Partial acute transverse myelitis is a predictor of multiple sclerosis in children[J]. Multiple Sclerosis, 2014（11）: 1485.

[133] Bourre B, Zéphir H, Ongagna J C, et al. Long-term follow-up of acute partial transverse myelitis[J]. Arch Neurol, 2012（6）: 789.

[134] Van Baalen A, Hfiusler M, Booler R, et al. Febrile infection-related epilepsy syndrome (FIRES): a nonencephalitic encephalopathy in childhood [J]. Epilepsia, 2010 (7): 1323-1328.

[135] Nabbout R. FIRES and IHH: delineation of the syndromes [J]. Epilepsia, 2013 (6): 54-56.

[136] Fox K, Wells M E, Tennison M, et al. Febrile infection-related epilepsy syndrome (FIRES): a literature review and case study[J]. Neurodiagn J, 2017 (3): 224-233.

[137] Van Baalen A, Vezzani A, Häusler M, et al. Febrile infection-related epilepsy syndrome: clinical review and hypotheses of epileptogenesis [J]. Neuropediatrics, 2017 (1): 5-18.

[138] Graus F, Titulaer M J, Balu R, et al. A clinical approach to diagnosis of autoimmune encephalitis[J]. The Lancet Neurology, 2016 (15): 391-404.

[139] David S, Younger. Autoimmune Encephalitis[J]. Neurol Clin, 2019 (7): 359-381.

[140] Cellucci T, Van Mater H, et al. Clinical approach to the diagnosis of autoimmune encephalitis in the pediatric patient[J]. Neurol NeuroimmunolNeuroinflamm, 2020 (2): 103.

[141] Dalmau J, Gleichman A J, Hughes E G, et al. Anti-NMDA-receptor encephalitis: case series and analysis of the effects of antibodies[J]. The Lancet Neurology, 2008 (7): 1091-1098.

[142] Zuliani L, Nosadini M, Gastaldi M, et al. Management of antibody-mediated autoimmune encephalitis in adults and children: literature review and consensus-based practical recommendations[J]. Neurol Sci, 2019 (10): 2017-2030.

[143] Dalmau J, Lancaster E, Martinez-Hernandez E, et al. Clinical experience and laboratory investigations in patients with anti-NMDAR encephalitis[J]. The Lancet Neurology, 2011（10）: 63-74.

[144] McCrindle B W, Rowley A H, Newburger J W, et al. Diagnosis, treatment, and long-term management of kawasaki disease: A scientific statement for health professionals from the American heart association[J]. Circulation, 2017（17）: 927-999.

[145] McCrindle B W. Improving coronary artery outcomes for children with Kawasaki disease[J]. Lancet（London, England）, 2019（10）: 1077-1078.

[146] Hamada H, Suzuki H, Onouchi Y, et al. Efficacy of primary treatment with immunoglobulin plus ciclosporin for prevention of coronary artery abnormalities in patients with Kawasaki disease predicted to be at increased risk of non-response to intravenous immunoglobulin（KAICA）: a randomised controlled, open-label, blinded-endpoints, phase 3 trial [J]. Lancet, 2019（10）: 1128-1137.

[147] Jafri W, Yakoob J, Abid S, et al. Helicobacter pylori infection in children : population-based age-specific prevalence and risk factors in a developing country[J]. Acta Pediatrica, 2010（2）: 279-282.

[148] Bombardier C, Gladman D D, Urowitz M B, et al. Derivation of the SLEDAI.A disease activity index for lupuspatients.The Committee on Prog 2 nosis Studies in SLE[J]. Arthritis Rheum, 1992（6）: 630-640.

[149] Neunert C, Lim W, Crowther M, et al. The American Society of Hematology 2011 evidence-based practice guideline for immune thrombocytopenia[J]. Blood, 2011（16）: 207-419.

[150] Cines D, Cuker A, Semple J W. Pathogenesis of immune thrombocytopenia[J]. Presse Med, 2014（43）: 49-59.

[151] Neunert C E. Current management of immune thrombocytopenia[J]. Am Soc Hematol Edu Program, 2013 (5): 276-282.

[152] Provan D, Arnold D M, Bussel J B, et al. Updated international consensus report on the investigation and management of primary immune thrombocytopenia[J]. Blood Adv, 2019 (22): 3780-3817.

[153] Seyda T, Caylr D, Aydogan F, et al. The relationship of helicobacter pylori positivity with age, sex and ABO/Rhesus blood groups in patients with gastrointestinal complaints in Turkey[J]. Helicobacter, 2007 (3): 244-250.

[154] Hilliardp, Zourikian N, Blanchet T E, et al. Musculoskeletal health of subjectswith hemophilia A treated with tailored prophylaxis: Canadian Hemophilia Primary Prophylaxis (CHPS) Study[J]. J ThrombHaemost, 2013 (3): 460-466.

[155] Shima M, Hanabusa H, Taki M, et al. Factor VIII—mimetic function of humanized bispecific antibody in hemophilia A[J]. N Engl J Med, 2016 (21): 2044-2053.

[156] George L A, Sullivan S K, Giermasz A, et al. Hemophilia B gene therapy with a high-specific-activity factor IX variant[J]. N Engl J Med, 2017 (23): 2215-2227.

[157] Marshall E, McCabe, Christen K. Dilly. New causes for the old problem of Bile Reflux Gastritis[J]. Clinical Gastroenterology and Hepatology, 2018 (9): 1389-1392.

[158] Nimeri A, Al Shaban T, MaasherA. Laparoscopic conversion of one anastomosis gastric bypass/mini gastric bypass to Roux-en-Y gastric bypass for bile reflux gastritis[J]. Surg Obes Relat Dis, 2017 (1): 119-121.

[159] Telnykh Y V, Abgadzhava E Z, Konkov M Y. Biliary reflux-gastritis: etiology, pathogenesis and modern principles of treatment [J]. Klin Med (Mosk), 2016(6): 454-457.

[160] Lan L, Yu J, Chen Y L, et al. Symptom-based tendencies of Helicobacter pylori eradication in patients with functional dyspepsia[J]. World J Gastroenterol, 2011(27): 3242-3247.

[161] Michałowicz-Wojczyńska E, Swiatkowski P, Orłowska J, et al Chronic gastritis in children: evaluation after eleven years[J]. Pediatr Pol, 1996(9): 781-787.

致谢

(按姓氏拼音排序)

陈安玲(怀化市妇幼保健院)

龚大林(永州市妇幼保健院)

贺军民(娄底市娄星区人民医院)

蒋建军(永州市祁阳县人民医院)

孔祥平(怀化市靖州县人民医院)

廖　晖(郴州资兴市第一人民医院)

刘佳爱(怀化市麻阳县人民医院)

田谊芬(长沙县妇幼保健院)

童　霄(娄底市娄星区人民医院)

韦　毅(广西壮族自治区桂林市妇幼保健院)

吴德军(湘西州龙山县人民医院)

谢　静(湖南中医药大学第一附属医院)

徐亦然(沅江市人民医院)

杨　春(云南省普洱市人民医院)

张　瑶(长沙县妇幼保健院)

曾　飞(湘西州花垣县人民医院)

周　宁(郴州市安仁县人民医院)

邹　娟(邵阳市绥宁县人民医院)